SOPA DE POLLO PARA EL ALMA DURANTE EL EMBARAZO

SOPA DE POLLO PARA EL ALMA DURANTE EL EMBARAZO

**101 historias para inspirar
y animar a las futuras madres**

Jack Canfield
Mark Victor Hansen
Patty Aubery
Nancy Mitchell

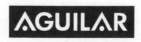

AGUILAR

Título original: *Chicken Soup for the Expectant Mother's Soul*
© Jack Canfield, Mark Victor Hansen, Patty Aubery y Nancy Mitchell
Sopa de pollo para el alma durante el embarazo
Published by agreement with Health Communications, Inc.
3201 S.W. 15th Street, Deerfiled Beach, Fl, 33442

Primera edición en español: enero de 2008

© De esta edición:
2007, Santillana USA Publishing Company, Inc.
2105 NW 86th Avenue
Doral, FL 33122
(305) 591-9522
www.alfaguara.net

Traductor: Sergio Hernández Clark
Adaptación de cubierta: Antonio Ruano Gómez
Formación de interiores: La Buena Estrella Ediciones S.A. de C.V.

ISBN-10: 1-60396-007-4
ISBN-13: 978-1-60396-007-6

Agradecemos a las personas y casas editoriales que nos permitieron reproducir el siguiente material. (Nota: Esta lista no incluye los relatos anónimos, los del dominio público o los escritos por Jack Canfield, Mark Victor Hansen, Patt Aubery y Nancy Mitchell).

La elección del bebé (Baby's Choice). Reproducido con permiso de Colleen M. Story. ©1996 Colleen Story.

Cambiará tu vida (It Will Change Your Life). Extraído de Everyday Miracles de Dale Hanson Bourke. ©1999 utilizado con el permiso de Broadman & Holman Publishers.

Estoy lista (I'm Ready). Reproducido con permiso de Kristen Cook. ©1999 Kristen Cook.

Es... ¡un padre! (It's a... Father!). Reproducido con permiso de Texas Monthly. Originalmente apareció en el número de diciembre de 1977 del Texas Monthly por Stephen Harrington.

(Continúa en la página 423)

Con amor,
dedicamos este libro a todas las mujeres embarazadas.
Que sus días de espera
se llenen de salud y de felicidad,
y les deseamos a ellas y a sus familias muchas bendiciones.

Índice

3. PARA LOS PADRES QUE ESPERAN

4. DESAFÍOS A LO LARGO DEL CAMINO

8. SOBRE LA MATERNIDAD

9. SABIDURIA DE LA ESPERA

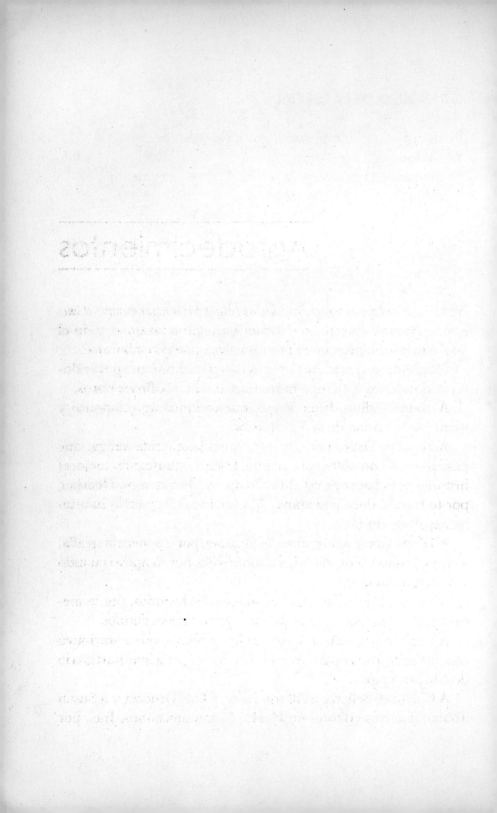

Agradecimientos

Nos llevó tres años concluir *Sopa de pollo para el alma durante el embarazo*. Ha sido un trabajo de amor para todos nosotros, y sin el apoyo que recibimos, este libro no habría podido elaborarse.

Quisiéramos agradecer a todos los que continúan apoyándonos y dándonos el tiempo para crear tan maravillosos libros.

A nuestro editor, Peter Vegso, que continúa apoyándonos y mantiene la cocina de la *Sopa de pollo*.

A Heather McNamara, nuestra querida, querida amiga, que pasa horas incontables corrigiendo, leyendo y buscando mejores historias para hacer de este libro lo que es. Te amamos, Heather, por tu trabajo duro y tu apoyo. Mantuviste la fe, y no lo habríamos logrado sin ti.

A D'ette Corono, asistente de Heather, por su mecanografía, lectura, búsqueda de historias y, sobre todo, por su apoyo cuando lo necesitamos más.

A Sondra Keeler, que leyó centenares de historias, por la mecanografía y por siempre estar allí cuando la necesitamos.

A Chrissy Donnelly, nuestro amigo y colega, que contribuyó con varias historias para este libro y fue el principal partidario de este proyecto.

A Christine Belleris, a Allison Janse, a Lisa Drucker y a Susan Tobias, nuestros editores en Health Communications, Inc., por trabajar tan de cerca con Heather y D'ette para hacer de este libro lo mejor que podía ser. Lo apreciamos tanto.

A Sharon Linnéa, nuestra editora externa, que nos apoya continuamente con retroalimentación e historias de calidad. Gracias, Sharon. ¡Eres la mejor!

A Leslie Forbes Riskin, que nos apoya sin límite. Leslie, eres maravilloso y en verdad estamos agradecidos por tu ayuda.

A Verónica Romero y Joanie Andersen, por continuamente cuidar de Patty Aubery y de las operaciones cotidianas, programar los viajes y agendar, de modo que nosotros podíamos centrarnos en escribir y editar.

A Teresa Esparza, Robin Yerian, Deborah Hatchell, Cindy Holland y Michelle Kiser, que cuidaron de todas las tareas operativas que tuvieron que efectuarse día con día durante el proyecto entero. ¡Son ustedes en verdad asombrosos!

A Patty Hansen, presidenta de nuestro departamento legal y de licencias, que maneja la parte de negocio de nuestro mundo para que así nosotros podamos concentrar nuestro tiempo en terminar tan maravillosos libros.

A Lisa Williams, Michelle Adams, y Christi Joy por cuidar de Mark, que le permite que viaje el mundo para pregonar la palabra del *Sopa de pollo para el alma*.

A Laurie Hartman, por supervisar nuestro departamento de licencias y cuidar de nuestra marca *Sopa de pollo*.

A todos nuestros coautores: Gracias por continuar apoyándonos y por enviar las historias que a nuestro juicio eran las que mejor se adaptaban a *Sopa de pollo para el alma durante el embarazo*.

Al personal de mercadeo, ventas y relaciones públicas, en especial Kim Weiss, Terry Burke, Larry Getlen y Randee Feldman, que continúan divulgando la serie de *Sopa de pollo*.

A nuestros primeros lectores —Linda Mitchell, Barbara LoMonaco, Kelly Zimmerman, D'ette Corona, Chrissy Donnelly y Sondra Keeler— por leer millares de historias para ayudarnos a encontrar las historias perfectas para crear el mejor libro posible, y quienes nos ofrecieron apoyo moral siempre que lo necesitamos.

A todos los colaboradores que han permitido que incluyamos sus historias como parte de nuestro libro.

Gracias en especial a Carol Kline por la maravillosa introducción al libro y su ayuda constante para el proyecto.

A toda la gente que dedicó algunas semanas de sus ocupadas vidas a la lectura, evaluación y comentarios sobre la selección final de las historias. Su retroalimentación fue invaluable. Barbara Astrowsky, Ruth Beach, Christine Belleris, Karla Bleecker, Rudy y Alice Borja, Alyson Bostwick, Denise Boyd, Gina Brusse, Diana Chapman, D'ette Corona, Ray y Alma Dagarag, Kira Fay, Kelly Garman, Rhonda Glenn, Tina Gorbet, Connie Heskett, Bevin Huston, Allison Janse, Donna Johnson, Karen Johnson, Sondra Keeler, Camie Worsham-Kelly, Sharon Landeen, Fran Little, Sharon Linnéa, Barbara LoMonaco, Patricia Lorenz, Michelle Martin, Heather McNamara, Linda Mitchell, Jeanne Neale, Penny Porter, Martica Reardon, Dee Riskin, Andrea Spears, Maureen Wilcinski and Kelly Zimmerman.

Gracias a los coeditores por su apoyo continuo en el proceso de permisos: Anthony Pekarik en Simon & Schuster, Faith Barbato en Harper Collins, Patricia Flynn y Carol Christiansen en Random House, Reagan Marshall y Mary Suqqett de la Universal Press y Taryn Phillips Quinn de la revista Woman's World. Gracias.

A toda la gente que no hemos mencionado pero sin quienes no habríamos podido terminar este proyecto, incluyendo a todos los escritores maravillosos que entregaron su trabajo para incluirlo en el libro, y a cada uno en Health Communications, Inc. Estamos agradecidos con las muchas manos que hicieron posible este libro. ¡Gracias a todos!

"Intentemos levantarnos todos los días a las 2:00 de la mañana para alimentar al gato. Si disfrutamos haciéndolo, entonces podemos hablar de tener un bebé."

Introducción

"Estás embarazada." Estas palabras pueden ser las más emocionantes —y quizás más aterradoras— en la vida de una mujer. Así comienza el tiempo de espera, observación y preparación. Nada será igual de nuevo. Nuestros cuerpos sufren grandes cambios, mientras que nuestras emociones recorren un camino que inicia desde la previsión y el sobrecogimiento cuando sentimos los primeros latidos de la vida que llevamos dentro, hasta la inquietud sobre el parto y nuestra capacidad de ser madres. De la náusca a la euforia, el embarazo es, definitivamente, un recorrido emocionante.

Bien sea que estés embarazada o esperando adoptar, *Sopa de pollo para el alma durante el embarazo (Chicken Soup for the Expectant Mother's Soul)* será una firme compañía para ti y, por supuesto, toda tu familia —incluyendo a los futuros padres y a los futuros abuelos, así como a cualquier hermano del nuevo bebé, quienes están llenos de entusiasmo para recibir a quien habrá de llegar—. Estos relatos te entretendrán, confortarán e inspirarán durante la espera de la llegada de tu hermoso recién nacido.

Si estás embarazada, es muy probable que trabajes tanto dentro como fuera de la casa, y que tengas un millón de asuntos que te distraigan del milagro que está sucediendo dentro de tu propio cuerpo. La lectura de este libro ayudará a las madres que esperan a paladear todas las diferentes facetas de la inigualable experiencia del embarazo.

En antiguas culturas, las mujeres se sentaban juntas para compartir historias de sus experiencias de vida. Las jóvenes se beneficiaban con la compañía de mujeres mayores y más sabias, quienes las ayudaban a entender los misteriosos eventos que rodean el embarazo y el parto. Consideren este libro como su propio equipo portátil de mujeres de apoyo.

Para la madre primeriza, estas historias le proporcionarán elementos invaluables acerca de estar embarazada, por ejemplo cómo dar la noticia a su esposo y a la familia, y cómo disfrutar esos importantes nueve meses —las inigualables alegrías, sensaciones e incomodidades que unen a todas las mujeres embarazadas. En este libro, las mujeres —y los hombres— comparten sus experiencias sobre el parto y el nacimiento, y cómo tratar al recién nacido.

Las madres con experiencia se reirán y llorarán con estas historias, y se confortarán al saber que no están solas, cuando revivan las experiencias relatadas en estas páginas.

Por supuesto, los papás son también una parte importante de este viaje, así que hemos incluido historias desde el punto de vista de ellos, relatos que gozarán tanto los nuevos papás como los que ya tienen experiencia.

También hemos incluido algunas historias sobre embarazos complicados, para que las mujeres que se enfrentan a estos mismos retos encuentren ayuda al saber que los embarazos difíciles también pueden dar por resultado bebés felices y sanos.

Como podrán advertir *Sopa de pollo para el alma durante el embarazo* tiene algo para cada quien, pero sobre todo para la madre que espera y que crece, emocional y físicamente, al mismo tiempo que la vida que lleva dentro de ella. La lectura de estas historias confirmará su visión de que el convertirse en madre proporciona recompensas profundas y perdurables. Es nuestro más sincero deseo que este libro te ayude a permanecer inspirada, emocionada y valerosa hasta ese momento indescriptible en que finalmente tengas en tus brazos a tu bebé.

Deseamos firmemente que tengas un embarazo feliz y sano.

Comparte tu historia

Nos encantaría escuchar tus opiniones acerca de las historias de este libro. Por favor haznos saber cuáles fueron tus favoritas y de qué manera te motivaron.

También puedes enviar tus historias si quieres que sean publicadas en futuras ediciones de *Sopa de pollo para el alma*. Puedes enviar tus textos o aquellos que leíste y te gustaron.

Envía los relatos a:

Sopa de pollo para el alma
P.O. Box 30880 Santa Barbara, CA 93130
Fax: 805-563-2945

Para enviar un mensaje vía electrónica o visitar nuestros sitios Web: *www.chickensoup.com*
www.clubchickensoup.com

Esperamos que hayas disfrutado la lectura de este libro tanto como fue para nosostros recopilar los trabajos, escribir acerca de ellos y editarlos.

La elección del bebé

Alguna vez pensaste, querida mamá
Cuando sembraste mis semillas,
Cuando respiraste nueva vida en mí
Y lentamente me viste crecer,
En todos tus sueños sobre mí
Cuando me proyectaste tan bien,
Cuando no podías esperar para tenerme
Para que habitara dentro de tu corazón,
¿Alguna vez pensaste que quizá
Yo también te estaba proyectando
Y escogiendo para mí
Una madre tal como tú?
¿Una madre con dulce aroma y que
Tuviera manos tan blancas como la nieve,
Una criatura tierna y amorosa
Que me tranquilizara en las noches?
¿Alguna vez pensaste en todos esos días
Mientras me estabas haciendo llegar,
Que cuando tú me proyectabas una vida
Yo buscaba una vida contigo?
Y ahora que estoy en tus brazos,
Me pregunto si sabías
Mientras estabas ocupada haciéndome,
Que yo te estaba eligiendo?

1

ESTAMOS EMBARAZADOS

Los bebés son una oportunidad hermosa para formar personas.

Don Herold

Cambiará tu vida

El tiempo se agota para mi amiga. En el almuerzo menciona casualmente que ella y su esposo piensan "comenzar una familia". Lo que ella quiere decir es que su reloj biológico inició la cuenta regresiva, y por eso se ve obligada a considerar la maternidad.

—Estamos haciendo una encuesta —dice, bromeando a medias. —¿Crees que debería tener un bebé?

—Eso cambiará tu vida —le digo con cuidado, conservando un tono neutral.

—Lo sé —me dice—. No podré quedarme en cama los sábados, ni tener vacaciones improvisadas.

Pero eso no es lo que quise decir. Mientras la veo, trato de pensar qué decirle. Quiero hacerle saber lo que nunca aprenderá tomando clases sobre nacimiento de niños. Quiero decirle que las heridas físicas del embarazo sanan, pero que convertirse en madre le dejará una herida emocional tan intensa que será vulnerable para siempre.

Pienso en advertirle que nunca leerá un periódico de nuevo sin preguntar: "¿Y si hubiera sido mi hijo?". Cada choque de avión,

27

cada incendio la atormentará. Cuando vea imágenes de niños hambrientos se preguntará si puede haber algo peor que ver morir a un hijo.

Observo sus uñas arregladas con esmero y su traje elegante y pienso que no importa cuán refinada sea, convertirse en madre la devolverá al estado primitivo de una osa protegiendo a su cachorro. Un llamado urgente de "¡Mamá!" provocará que arroje el soufflé o su mejor recipiente de cristal sin vacilar ni un momento.

Siento que debo advertirle que no importa cuántos años haya invertido en su carrera, sufrirá un descarrilamiento profesional por la maternidad. Ella habrá de ocuparse del cuidado del niño, pero un día tendrá que ir a una reunión importante y pensará en el dulce olor de su hijo. Tendrá que recurrir a cada gramo de disciplina para evitar correr a su casa, sólo para asegurarse de que su hijo está bien.

Quiero que mi amiga sepa que las decisiones cotidianas no serán ya rutinarias. Así, la intención de un niño de cinco años de ir al baño de hombres en vez del de mujeres en un McDonald's se volverá un dilema inmenso. Es justamente aquí, en medio de un estrépito de bandejas y niños gritando, que se deben ponderar asuntos como independencia e identidad de género, frente a la perspectiva de que un pedófilo pueda estar acechando en el baño. Sin importar cuán resuelta pueda ser ella en la oficina, tendrá que pensarlo dos veces a menudo siendo madre.

Al ver a mi atractiva amiga, quiero asegurarle que con el tiempo perderá los kilos del embarazo, pero nunca se sentirá igual. Que su vida, ahora tan importante, será menos importante para ella una vez que tenga un hijo. Que la hará a un lado en determinado momento para salvar a su vástago, pero también empezará a esperar más años, no para lograr sus sueños, sino para ver cómo sus hijos alcanzan los suyos. Quiero que sepa que la cicatriz de la cesárea y las estrías llegarán a ser insignias de honor.

La relación de mi amiga con su esposo cambiará, pero no de la manera en que piensa. Confío en que pudiera entender cuánto más puedes amar a un hombre que siempre está al pendiente de poner talco al niño o que nunca duda en jugar con su hijo o hija. Pienso que ella debe saber que se enamorará de su esposo nuevamente por razones que ahora no le parecen nada románticas.

Confío en que mi amiga pueda sentir el lazo que la unirá con las mujeres que a lo largo de la historia han tratado de forma desesperada de detener la guerra y el prejuicio y la conducción en estado de ebriedad. Cuento con que entenderá por qué puedo pensar de modo racional sobre la mayoría de los temas, pero tornarme temporalmente trastornada cuando discuto las amenazas de la guerra nuclear para el futuro de mis hijos.

Quiero describirle a mi amiga el júbilo de ver a su hijo aprender a batear una pelota. Quiero consignar para ella la carcajada de un bebé que toca por vez primera el suave pelo de un perro. Quiero que pruebe una alegría que es tan real que duele.

La mirada burlona de mi amiga hace que me dé cuenta que de mis ojos escapan lágrimas. "Nunca te arrepentirás", le digo finalmente. Luego extiendo mi mano sobre la mesa y estrecho la de mi amiga, y hago una oración por ella y por mí y por todas las mujeres mortales que tropiezan en su camino con el más sagrado de los llamados.

Dale Hanson Bourke

Estoy lista

Veo la tira con incredulidad. Dos líneas rectas, rosas. No hay duda: embarazada. ¡Dios mío!

Una combinación de emoción y terror absoluto brotó en mí. Por supuesto, mi esposo y yo habíamos hablado de tener un bebé. Sólo que no pensé que ocurriera tan rápido. Pareciera como si en un momento estuviése platicando y en el siguiente estuviera frente de la sección de la farmacia para embarazadas preguntándome si debería comprar el paquete de pruebas sencillo o el doble.

Tuve un presentimiento —¿quizá intuición de madre primeriza?— y adquirí la prueba sencilla. Era todo lo que necesitaba. Estábamos esperando un bebé. Y yo nunca había cambiado un pañal. ¿En qué estábamos pensando?

Mi esposo, Joe, desarrolló las punzadas de bebé un año antes. Yo, por otro lado, fui presa del terror. No estaba lista. Había mirado un bebé y mentalmente conté las botellas de Peptobismol que los padres consumirían una vez que ese bulto de alegría alcanzara los turbulentos años de adolescencia, o calculé cuanto costarían cuatro años de universidad. Entonces el gusanito de los bebés me mordió y no demasiado rápido.

Ahora mi cuerpo estaba en este recorrido salvaje, hormonal, y tengo que decir que algunas veces quise desistir. Estoy cerca de los treinta, pero mi complexión es de dieciséis. Las náuseas son mis compañeras constantes. Mis amigos incluso preguntan por noticias sobre los vómitos. Nunca conduzco si no llevo una bolsa de emergencias a mi lado, y he vomitado en tantos estacionamientos de restaurantes que he pensado si no podría sólo rentar mis alimentos en vez de comprarlos. Mi vejiga se ha contraído al tamaño de una semilla de lima, por lo que debo orinar justo cada trece minutos. Y estoy tan precisamente sintonizada al dolor —sí, eso presagia una labor fácil de parto— que juro, en un primer momento, que pudiera sentir todas y cada una de las divisiones de mis células. Las hipocondríacas no son buenas mujeres encintas.

Más pruebas. Cuando pasaron dos semanas sin que vomitara, me llené de pánico. Me sentía tan normal que me imaginaba que algo tenía que estar mal. Quizá no iba a tener un bebé después de todo. Quizá era un embarazo histérico. Mi esposo me aseguraba que la única cosa histérica de mi embarazo era yo y mi ropa interior de maternidad.

No estoy segura de lo que es más atemorizante: sentir mi cuerpo fuera de control o estas pantaletas enormes, unitalla. A los cuatro meses, mi vientre aún estaba en esa lamentable etapa en la que no se sabe si está una embarazada o ha tomado demasiada cerveza. Mi vientre de pequeño Buda es suficiente para mantenerme fuera de mis elegantes calzoncillos de seda. Pero es demasiado pequeño para las bragas de maternidad. Puedo jalar estas cosas hacia arriba sobre mi cuello.

Pienso en inventar una combinación de bra y ropa interior. La llamaré desastre máximo. Si puedo vender esa idea a Victoria's Secret no tendré que preocuparme más por la colegiatura de la universidad. Pero tengo que decirlo, la transformación más asombrosa de todas –incluso más que llenar algún día la ropa interior de maternidad— es lo neurótica que me he vuelto sobre esta personita que ni siquiera ha nacido. Todo lo trastornó cuando vi el primer ultrasonido de nuestro bebé en el monitor. Ahí fue cuando en verdad y realmente me di cuenta de que era nuestro bebé. Nuestro bebé. Las náuseas y las micciones frecuentes, todos los inconvenientes, se esfuman. No tuvieron ya ninguna importancia al mirar a esta persona maravillosa. Nuestro bebé.

Justo a las once semanas, nuestro pequeño milagro estaba tan perfectamente formado, aunque tan pequeño –sólo cuatro centímetros— que Joe lo apodó "Mota". Es aún muy pequeño para establecer su sexo, pero vi a una niñita dar sus primeros pasos, caminar a la escuela, obtener su licencia de manejo, ir a la universidad, casarse, tener sus propios bebés. Toda su vida pasó frente a mis ojos en esa pantalla. Pensé en el enorme, feo mundo que está esperando ahí fuera a Mota. Uno lleno de cáncer y guerra y bailes de jóvenes. ¿Cómo podía yo protegerla de todo lo malo mientras dejaba que experimentara todo lo bueno?

Sí, en ese momento me di cuenta que hay cosas mucho más atemorizantes que esa ropa interior informe de maternidad. Pero, ¿sabes de qué otra cosa me di cuenta? Estoy lista.

Kristen Cook

¡Es un... padre!

Cuando descubrimos que estábamos esperando, fui a la biblioteca y busqué "embrión" en la enciclopedia. Ahí estaban, los mismos viejos esquemas y las láminas de acetato superpuestas de la vida en el útero. Tenía veintiocho años y siempre miré esos dibujos con la indiferencia casual de alguien que recorre el mapa de un país que no planea visitar nunca. Pero ahora uno de estos embriones estaba alojado en el cuerpo de mi esposa.

Sería muy pequeño ahora, pensé, más que un camarón de coctel, casi una abstracción. Cualquier distancia racional que pudiera haber sentido antes desaparece de pronto. No era un padre en ciernes sino un padre de hecho, de un organismo que estaba ahora emprendiendo el proceso de ensamblarse a sí mismo con una laboriosidad que era, para mí, casi insoportablemente conmovedora.

Que era un padre en cualquier sentido parecía algo improbable. No me sentía lo suficientemente viejo para tener hijos; apenas me estaba acostumbrando a ser un adulto. Tiempo antes me había prometido que nunca envejecería, y miraba en retrospectiva ese compromiso ahora con nostalgia, creyendo a medias si aún podía cumplir con sus términos.

En el fondo del cuerpo de Sue Ellen, el embrión cultivaba en secreto su sustancia desbocada. Era algo que no podíamos ver pero estaba arraigado a nosotros, y cambiaría nuestras vidas para siempre, una vez que madurara en un niño y así sucesivamente. El concepto era tan enorme que nos asaltó sólo en ciertos momentos, e incluso entonces no lo asimilamos.

Para el octavo mes era tiempo de recoger nuestra cobija y dos almohadas y asistir a la primera clase del taller que nos enseñaría el método de Lamaze de nacimiento preparado. El propósito de Lamaze es permitir a las mujeres tener a sus bebés con un máximo de conciencia y mitigar las molestias mediante un uso mínimo de medicinas. Suena razonable, inteligente y ciertamente digno de hacerse. Pero después de la primera sesión estábamos un tanto desilusionados, quizá porque nuestra situación no parecía ya única. Nos mostraron una película, el escenario estándar: la mujer jadeando como perro, el esposo —el "entrenador"— diciendo: "Puja, amor, puja", el doctor anunciando: "Puedo ver su cabeza", el bebé llegando en un torrente de fluidos. Todos los asistentes teníamos lágrimas cuando las luces se encendieron. Todos lloriqueábamos y sonreíamos con tristeza, como si fuésemos miembros de un grupo de encuentro en la remembranza de un grito primigenio colectivo.

Las sesiones fueron explícitas en la importancia del papel del esposo: somos indispensables para apoyo moral, para medición de los tiempos y monitoreo, pero sentí que era poco más que una cortesía, una manera de evitar que nos sintiéramos irrelevantes. La mayoría de nosotros comprendimos que nuestras esposas iban a ir a algún lado sin nosotros. El parto era un crisol donde no podíamos seguirlas. Bordeamos sus orillas y observamos a nuestras mujeres —hoscas, inspiradas, eufóricas— atraídas hacia su centro.

Mientras las mujeres reposan sus espaldas en sus almohadas practicando la respiración controlada que tiene como fin ayudar a distraer su atención de cualquier molestia del parto, nosotros presionaríamos lentamente sobre sus piernas justo arriba de la rodilla para estimular la contracción. "Jadea, sopla", dijo el instructor. Y mi esposa mira hacia el techo, jadeando, soplando, alzándose a algún lugar más arriba del dolor que yo estaba infligiéndole con mucha seriedad encima de ella.

Cuando concluyó el ejercicio, miré a través del cuarto a una docena de mujeres embarazadas acostadas boca arriba, sus hombres atendiéndolas como bestias brutas y devotas, un poco intimidadas por su propia osadía, y fundamentalmente ignorantes, a pesar de las lecturas y las películas, de la aventura que están por emprender. En dos meses, nosotros seguiríamos a nuestras esposas con un moisés plegable y bolsas de pañales sucios apestando a amoniaco. Es mejor que valga la pena, pienso.

Me encontré a mí mismo envidiando el dolor de Sue Ellen, aunque era algo que no podía haberle dicho. Cada noche nos entrenábamos, como atletas. Pero ella estaría sola en el campo sintiendo la agonía dulce y noble que siente un atleta al final de la carrera. Yo estaría ahí vitoreando, tendiéndole un Gatorade. Eso ocurrió tres semanas antes de lo previsto, dos días antes de nuestra última clase de Lamaze. A las 4:30 de la mañana sentí un movimiento suave, una mano en mi hombro y desperté de mi sueño para encontrar a Sue Ellen mirándome fijamente, con una expresión preocupada y resuelta en su rostro.

"Haz tu respiración", le dije, muy en mi papel de entrenador, cuando la primera contracción sobrevino. Saqué mi cuaderno e intenté medir el tiempo de los dolores. Eran regulares. Llamé al obstetra, quien confirmó, con somnolienta seriedad, que el bebé estaba por nacer. Quería que alguien me dijera que era falsa alarma. Otras dos semanas más o menos, pensé, y podría haber madurado lo suficiente para ser un padre.

Las contracciones ya eran cada cinco minutos para cuando llegamos al hospital. Sue Ellen había omitido prudentemente cualquier anuncio de las primeras ocho o nueve horas de labor, ocultándomelas hasta muy cerca de su momento crítico. La llevaron en una silla de ruedas mientras yo firmaba los documentos en la recepción. "La están preparando", me dijo una enfermera cuando fui a la sala de maternidad. "Usted no puede entrar en los próximos veinte minutos."

Por veinte minutos sólo vagué por el hospital. Extrañaba mucho a mi esposa. Mi presencia no parecía indispensable. Ella me necesitaba. Cuando al final me permitieron entrar en la sala de parto vi que las cosas estaban ocurriendo muy rápido. Sue Ellen estaba recostada de lado, jadeando. Pegué la pintura de un hipopótamo en la pared. Éste era su "punto focal", y ella, obediente, lo miraba con fijeza, sus ojos todavía abiertos por la angustia.

El doctor vino a la puerta tan alegre y sereno como si fuera el lechero. "Se ve como si fuéramos a tener un bebé esta mañana", dijo. Sue Ellen apartó sus ojos del hipopótamo lo suficiente para lanzarle una mirada asesina. Su dolor rechazaba todas nuestras ayudas, pues tenía su propia fuerza que nadie de nosotros podía tocar.

Pronto estuve en la sala de parto con una bata verde, sosteniéndola de los hombros mientras ella comenzaba a empujar fuera al bebé.

"Respira, respira", dije desde atrás del cubrebocas, tal como lo hacía el ansioso padre en la película que había visto. "Eso es."

"¿Cuánto más…?" preguntó desde algún sitio lejano de su conciencia.

"Oh", dijo el obstetra alegremente, "no mucho. Otro par de empujones como ése y todo habrá terminado". Él miró alrededor de la sala y giró su taburete atrás y adelante. Yo temía que fuera a comenzar a silbar.

—Ahora te podría dar una inyección epidural y terminar de inmediato.

—No —dijo ella. —Puedo hacerlo.

Quince minutos después, mirando al gran espejo al otro extremo del cuarto, vimos emerger la cabeza del bebé.

"Puja, puja", dijimos todos. Yo estaba empapado en sudor.

De pronto nuestra hija estaba ahí, lloriqueando en el estómago de su madre, con un color arcilla, tachonada por los restos de su hogar destruido. La observaba. Ella era ahora una refugiada. En el útero había sido una ciudadana perfecta, con todo el conocimiento que necesitaba. Ahora estaba bajo nuestro cuidado, totalmente dependiente de los reflejos humanos de dedicación. Tomaron las huellas de sus pies. Su madre la miraba de una forma que yo nunca la había visto mirar antes. Me la entregaron, y la sostuve contra la bata manchada de sudor.

—¿Tiene nombre? —preguntó el doctor.

—Marjorie Rose —dije.

Esa tarde, mientras Sue Ellen dormía, fui a casa —lleno de exaltación— para cambiarme de ropa y pasear al perro. El sentido de dislocación al regresar a casa fue profundo. Di un vistazo al espejo de cuerpo completo y noté que la ropa que había llevado al nacimiento de mi hija —pantalones de mezclilla, tenis, una camiseta rayada— era el mismo tipo de vestimenta que había usado cuando tenía siete años y había hecho aquel voto de nunca envejecer. Ahora ahí estaba. Me di una ducha y hurgué en el clóset por unos buenos pantalones de pana.

El 16 de mayo en Austin, Texas, estaba nublado, opresivamente húmedo. Lo noté por el bien de ella. Y todo lo demás que vi, las vacías cocheras de concreto, las redivivas casas de pan de jengibre, la arboleda de robles vivos en el parque donde el perro estaba corriendo tras la misma ardilla que había perseguido por un año. Vi todo esto a través de los ojos del bebé así como de los míos, como si nunca hubiera crecido y hubiera dejado de notar estas cosas.

El perro persiguió a la ardilla hasta lo alto de un árbol y luego corrió hacia mí. Atravesamos juntos el parque, dos seres naturales, completos. Pensé en uno de los términos en el glosario de Lamaze: expulsión. Algo ha sido expulsado en mí: esas ropas que apenas me había quitado como si hubieran sido una piel desgastada. Ahora era un hombre, un padre. En unos cuantos días, la gente de la aseguradora estaría llamándome: "Steve, supimos que tuviste un bebé ¡felicidades!" y tendríamos muestras de jabón para bebé en el buzón. Pero por ahora el mundo está en absoluta calma, todo a la espera. Regresé al hospital para reunirme con mi familia.

Stephen Harrigan

La jornada comienza

La mayoría de las personas regresan de Las Vegas con ganancias o recuerdos. Mi esposa volvió con un bebé.

Después de subir las maletas de Gina a la camioneta en el aeropuerto, mi esposa me tendió un paquete pequeño. Pensando que sería un recuerdo maravillosamente corriente, rasgué los papeles sólo para encontrarme de frente con una prueba positiva de embarazo.

Mi esposa y yo habíamos estado tratando de tener otro bebé por algún tiempo. Aún así, cuando vi la prueba, mi primer pensamiento fue: "¿Qué carambas es esto?". No fue muy poético, por desgracia, pero sí muy realista. De inmediato levanté la vista para encontrar a mi esposa sonriendo.

—Pero, ¿cómo? —farfullé, sabiendo exactamente cómo pero no cuándo o dónde.

—Estuve más enferma de lo que te imaginas en Las Vegas —murmuró Gina, de modo que no escucharan nuestros chicos en el asiento trasero. —Así que mi mamá me llevó al doctor. Y, con todas las demás pruebas, querían asegurarse de que no estaba preñada, pero yo suponía que lo estaba. Otro niño. ¿Un tercer chico? ¿La primera niña? Un enjambre de pensamientos y sentimientos atravesó mi cráneo y se coló en mis arterias. Estoy feliz. Y temeroso. Y preocupado de no ser un papá suficientemente bueno. Y orgulloso del "gran hermano" Jeremy. Y nervioso de que Gina y yo ahora seremos superados en número. Y triste por Matthew porque ya no será más el chiquito. Y esperanzado de que seremos capaces de hacerlos sentir especiales a todos. Y, sobre todo, intimidado por mi esposa, quien, una vez más, mostrará cómo una mujer es un milagro, cómo ella crea vida y belleza y paz en un mundo tan necesitado de las tres.

No hay muchas cosas que se pregonen tanto como que hay un bebé en camino.

La jornada comienza… de nuevo.

Jim Warda

Mirada al interior

Algunas veces la mejor "mirada al interior" se deriva de la perspicacia que obtienes cuando tratas de ayudar a otros. Estaba leyendo las aportaciones de un grupo de internet y tropecé con un alma gemela. Era una pregunta planteada por una joven madre que captó mi atención y me inspiró a sentarme y escribir una carta. Ella expuso con sencillez: "Soy una madre treintañera de dos niños. Por meses mi esposo y yo hemos estado considerando tener un tercer hijo. Yo estoy muy dubitativa respecto a otro hijo por docenas de motivos (algunos son dinero, y la mayoría de los otros son egoístas). Me gustaría saber si alguna madre está pasando por una situación similar de incertidumbre".

Repentinamente ya no me sentí sola en mi océano de confusión e indecisión. ¡Había alguien con quien podía relacionarme! Tal vez no era anormal estar pensando tanto sobre tener otro hijo. Me senté frente a la computadora y empecé a dejar que las palabras y los sentimientos fluyeran.

Estimados Stacy y otros:

Estoy considerando la maternidad. De nuevo. Todos en el hogar parecen ansiosos y dispuestos a acoger a un nuevo miembro de nuestra familia. Mi hijo está pidiendo a gritos un hermanito o una hermanita. Mi esposo sonríe de oreja a oreja cuando ve las caritas de bebés mientras espera en la fila del supermercado. Este montón de "linduras" lo separan de la multitud y lo colocan en un hechizo. Pone sus brazos alrededor de mi cintura y me hace cosquillas en mi oído con un "Estoy listo" apenas susurrado.

Las conversaciones de la cena a menudo incluyen a mi hijo de seis años. "Mamá, pienso que debería aprender a tejer. Podría hacer calcetines y guantes y mantas. Pequeños, por supuesto". Es un compromiso serio cuando la pokemanía ha sido reemplazada por el tejido. De broma leí una lista de comprobación a mi familia. "¿Están seguros de que están listos para cambios de estado de ánimo y antojos y llantos y comidas a altas horas de la noche y llantos y cólicos y eructos y más llantos?" El esposo sonríe, "Oh, sí". El niño tercia con un "sí" entusiasmado.

Parecen estar seguros, más allá de su afirmación. ¿Cómo es que ellos son tan positivos? De pronto todos los ojos están sobre mí. Busco alrededor a alguien más a quien preguntarle. Nadie da un paso al frente. Y pienso para mí misma: "¿Estoy lista?".

Cuando me planteo esta cuestión descubro que estoy en una encrucijada. ¿Cómo decide una madre si debe traer o no a otro niño a este mundo? Podría preguntar a un millón de mujeres, pero ésta es una respuesta que a fin de cuentas encuentro sola. Ésta es una pregunta que requiere largas caminatas, baños calientes, meditación (y tal vez grandes cantidades de chocolate).

En un momento dado puedo pensar con facilidad en una lista de razones por las cuales embarazarse por segunda vez puede no ser la mejor idea. Sobrepoblación, el reto de criar a un niño en la sociedad actual, las preocupaciones económicas, la diferencia de edad entre un niño y el otro, y otro paseo en ese carrusel que se tambalea sobre un millón de pilares por minuto… *Todos ellos parecen argüir en contra de la maternidad recurrente. Sólo hay sitio para estar en la parte trasera de mi cerebro conforme estos pensamientos burlones de certeza se alienan para ser oídos. "¿Estás lista para ansiar atún y sandía por meses? ¿De veras quieres ver cómo tu cuerpo se convierte de nuevo en una clase de criatura extraterrestre de nuevo?"*

Por supuesto también está la lista de maravillas encantadoras que la crianza implica. Estos pensamientos vienen a mí dulcemente y se llevan la aspereza del argumento. La memoria me ofrece visiones: la previsión de una nueva vida, los primeros movimientos dentro del vientre, el amor compartido entre padres, la cortesía que aprenderá mi hijo al tener un hermano, y la serena admiración que llega cuando la abuela de alguien más espía tu perfil completo. Me siento y recuerdo a qué se parece tener una mano diminuta aferrada a mi dedo y cómo la primera sonrisa burbujeante del bebé me hace llorar de gozo.

En estos silenciosos momentos de examen interior tengo el desafío de hacer a un lado la lógica y la corazonada y ver alguna otra cosa que me guíe en mi camino. Una decisión así no puede hacerse con practicidad fría o mera emoción. Soy más que pensamiento. Más que sentimiento. Harriet Beecher Stowe dijo una vez: "La mayoría de las madres son filósofas instintivas." Creo que tenía razón. Sea que lo denomines instinto, intuición o Verdad Universal, la mayoría de las madres estaría de acuerdo en que algo más allá de la trivialidad de la vida platica con su ser interior. Trato de obtener toda la quietud que pueda estos días en espera de que empiece el diálogo sagrado. Pienso cuando llevaba en mí a mi hijo y cómo su espíritu, de algún modo conocido para mí, parecía haber tomado la decisión conmigo. (Como si fuera una tarea en la que él hubiera solicitado cósmicamente que yo participara.) Siempre me siento obligada a honrar su presencia en mi vida diciendo "cuando me embaracé PARA tenerlo a él" en vez de "cuando estaba embarazada de él". Le dimos por nombre Ian, "regalo encantador". Aunque yo cuidaba y enseñaba a diario a Ian, también me sentí agradecida de conocerlo y ser una de las guías de su vida. Qué distintos parecen el embarazo y la paternidad cuando los considero como privilegios por petición.

Como la pregunta regresa miro y escucho dentro de algo más allá de mí y pregunto… ¿estoy lista? ¿Es tiempo de ser requerida de nuevo? ¿Hay alguien esperando por mi toque materno?

¿Estoy dispuesta a portar esta alma y abrigarla con la mía? No sólo nueve meses, sino por toda la vida. No dedicarme al proceso, sino convertirme en más de lo que soy por él. Cuando mi corazón puede responder con un "sí" agradecido y sentir al Universo susurrarlo detrás… Estaré lista.

Dios los bendiga, Ami.

Ami McKay

P.S. Les haré saber la fecha de parto.

Satisfacción diferida

Cualquier mujer que haya lidiado con la infertilidad sabe el doloroso anhelo que acompaña este padecimiento. Cuando mi marido y yo decidimos que era hora de pensar en tener un bebé, nunca imaginé la aventura al azar de diez años con doctores de infertilidad, consultores y abogados. Sin embargo, fui educada en una familia muy cariñosa, era hija única, y deseé siempre varios niños propios cuando me casara.

Desafortunadamente, mi madre había tomado la hormona de fertilidad DES (diethylstilbestrol) cuando estaba embarazada de mí, la cual se relacionó después a numerosos problemas médicos en mujeres, que incluían desde cáncer ovárico hasta infertilidad. Pero debido a que mi madre no estaba viva ya, mucha de la información médica vital de mi condición era inasequible. Después de que mi marido Ben y yo intentamos por nueve meses concebir, sabía en lo profundo de mi ser que tener un bebé propio sería una prueba dura y larga.

El primer año consistió en drogas de fertilidad combinadas con inseminación artificial. Nos sentíamos seguros de que esto

funcionaría y fue desalentador cuando falló. Entonces nos sugi-
rieron la fertilización in vitro (FIV), que es un proceso en el que
inyectan a la mujer con medicamentos para la fertilidad a fin de
permitir que su cuerpo produzca un número creciente de óvulos.
Los óvulos se recuperan y se fertilizan fuera del cuerpo, para
luego regresarlos a su útero. Nuestro primer intento fue exitoso,
y estábamos felices. Era muy cuidadosa, sintiéndome afortunada de estar finalmente embarazada, pero desafortunadamente
aborté unos gemelos de once semanas.

La decepción fue inimaginable, pero ese mismo año pasé por
dos FIV más; uno fue una fertilización fallida y el otro lo aborté.
Después de muchos meses de espera y oración, viviendo para
mi ciclo, visitas del doctor, análisis de sangre y llamadas telefónicas desalentadoras, sabía que mi mente y cuerpo necesitaban
un receso.

Los dos años siguientes, mi marido y yo cambiamos de empleo y nos situamos en una vida de dos profesionales trabajando.
Si no podríamos ser padres todavía, tendríamos éxito en nuestras
carreras. Después de mudarnos a Baltimore, decidimos probar
tratamientos otra vez, así como la posibilidad de adopción. Así
pues, de nuevo a la misma rutina de inyecciones, pruebas, citas con el médico; todo con el mismo resultado descorazonador:
ningún bebé. Entretanto, teníamos algunos amigos muy queridos,
Kathy y Shawn, que acababan de tener su segundo bebé, un niño.
Tenían ya una nena de tres años, y Ben y yo éramos padrinos de
sus niños. Cuando visitamos su casa cerca de Seattle para asistir
al bautismo del nuevo bebé, Kathy dejó claro que ella y Shawn
se sentían satisfechos con su familia y no pensaban tener más niños. Se ofrecieron a portar un bebé para nosotros si llegábamos
al punto de considerar recurrir a una madre sustituta. Profundamente agradecidos por su amable oferta, les dijimos que no
nos habíamos dado totalmente por vencidos de intentarlo por
nosotros mismos, pero que pensaríamos en ella.

Investigamos la adopción pero nos enteramos que el costo promedio en el estado de Maryland estaba entre 18 000 y 25 000 dólares. Estábamos conmocionados y otra vez desalentados porque estaba fuera de nuestras posibilidades financieras. Después de seis laboriosos y fracasados FIV, con el espíritu agotado, finalmente tomé el teléfono e hice la llamada más difícil de mi vida. Era una mañana fría, clara, de enero cuando abrí mi corazón a mi querida amiga Kathy, y le pregunté si ella todavía estaba dispuesta a llevar a un bebé para mí. ¡Cómo se siente saber que hay alguien en el mundo con bastante amor y simpatía en su corazón para ofrecer tal regalo! Le estaría eterna y profundamente agradecida.

Con la esperanza renovada, comenzamos el proceso de enviar mis embriones congelados durante la noche a una clínica de fertilidad de Seattle. Kathy tendría que conducir dos horas cada día por dos semanas para el procedimiento, lo cual hizo, sacrificando generosamente tiempo con su familia de modo que su amiga pudiera tener una familia. Era mayo de 1997, y al tiempo que Kathy intentaba embarazarse con mis embriones, yo también hacía "un último intento" en casa. Supuse que con las dos trabajando en ello, algo mágico sucedería sin duda.

No hubo suerte. Kathy y yo habíamos fracasado, y los cuatro meses que siguieron a ese triste momento, Ben y yo estuvimos aturdidos, embotados, casi abatidos. Habíamos recurrido a todas nuestras opciones; habíamos estado intentando durante nueve años y estábamos al final del camino.

Nuestro seguro también se estaba venciendo. Me había cubierto los muy costosos tratamientos de FIV, pero la cobertura terminaría en diciembre de ese año. Ya que Kathy estaba tan dispuesta y animosa, optamos por dejarla que intentara una vez más antes del fin de año. Así, en octubre, nuestro médico estaba más que dispuesto, de nuevo, a realizar el procedimiento necesario para recuperar, fertilizar, congelar y enviar mis óvulos a Seattle. Ben y yo convinimos en que éste sería nuestro último intento (¡el undécimo!) con el FIV. Si no funcionaba esta vez, aceptaríamos de alguna manera la rotunda realidad de que Dios no se proponía darnos una familia propia; estaríamos agradecidos por lo que teníamos y dedicaríamos nuestra vida el uno al otro y a nuestra familia extendida.

Pero a última hora hubo una dificultad con la compañía de seguros: una disposición estipulaba que en el caso en que se esté utilizando una portadora para la gestación, dos embriones (de los diez a doce recuperados) deben implantarse en la madre verdadera (un acto de "buena fe", si se le puede llamar así) mientras que los otros embriones se dan a la portadora. Aunque confiábamos en que todos los embriones congelados podrían enviarse a Seattle para uso de Kathy, por supuesto, cumplimos con las disposiciones.

Mientras aguardábamos noticias de los resultados de la FIV de Kathy, fui programada, como rutina en el proceso de FIV, para una prueba de embarazo. La cita cayó un día después del día de Acción de Gracias. Normalmente en una FIV, se implantaban en mí cuatro a seis embriones; esta vez, ya que era requisito del seguro, fueron solamente dos, y sabía que mis oportunidades de embarazarme eran de remotas a ninguna. Así conforme me alistaba a las 5:30 de la mañana para un viaje de dos horas para mi prueba de embarazo, me preguntaba para qué me molestaba.

Después de llegar a casa muchas horas después, contesté el teléfono y una voz de enfermera me dijo que —increíble— yo estaba embarazada, que mis niveles de hormona en la sangre eran fantásticos, y que debía considerar esto un probable "trofeo": ¡un verdadero regalo! Semanas después, cuando Ben y yo oímos el rápido golpeteo del corazón de nuestro bebé a través del estetoscopio del médico, apenas pudimos controlar las lágrimas. Sabíamos que este bebé era un regalo de Dios: el resultado de diez años de persistencia, oraciones y de un gran amor.

Mi querida amiga Kathy podría cesar sus nobles esfuerzos. Ben y yo tendríamos el olor dulce de nuestro bebé y las risitas en el carrusel después de todo. El precio que habíamos pagado con nuestra prolongada odisea y nuestras lágrimas sería pequeño, de hecho, por el bodoque hermoso y cálido de un muy sano Benjamin George Cameransi III, nacido el 2 de agosto de 1998.

Patricia K. Cameransi

Disfruta a tu bebé

El amor de nuestro vecino en toda su plenitud simplemente significa ser capaz de decir: "¿por qué estás pasando?"

Simmone Well

"¡Hora de abrir los regalos!", anunció una de las anfitrionas del baby shower, y todas se apiñaron alrededor mientras Caren Danielson y su cuñada, Jan Byrne, se ponían cómodas en el sillón de la sala de estar. Jan tenía ocho meses de embarazo... sólo que no era su bebé. El bebé realmente pertenecía a Caren, quien abrió alegremente cada paquete con exclamaciones de alegría.

Caren pasaba por el mejor momento de su vida. "He deseado convertirme en mamá por tanto tiempo", dijo a sus amigas, "y ahora, gracias a Jan, mi sueño finalmente se volverá realidad".

En el libro del bebé de Caren hay una anotación que su propia mamá hizo cuando ella era solamente una niña. Al preguntarle por sus metas en la vida, Caren de cinco años había respondido sin dudar: "Deseo casarme y tener un bebé".

Treinta años después, el sueño de Caren era igual de intenso. Su nuevo marido, Eric, también anhelaba comenzar una familia. Pero entonces, repentinamente, la tragedia sobrevino.

Caren hacía ejercicio en un gimnasio céntrico de Chicago una tarde cuando un dolor enceguecedor estalló dentro de su cabeza. "Usted ha tenido una hemorragia en el cerebro", explicó el médico. "Tiene suerte de estar viva."

Como bebé de DES (niños cuya madre tomó una droga antiabortiva que después se descubrió que era tóxica), Caren padeció varios problemas médicos, incluyendo desórdenes en la coagulación de la sangre. Los doctores no podrían determinar de manera concluyente si el problema de la sangre había causado la hemorragia del cerebro de Caren, pero le advirtieron que podría suceder otra vez. Especialmente si ella se embarazaba.

"La tensión del parto podría matarle", aseveró sin rodeos un doctor.

"Sobreviví a una hemorragia del cerebro; quizá podría sobrevivir a un parto, también", le dijo Caren a Eric más tarde esa misma noche. "Podríamos todavía intentarlo, a pesar de lo que dijo el doctor."

"Me casé contigo porque te quiero, no por los bebés", explicó Eric con dulzura. "No podría soportar perderte."

Pero Caren deseaba tanto un bebé, que estaba dispuesta a intentar casi cualquier cosa. Y entonces ella recordó una película de la televisón que había visto sobre la maternidad sustituta. "Quizá funcionaría para nosotros", dijo Caren a Eric. "Mis problemas de salud no son genéticos. Tú y yo podríamos hacer juntos un hermoso bebé; sólo necesitamos que alguien lo cargue por nosotros."

Caren y Eric compartieron sus planes con los familiares de Eric, quienes pensaron que era una gran idea. Corrieron la voz, y algunas semanas después, el día que Caren cumplía treinta y seis años, ella y Eric regresaban a casa después de una noche en la ciudad y su contestador automático estaba centellando.

El mensaje era de la hermana de Eric, Jan. "Mamá y papá acaban de decirme que están buscando una mamá sustituta, y quiero decirte que me honraría llevar a su bebé", comenzaba el mensaje de Jan. "Pienso que sería la experiencia más increíble para mí, y sé que tú y Eric serán unos estupendos padres."

Caren reprodujo el mensaje repetidas veces. "¿Qué piensas?" preguntó Eric, dando un abrazo a su esposa.

"Pienso", dijo Caren entre sollozos, "que tu hermana debe ser cierta clase de ángel".

Jan es también una madre divorciada de cuarenta y cinco años de Madison, Wisconsin, con tres hijos: Matthew, de veintiuno; Beth, de diecinueve, y Katie, de quince. Cuando sus padres le dijeron sobre el deseo de Eric y de Caren de encontrar a una mamá sustituta, algo en el interior de Jan se había estremecido. "Podría hacer esto por ellos" decidió después de muchas horas de pensar concienzudamente. "Siempre me encantó estar embarazada, pero no deseo más niños que los míos."

Juntos, Caren y Jan investigaron la maternidad sustituta, y encontraron un especialista en Milwaukee que podría ayudar. Jan se sometió a una evaluación médica minuciosa, y después los óvulos de Caren fueron cosechados y fertilizados in vitro usando el esperma donado por Eric.

Tres días después, Caren y Eric aguardaron en la sala de espera mientras el doctor implantaba cuatro embriones microscópicos dentro del útero de Jan. ¿Alguno de ellos realmente se convertirá en un bebé?, se preguntaba Caren, pero solamente el tiempo diría.

Caren se resistió a hacerse esperanzas. Después, una tarde ella llamó a casa y recuperó un mensaje telefónico de la enfermera de la clínica que le pedía que la llamara. El corazón de Caren retumbaba mientras marcaba el número.

"Quisiera que usted fuera la primera en saber la noticia", anunciaba feliz la enfermera. "¡Está embarazada!"

Caren estaba feliz. "Esto realmente va a suceder", se emocionaba. "Voy a convertirme en mamá."

Caren y Eric acompañaron a Jan a todas las citas con el médico. Las mujeres hicieron juntas las compras de artículos de maternidad, y cada noche Caren leía libros de bebé de modo que pudiera seguir el crecimiento de su hijo.

"Soy tan afortunada de que tenemos la posibilidad de tener nuestro propio niño biológico", escribió Caren en un diario. "Siento tanta gratitud por tener a Jan, de cuarenta y cinco años, poniendo su cuerpo, su salud y su vida en riesgo con el fin de que nosotros podamos tener un bebé. Es tan increíble que alguien hiciera eso."

Caren celebraba cada nuevo avance del bebé: la primera patada, la primera vez que oyó el latido del corazón del feto. "Vamos a tener un hijo", escribió después de un ultrasonido. "Puedes ver todo. Él tiene todas sus piezas y partes. Realmente estoy comenzando a enamorarme. El instinto maternal realmente emergió. Aunque no estaba embarazada me sentía más maternal. Pasé cuatro horas poniendo recetas en un libro y haciendo sopa de pollo."

Y entonces, al final del octavo mes de Jan, una llamada frenética de ella. "El doctor dice que tengo diabetes gestacional."

"¿Qué te he hecho?" espetó Caren, pero el médico aseguró que su cuñada estaría bien. Su diabetes se podría controlar con dieta, pero para estar más seguro, él induciría la labor de parto dos semanas antes de que el bebé de Caren estuviera a término.

En la sala de partos, Caren y Eric estaban parados a los lados de Jan, sosteniéndole las manos y ayudándole con su respiración. Éste es el día más maravilloso de mi vida, pensó Caren mientras miraba a su bebé emerger en una nueva clase de mundo.

Caren estuvo en vela toda la noche en el cuarto de hospital de Jan cargando a su hijo recién nacido. Le pusieron por nombre Blake Jan, en honor de la mujer que lo había hecho todo posible.

"¿Cómo puedo agradecerte lo suficiente por lo que has hecho?" Caren sollozaba el día siguiente mientras ella y Eric se preparaban para llevar al bebé a su hogar.

"Disfruta a tu bebé", fue la respuesta simple, sincera de Jan. Todo el tiempo Jan había sentido que Blake era en verdad de Caren y Eric; que ella era simplemente la cuidadora del infante. "Todo lo que hice fue ayudarlo a lo largo de su camino", ella siempre insistió.

Para el Día de la Madre, Jan recibió un hermoso ramo. "A mi mamá de nacimiento", leyó en la tarjeta. "Me has dado la mejor vida que un bebé podría tener."

Hoy, Caren no puede imaginar su vida sin Blake. Ella ama todo sobre ser mamá, y todavía se asombra cuando mira en sus ojos y ve a una pequeña parte de ella que mira hacia atrás.

De vez en cuando en el mercado o a lo largo de las aceras de la ciudad, una mujer alcanzará a Caren y mirará anhelante dentro del cochecito de Blake. "Mi marido y yo hemos estado intentando por tanto tiempo tener un bebé propio", se lamentará la mujer, y sonriendo Caren responderá: "Déjeme hablarle sobre este pequeño que está justo aquí y lo que implicó traerlo a este mundo..."

Heather Black

Dar a conocer la noticia

Después de oír la noticia, floté hasta el coche inundada de preguntas, tratando de saber cómo se lo iba a decir a mi marido. Y preocupada de su reacción.

El resultado del examen del que acababa de salir cambiaría definitivamente nuestras vidas.

Cuando llegué a casa había un mensaje en la contestadora automática; trabajaría hasta tarde en la oficina y no estaría en casa para la cena: un aplazamiento.

Ahora tenía tiempo para planear mi anuncio. ¡Tenía que ser perfecto! Después de reflexionar sobre varias ideas, me decidí y tomé el teléfono. "¿A qué ciudad, por favor?" preguntó una voz aguda en el otro extremo del receptor.

—Necesito el número de Western Union —solicité nerviosa.

—Un momento, por favor —contestó ella rutinariamente.

Le di las gracias, entonces cuidadosamente marqué el número: tono de ocupado. Así pues, mientras esperaba algunos minutos, pensaba en mi marido, trabajando en su oficina en una empresa de corretaje de acciones. Seguramente será capaz de interpretar mi mensaje, pensé. Cariñosamente lo había apodado Pizza Puff debido a su desvergonzado amor por la comida. Un verdadero alimento básico en su dieta él podía comerla en el desayuno, el almuerzo y la cena cada noche, y todavía tenerla como bocadillo por la noche. Siempre que saliéramos a cenar, su primera opción sería "un nuevo lugar de pizzas" y así podría comparar el producto en su búsqueda de lo más reciente.

Marqué de nuevo el número de Western Union preguntándome cuál sería su reacción cuando él leyera este telegrama. ¿Qué haría primero? ¿Qué diría? ¿Me llamaría enseguida?

—Western Union, ¿en qué puedo ayudarla?

Retransmití el mensaje mientras mi corazón retumbaba como en cántico de guerra indio: INVESTIGACIÓN TERMINADA punto. CONFIRMANDO NUEVO ASUNTO punto. MINI PIZZA PUFF OFRECE CRECIMIENTO DE LARGO PLAZO punto. FECHA DE ENTEGA FIJADA PARA MEDIADOS DE JUNIO punto. PREPÁRATE AHORA punto. TE AMO, HELEN.

Después de proveer toda la información pertinente, pregunté:

—¿En cuánto tiempo se entrega este telegrama?

—Alrededor de una hora o dos —explicó la voz.

Colgué el teléfono y di un pasó atrás, atrapada en un torbellino de alegría.

Durante la siguiente media hora, paseaba por el cuarto y miraba el reloj. No podía esperar otro segundo. Tomé el teléfono y llamé a Dan. Le hice la plática para finalmente preguntar:

—¿Alguien ha ido a tu oficina para verte en las últimas dos horas?

—No. ¿Porqué? —preguntó inquisitivamente.

—Oh, es sólo que me enteré que iba a ir alguien y te iba a entregar algo.

—¿Y quién podría ser? —preguntó.

—No puedo decirte. Estropearía todo —dije.

—Helen, no deseo cortarte, pero tengo aquí algunas cosas pendientes. Dime qué tienes en mente o ya hablaremos de ello cuando llegue a casa.

—De acuerdo, Dan, te lo diré. Te envié un telegrama.

—¿Qué hiciste qué?

—Sólo escucha.

Leí el mensaje y esperé.

El silencio era ensordecedor.

—¿Y qué se supone que significa?

No podría creer que él no entendiera. "Lo leeré otra vez. ¡Piensa en él!" Intenté permanecer tranquila

—De acuerdo, tú lee; yo anotaré. Quizá algo se me ocurre si lo veo escrito.

Él repitió mi mensaje.

—Nuevo asunto. Mini Pizza —¡hey, ése es mi nombre! —Junio —Crecimiento de largo plazo, permíteme Helen, está entrando otra llamada. Ahora vuelvo.

Negocios, pensé, siempre estorbando en cosas importantes.

—De acuerdo, ya estoy aquí —dijo alegremente. —Ahora, déjeme ver esto.

Esperé durante un tiempo que pareció eterno, esperando desesperadamente que se hiciera la luz. Finalmente él comentó ociosamente:

—Suena a un nuevo yo que llegara en junio.

—¡Sí! —grité. —¡S! ¡Sí! Sí!

—¿Te refieres a un bebé? ¿Como si fueras a tener un bebé?

—No exactamente, ¡quiero decir que vamos a tener un bebé!

—¿Estás segura? ¿Cuándo lo supiste? ¿Estás bien?

—Sí, estoy segura. Justo estoy regresando del consultorio del doctor. Y sí, estoy bien.

—¡Dios mío, Helen! Esto es formidable. Permíteme. Podía oírlo gritar a sus compañeros de trabajo, "Voy a ser padre. ¡Helen y yo estamos embarazados!" También podía oír el grito de felicitaciones.

—¿Helen? —preguntó.

—Aquí estoy —dije.

Se le quebraba la voz.

—¡Voy para la casa!

Todas las preocupaciones de la tarde se desvanecieron inmediatamente.

—Apresúrate, papá —susurré en el teléfono.

—Lo haré, mamita —fue su respuesta igualmente queda.

Helen Colella

Grandes esperanzas

La primera cosa que decidimos cuando descubrimos que estaba embarazada fue esperar hasta el tercer mes antes de decírselo a otra persona. Diez minutos después, recorría mi libro de direcciones llamando a todos, desde nuestro agente inmobiliario hasta mi maestro de sexto año.

— ¿Qué significa que estás preocupada por el cambio en tu forma de vida? —dijeron con aire de suficiencia varios amigos con hijos. —¿Qué te hace pensar que tendrás una vida?

Sabía que estaban equivocados. Yo sería diferente; soy organizada. Leí todos los libros. —Estar embarazada es la parte más fácil —dijo mi suegra alegremente durante mis ataques mañaneros de malestar.

Cuando podía sacar mi cabeza del fregadero, me deleitaba con la atención de mi marido. Él se preocupaba hasta de si estornudaba.

—Detente —decía —estás cortando el oxígeno del bebé.

Él desarrolló el hábito de mirar hacia abajo por mi garganta y decir cosas inteligentes como:"Hola allá adentro".

La vida y el trabajo continuaron, excepto que ahora tenía una excusa para no comer sushi. Una noche fuimos a una recepción por la noche. Nadie me preguntó qué hacía para ganarme la vida, aunque varios sí me preguntaron qué hacía mi marido. Hui al tocador de señoras, donde una mujer extraña se me acercó para compartir los íntimos y horrorosos detalles de su labor de parto de cincuenta y siete horas, concluyendo con deleite: "Al final le dije al doctor 'Deme el bisturí, lo haré yo misma'".

Por lo menos esta gente lo había notado. No como el resto del mundo que va y viene. Nadie en el tren quiso hacer contacto visual; después de todo, no puedes ofrecer un asiento a una mujer embarazada si ella es invisible. Un día un hombre ciego subió al autobús que atraviesa la ciudad, y la persona a mi lado me golpeó ligeramente para que me levantara y le cediera mi asiento. Cosa que hice. De esto deduje que los hombres son genéticamente incapaces de ceder sus asientos. Esta teoría la confirmé en día lluvioso en que tenía prisa, cuando paré un taxi, y un hombre de traje de rayas me empujó a un lado. "Usted quiso la liberación femenina, ahora la tiene", gruñó.

Pidiéndome que me relajara, mi considerado marido alquiló una película que él pensó que me gustaría. O a él le gustaría. Me retorcí durante toda la proyección de Alien. Pero no dije nada. Después de todo, éste era el mismo hombre que cada noche hizo a un lado Barron's para leer *Goodnight Moon* en voz alta a mi vientre. Por este tiempo, mi marido también desarrolló el impulso insaciable de comprar adminículos electrónicos caros. Una noche trajo a casa una cámara de video y pasó cuarenta minutos fotografiando mi abdomen. Poniéndome a la altura de las circunstancias, traje a casa un ultrasonido del bebé. "Pero si parece un arenque", dijo. Le pedí otro al doctor. Esta vez mi niño por nacer parecía Jimmy Durante.

Leí más libros. Las tribulaciones de mis amigos en la enseñanza del uso del inodoro llegaron a serme fascinantes. Discutí los méritos de los Super Pampers con la misma amiga con quien solía hablar de Proust. Ella me llevó de compras a un centro comercial, donde completos desconocidos tocaron mi vientre como si fuera un tótem religioso. Compramos zapatos; aunque mi medida era ocho, los nueve eran tan cómodos que mi amiga me impulsó a tomar los diez.

Entraba en mi octavo mes. Mi doctora eligió ese momento para informarme que estaría tomando unas vacaciones de dos semanas que comenzaban una semana antes de la fecha de parto. Mi marido, por lo general tranquilo, comenzó a preparar planes de contingencia para el parto que incluyeron radiolocalizadores, teléfonos portátiles y desviaciones de la carretera que desafiarían a un equipo de policía antiterrorista.

Tomamos el curso de Lamaze. Leí más libros. El entrenador nos interrogó. Nosotros interrogamos a la clase. "¿Qué es Bellini?", pregunté. "¿Un coctel del champaña y melocotón?", aventuró alguien. "No, un plato ruso servido con caviar y crema amarga", dijo otra. "¡Lo tengo!", dijo otra mujer. "Una línea exclusiva de muebles de bebé que no entregarán a tiempo."

En mi noveno mes, mi padre decidió que era el colmo de la hilaridad preguntar repetidamente, "¿Estás segura de que no son gemelos?" Los martes todos me decían que iba a ser niña. Los jueves me decían que iba a ser niño. Hice a un lado los libros; mi rango de atención se había reducido a la duración de un anuncio de televisión promedio. Aprendí en mi clase de Lamaze que el effleurage no es un tipo de perfume floral. La misma noche, mi marido alegremente anunció a la clase que la primera cosa que planeaba hacer después de que yo entrara en labor de parto era afeitar mis piernas.

Ah, el parto. "Es como gases", dijo mi tía. "Los calambres menstruales", dijo mi madre. "No se comparan."

Mintieron. Me olvidé de cómo respirar. Mi marido, con el costoso cronómetro de acción dual, se quedó dormido tomando el tiempo a las contracciones. Mi doctora nunca volvió de París. El doctor de respaldo que había conocido antes era tres años más joven que yo y apenas comenzaba el ejercicio privado de su profesión esa misma noche. Él me ofreció Demerol. Ofrecer Demerol para el trabajo de parto es como ofrecer aspirina después de que acabas de ser atropellado por un tren de carga. Al momento en que comencé a pujar, una estudiante de medicina entró. "Sé que éste no es el mejor momento", dijo vagamente. "Tengo que tomar un historial médico."

Empujé y jadeé. "Tu pelvis es demasiado pequeña", dijo el doctor.

—¿Con estas caderas? —pregunté, incrédula.

El anestesiólogo me preparó para una cesárea. "Ya que estamos todos aquí, ¿qué le parece una liposucción, también?", pregunté.

Finalmente me dieron un bulto envuelto asombrosamente parecido a E.T. Las enfermeras todavía contaban las abrazaderas y las esponjas. Faltaba un anillo de metal. Pandemonio en la sala de operaciones.

—Consiga una radiografía inmediatamente. No quiero tener que abrirla otra vez —dijo el doctor enfadado.

—Yo tampoco —dije. —¿No podría usted sólo pasarme a través del detector de metales del aeropuerto?

Cinco días después, trajimos a casa a nuestro hijo. Esperándonos estaban los abuelos, los arreglos florales y la cuenta del hospital. Nos cobraron la radiografía. (No encontraron el anillo.)

La lectura me preparó para mucho de esto... excepto cómo me enamoraría apasionadamente de mi niño. Ni me hablaron de este hecho crucial: el sexo es como andar en bicicleta. No importa cuánto tiempo pase, siempre recuerdas cómo.

Liane Kupferberg Carter

2

NUEVE MESES Y CONTANDO

Déjennos hacer del embarazo una ocasión para valorar nuestros cuerpos femeninos.

Merete Leonhardt-Lupa

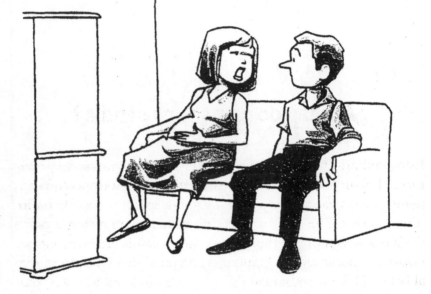

"He encontrado toda una nueva manera de entender la frase
'cierre de la novena entrada con las bases llenas'".

¿Acabas de comer una sandía?

Estoy embarazada. Muy embarazada. Y sí hay grados de embarazo. Hay un poco de embarazo cuando no lo muestras todavía, siempre estás cansada y pones la cabeza sobre la taza de baño. (En lo personal he sido bastante afortunada para evitar la parte del baño, y siempre lo muestro, incluso cuando no estoy embarazada, al punto que la gente me pregunta para cuándo espero al bebé.) Hay un embarazo *definitivo*, cuando lo manifiestas, teóricamente resplandeces, siempre estás cansada y comes como un cerdo. Entonces hay un embarazo de *estamos listos para el bebé*, cuando tu vientre estorba, siempre estás cansada, estás contando las semanas que faltan y luchas frenéticamente para tener listo el cuarto de niños. Y está el *muy embarazada*. No sólo tu vientre estorba, sino que puede convertirse en un arma mortal. Siempre estás cansada. No sabes qué día es, así que no puedes contar más. No puedes respirar. Tu espalda te duele.

Como dije antes, estoy embarazada, *muy embarazada*. Éste no es mi primer embarazo. Es el séptimo. Pon tus ojos en blanco. Sí, éste es mi séptimo. Dios me engañó con los dos primeros. Aparte de sentirme cansada, me sentía muy bien. Apenas lo manifesté, incluso a fin de término, y podía levantarme del piso tan fácil y grácilmente como una bailarina. Entonces vino el número tres. Él me echó a perder el embarazo para siempre. Tuve retención de agua... en mis oídos. Nunca había caminado como pato, pero empecé a parecerme a uno. Y mi vientre entraba en un cuarto dos minutos antes de que yo lo hiciera. A propósito, ¿te has dado cuenta que el plazo completo de un embarazo es de cuarenta semanas, y si lo divides entre cuatro semanas (el mes promedio), acabas con diez meses? No nueve. Diez. El otro cálculo de embarazo que nunca he entendido es que doy a la luz un bebé de tres kilos y pierdo solamente dos kilos y medio en el proceso.

Cuando estás embarazada, te acostumbras a oír los mismos comentarios una y otra vez. "¿Para cuándo esperas al bebé?". Mi respuesta ahora es: "Este año." "¿Qué es?" Contesto: "Bueno, es niño, o niña." "Estás muy grande." (Esto puede venir en varias formas: "¿Esperas gemelos?" "Pareces lista para estallar," y "¿Todavía no has tenido al bebé?".) Mi mejor respuesta a ellas es: "Sí, tienes razón, estoy enorme. No me había dado cuenta. Gracias por señalarlo."

Pero lo peor es cuando la gente que apenas conozco toca mi vientre. Conjeturo que suponen que puesto que está allí, es de uso público. ¿Tocarían mi vientre si no estuviera embarazada? Uno de mis amigos comentó "Quizá están formulando un deseo, pidiendo buena suerte." Pienso que la próxima vez que la gente toque mi vientre, yo tocaré el suyo.

Quizás todo esto no me parecería tan desalentador si la gente preguntara por mí. Pero una vez que obtienen la información sobre el bebé, se alejan. Es como si no fuera ya un ser humano porque mi estómago se sienta en mi regazo.

Por ahora me siento, esperando pacientemente (de acuerdo, no tan pacientemente) por señales de que mi bebé está listo para saludar el mundo y revelar su género. Y para aquellos de ustedes

que insistirán en preguntar: "¿Para cuándo nace el bebé?" Todo
lo que puedo decir es: "Oh, no es un bebé. Es sólo que me acabo
de comer una sandía."

Ann Wight

Volando

El truco para madurar es esforzarse en recobrar lo que sabíamos automáticamente de niños.

Carol Lawrence

Recientemente, mi hijo de dos años y yo estábamos dando un paseo juntos por la acera. Ambos en nuestros propios pequeños mundos, no habíamos hablado hasta que sentí que tiraba de mi mano. Mirando arriba hacia mí, exclamó, "¡Corre, mamá, corre!" Mirando abajo hacia él, tuve que reír.

Con seis y medio meses de embarazo, apenas si puedo emprender una caminata rápida, olvídense de una carrera con todas las de la ley. Las actividades que daba por descontadas, por ejemplo levantarme de una silla sin asomo de esfuerzo, son cosas del pasado. Incluso mi familia está conmocionada por la enormidad de mi vientre. A un amigo le gusta embromarme con gemelos.

Mi hijo tira de mi mano con más urgencia y repite: "¡Corre, mamá!" Comienzo a negar con la cabeza, pero entonces vacilo.

¿Cuántas veces le he dicho "no" últimamente?

—No, Nicholas. No podemos jugar tan bruscamente. Podría lastimar al bebé

—No, no puedo darte un paseo de caballito. Como ves, me duele la espalda constantemente.

—No, Nicholas. No deseo colorear. Sólo quiero descansar.

Estos meses de embarazo han sido agridulces. Amo profundamente a este niño que viene y disfruto cada pequeño codazo y patada. Pero se me ha ocurrido que ésta es la última vez en la infancia de Nicky en que sólo estaremos nosotros dos. Bastante pronto tendrá que aprender a compartir... el regazo de mamá, los abrazos de mamá, la atención de mamá.

Entonces lo miro, realmente lo miro a él. Estudio su mano extendida, tan regordeta y con hoyuelos. Repentinamente me doy cuenta de que un día la tendrá más grande que la mía. Miro en sus ojos marrones claros, tan libres de nuestro mundo adulto de preocupaciones. Se encienden, enamorados de la vida y tan emocionados. "Por favor, no crezcas", quisiera decirle. "Por favor sé siempre mi pequeño." Él es tan hermoso en este momento que realmente hace que mi corazón me duela físicamente.

Me arrodillo a su nivel. (Con dificultad, lo admito, pero lo logro.) Entonces me doy tiempo para pensar a su nivel. Los adultos pasamos mucho tiempo preocupándonos sobre el dinero, nuestros trabajos, nuestras responsabilidades. Nada de esto significa algo para él. Él tiene dos años, y lo que quiere es correr. Conmigo, su mamá. Esto significa algo para él. Y ahora significa algo para mí.

Tomo firmemente su pequeña mano. "Sí, Nicholas", le digo. "Correré contigo." Él me espera a que me enderece, ¡y entonces estamos en marcha! Sus robustas piernas aporrean el pavimento ferozmente mientras hago mi mejor esfuerzo para continuar.

Se me ocurre que a la gente podemos parecerles un tanto ridículos. Un nene que tira de su madre embarazada (quien jadea)

detrás de él. Nicholas me mira con una sonrisa enorme. "¡Corre, mamá, corre!" y ríe. Más rápido y más rápido. Ahora también estoy riendo ruidosamente. Me olvido de mi dolor de espalda y mi estómago enorme. Me olvido de todo excepto de cuánto amo a mi hijo. Aunque me retraso, ni una vez dejo que se suelte de mi mano.

Finalmente rebasamos a alguien, una señora canosa. En vez de una mirada extraña, ella nos dirige una genuina sonrisa. Nuestra alegría es quizá contagiosa, o ella recuerda a su propio hijo a esa edad. O quizá, sólo quizá, ella ve lo que realmente está sucediendo. Mientras que Nick y mis pies están ocupados corriendo, nuestros corazones están ocupados volando.

Nicole Smith

Mi hermano bebé

Mi hermano bebé no está aquí todavía,
Lo he visto en fotos, pero nunca nos hemos encontrado.

He visto todos sus dedos en ambos pies. No
puedo esperar hasta el día en que nos encontremos.

He visto sus ojos, su nariz y su boca,
y algo pequeño hacia el sur.

He visto sus brazos, piernas, y vientre también, apenas tres meses más
para que él llegue.

He visto las conexiones con el cordón umbilical,
la manera en que permanece allí; ¡debe estar aburrido!

He oído el sonido de su corazón... latiendo rápido,
no puedo esperar hasta que al fin nos encontremos.

Incluso lo he sentido moverse dentro de mi madre, yo
no puedo esperar para ver a mi hermano bebé.

John Conklin, trece años

La undécima hora

Amado Dios, te pido paciencia ¡y la quiero ahora mismo!

Oren Arnold

Tenía nueve meses de embarazo de mi primer niño. Mi cuerpo una vez delgado y atractivo, se había hinchado como un pez globo. No podía alcanzarme los pies sobre mi vientre enorme. Parecía que me hubiera tragado la Tierra entera; mi redondez inspiraba terror. Atar los cordones de mis zapatos me hizo parecer un perro loco que perseguía su cola. Daba vueltas y vueltas buscando las cintas. Ellas se burlaban de mí con su click-clack, click-clack contra el piso. Mis actividades diarias una vez normales se habían convertido en empresas formidables. Salir de mi cama de agua requería habilidad, equilibrio y sincronización exacta. Estiraba las piernas rectas hacia arriba y comenzaba un movimiento oscilante. Con un a la una, a las dos y a las tres acumularía bastante fuerza centrífuga para desafiar la gravedad, romper la barrera del sonido y lanzarme desde el lado de la cama y hacia el piso sobre mis rodillas en un desmonte perfecto. ¡Y las estrías! Bueno, si vieras mi cuerpo desnudo al lado de un globo pensarías que somos gemelos. Definitivamente no gozaba del último mes de mi tercer trimestre.

Otra vez hasta el noveno mes, la trigésima tercera semana, el día doscientos veintidós, la undécima hora... bueno, tú me entiendes. Hasta que estuve tan gorda que no podía moverme, amé estar embarazada. Amé sentirme enferma por las mañanas. Eso significaba que mi cuerpo estaba trabajando realmente duro haciendo a mi bebé. Amé la manera en que mi estómago hinchado se movía de lado a lado pareciendo una extraña montaña puntiaguda. Los momentos más emocionantes eran cuando podía sentir realmente un pequeño codo, el talón de un pie minúsculo, la redondez de una pequeña cabeza o nalga. Nunca estaba segura de lo que era.

Sin embargo, en mi noveno mes, trigésima tercera semana, doscientos y, bueno, como sea, una semana después de mi fecha programada, estaba más que cansada de estar embarazada. Me había convencido de que este bebé y yo coexistiríamos en ese incómodo estado por toda la eternidad. Mi marido Lee y yo estábamos constantemente en alerta. Cada hipo, estornudo, tos, eructo y dolor por gas nos ponía a consultar en nuestros relojes con la esperanza de que el milagro de la labor de parto se hubiera desencadenado finalmente. Entonces una noche, tendida en mi cama de agua, intentando dormir, ¡algo sucedió! DOLOR, como nunca experimenté antes.

—¡Owwww! Lee! —Lo abofeteé. —¡Lee! ¡DESPIERTA!

Lee salió de la cama con una velocidad que rivalizó con una locomotora. Se tropezó con los pants que intentaba ponerse, pero sin intimidarse saltó adelante como un corredor en su salida. Sus ojos estaban desenfocados y vidriosos mientras buscaba a tientas frenéticamente sus anteojos. Con el pelo en todas direcciones, los pantalones a medio camino y sus ojos mirando de izquierda a derecha como un animal arrinconado, no sabía si podía confiar en él para decirle qué sucedía realmente.

Levantando una pierna en el aire e intentando oscilar hacia adelante y hacia atrás, hice mi mejor esfuerzo para apelar a las habilidades para desmontar que había obtenido durante mi embarazo. Todo lo que logré fue lograr un efecto de marea en la cama.

—¡Lee! Ayúdame a levantarme, ¿puedes? —Él parecía haberse olvidado de mí en la búsqueda frenética de sus anteojos.

—¡Encontré mis anteojos! ¡Las llaves, necesito las llaves! Y una camisa, ¿donde está mi camisa?

—¡Lee! ¡Sólo Ayúdame a levantarme! ¡No estoy en labor! ¡Sólo tengo un calambre en mi pierna!

Se detuvo como si hubiera topado de golpe con una pared de ladrillo. Haciendo un giro de 180 grados, finalmente se pasó de mi lado. Con un a la una, a las dos y a las tres, estaba de pie y Lee estaba arrodillado ante de mí, frotando mi pierna torturada... que solamente empeoró.

—Oh, ¡sólo regresa a la cama! —dije descortésmente. —No voy a tener al bebé esta noche!

Mi sensible marido cayó en la cama sin molestarse en quitarse los pantalones o los anteojos y en dos minutos justos estaba otra vez roncando.

Yo andaba con dificultad alrededor del cuarto, y pensé lo divertido que era estar nueve meses hinchada. ¿Mi cuerpo volvería a ser "normal" alguna vez? ¿Iba alguna vez a dejar de pensar obsesivamente al respecto cada segundo, minuto, hora de cada día, exageradamente alerta de cada función corporal que tenía? ¿Qué clase de madre iba a ser? ¿Iba alguna vez a ser madre? Una cosa era segura, ¡este niño me estaba enseñando lecciones importantes de vida, como ser paciente! Mejor aprender la lección antes de que el bebé llegara.

El dolor amainó y rodé nuevamente dentro de la cama. Me dormí diciéndome repetidamente: tiene que llegar tarde o tem-

prano... tiene que llegar tarde o temprano. Me abracé a mi esposo tanto como mi circunferencia permitía y me quedé dormida
con visiones de pequeños patucos rosados, de las mantas suaves
para bebé y del olor del champú para bebé de Johnson and Johnson danzando en mi cabeza. ¡Con un suspiro contenido, imaginé
cuán maravilloso, cuán hermoso, cuán satisfactorio sería al fin
dormir sobre mi estómago otra vez!

Melanie L. Huber

Día de la basura

Recolectores de la basura recogían nuestros desechos mientras mi esposa entraba de vuelta a nuestra casa. Un bote en particular estaba muy pesado. "Señora, no podemos llevarnos esto", dijo un hombre en voz alta. "Sobrepasa el límite de peso."

Mi esposa dio vuelta a su figura de ocho meses de embarazo hacia él. "No parecía tan pesado cuando lo saqué", dijo ella.

Sin más palabras, el hombre vació el bote en el carro.

Gil Goodwin

Notas de un padre en espera

Una hora antes de nuestra primera clase de parto, prometí a Virginia que la apoyaría y sería agradable y afectuoso. Además, convine en no contar chistes, no reír en momentos inoportunos, no traer a la mesa temas extraños, o tomar notas y escribir un cuento sobre la emocionante, intensamente personal, experiencia de tener al primer hijo.

—Sólo un minuto —dije—. ¿Sabes todas esas pequeñas cosas que deseas comprar para el bebé? Con este cuento las pagaremos.

De acuerdo, podría escribir la historia pero no revelar demasiada información personal. Sería amable con las demás personas en la clase. Prestaría atención al profesor.

En nuestra institución de salud, donde se efectuarían las clases durante las siguientes siete tardes de miércoles, seguimos a una mujer embarazada hasta un cuarto en el segundo piso. Entonces Virginia fue a comprar jugo, dejándome solo en el cuarto con tres mujeres embarazadas. Nos sentamos alrededor de una mesa grande.

—Hace buen clima —dije.

—Sí —respondió una con suavidad. Su cara enrojeció y miró hacia la tabla.

Consciente de que una palabra incorrecta podía hacerlas prorrumpir en lágrimas, continué en un tono más amistoso:

—Realmente esperaba esto.

Sonrieron, se ruborizaron y miraron hacia la mesa. Otra mujer embarazada entró en el cuarto y se sentó.

Conjeturé que el flujo y reflujo de poderosas hormonas causaban su timidez, pero ¿por qué no había otros hombres ahí? Los maridos ya no dejan a sus esposas en el hospital y luego las recogen una semana después con el bebé. Hoy día permanecemos a su lado, de principio a fin, una experiencia gratificante y afectuosa, y lo más responsable por hacer.

No me atreví a preguntar dónde estaban los maridos de estas mujeres encintas, una conversación íntima de almohada parecía segura. Nadie tenía almohadas, incluyendo nosotros. Las almohadas y las clases del parto van juntas como los dálmatas y las estaciones de bomberos. Tarde o temprano necesitas las almohadas en clase. Solamente esperaba que fuera más tarde que temprano.

—Olvidamos traer nuestras almohadas —dije—. ¿Piensan que las necesitaremos esta noche?

—Usted no necesita las almohadas en la clase de amamantamiento.

La clase de parto se impartía en el siguiente salón. Las mujeres embarazadas —más de las que había visto reunidas en un lugar, incluyendo la sección de maternidad de las tiendas departamentales— caminaban alrededor del cuarto o se sentaban en sillas contra la pared. Sus maridos estaban a su lado, sosteniendo las almohadas.

En cada clase se discutieron abiertamente asuntos privados y sensibles: altibajos emocionales, miedos, dolores, molestias, cosas que goteaban fuera del cuerpo y otras cuestiones personales: todo ello buena materia para escribir al respecto. Desafortunadamente, en la primera clase, olvidé llevar pluma y papel para tomar notas.

Virginia y el resto de la clase tomaban afanosamente notas cuando el profesor hablaba. Anotaron la fecha en que veríamos una película en clase, la fecha en que aprenderíamos cómo recibir a un bebé si no podíamos llegar al hospital a tiempo y otras fechas importantes. ¿Por qué anotar esas cosas? La clase era cada noche de miércoles, sólo hay que aparecerse en clase y algo sucederá. Si es la semana de la película, veremos la película. Si no es, no.

Mientras tanto, las frases memorables y otros matices sutiles del lenguaje corporal y las expresiones faciales por registrar —nunca llegarán de esta manera otra vez— volaban sobre mi cabeza.

Desesperado por no perder más información, susurraba a Virginia cada vez que alguien hacía un comentario inusual. "Anota eso", le había dicho. "Asegúrate de registrarlo" o "¡No lo pierdas!" Un término por consignar a toda costa, que empleó el profesor, fue "consultor en lactancia."

— Apúntalo, apúntalo, apúntalo —exigí, susurrando más alto, inclinándome más cerca.

Ella se revolvió como una cobra y silbó: "Shhhhhhhhhh!"

Todos se volvieron y me miraron fijamente. Reprendido en público por mi esposa, miraba al piso. Sabía lo que pensaban: "Ella tiene los pantalones."

Las fechas de parto eran tema común de la conversación entre las mujeres. La fecha servía como presentación.

—¿Para cuándo lo esperas?

—20 de abril. ¿Y tú?

—30 de marzo.

—Mi nombre es Ana.

—Gusto en conocerte, Ana.

Los hombres también discutían las fechas de parto. "¿Cuándo esperas a tu bebé?", significaba realmente: "¿Vas a pasar por todo esto antes o después de mí?"

El aumento de peso era otro asunto que se discutía con frecuencia, aunque la manera en que las mujeres lo discutían cambió con el curso de la clase. Intoxicadas por las alegrías de la maternidad, superaron el tabú de hacer público su peso. Así fue hasta que una mujer anunció que pesaba 99 kilos. Las cejas se levantaron. Noventa y nueve kilos. A un kilo de los 100. La siguiente semana hablaron sobre todo del aumento neto, los kilos ganados durante el embarazo, que iban de los diez a los veintitrés kilos. ¡Veintitrés kilos! Después de eso, limitaron la discusión a los kilos ganados durante la semana anterior.

Los hombres también discutieron el aumento de peso. Muchos de los maridos les habían seguido el paso a sus esposas.

—Subí kilo y medio la semana pasada —dijo una mujer.

—No es nada —agregó su marido. —Yo subí dos.

Durante una clase las mujeres se revolvían inquietas en sus sillas y manifestaban expresiones horrorizadas mientras el profesor describía vívidamente los prolongados espasmos de dolor que experimentarían en la labor de parto. De todas las preocupaciones que tenía sobre el parto —una lista demasiado larga para enumerar— el dolor físico del parto, puedo decir con valor, no era una de ellas. El dolor puede ser intenso, pero es temporal, cuarenta horas como máximo. Lo que realmente angustia es pagar la colegiatura de la universidad a los dieciocho años.

—Abraza el dolor —aconsejé a Virginia, redoblando mis erres y agitando los brazos. —Rrrregodéate en él. Nunca corrrras de él. Así es cómo los *swamis* caminan sobre los carbones ardientes.

Sus respuestas a estos sermones iban de "Déjame tranquila" a una observación más concisa y menos cortés. Su abuela sugirió que sólo un hombre podría entender el dolor del parto si tuviera una piedra en el riñón. Su marido lo había tenido. Cuando lo vio tirado en el piso, doblándose y gritando, su primer pensamiento fue: Ahora él sabrá lo que fue el parto para mí.

Las otras parejas de las clases eventualmente se acostumbraron a que tomara notas. Por lo general, cuando tomaban notas, mi pluma estaba inmóvil. Y cuando sus plumas estaban quietas, yo tomaba notas. Las discusiones frecuentes sobre asuntos privados hicieron que esos asuntos parecieran más usuales y menos delicados. Tan comúnmente como el carpintero pide un martillo o una sierra, en la clase de parto se utilizaba la palabra con V, la palabra con S y el punto G. Incluso estaba curtido de la palabra con B. Bebé bebé bebé... Podría decirla diez veces en fila.

La profesora predijo que esto sucedería. Cuanto más aprendiéramos sobre dar a luz, dijo, más relajados y cómodos nos sentiríamos con el tema. Ella incluso predijo que durante el parto las mujeres no se molestarían de que hubiera extraños en el cuarto; perderían su timidez.

—Cuando usted está en la sala de partos, no le importará si la caballería pasa por ahí —dijo—. Algo en usted dirá cosas que nunca se imaginó capaz de decir. Ustedes abofetearán a sus maridos y los insultarán.

Buena idea para un cuento, anoté. Hablar con los obstetras sobre lo que han visto y oído en la sala de partos.

Tres doctores se dirigieron a nosotros durante veinte minutos antes de una clase. Uno de ellos, o uno de los ocho obstetras que no trabajaban en esas instalaciones, recibirían a nuestro bebé. Respondieron preguntas mientras la clase los escudriñaba. El escudriñamiento no cambiaba nada. Cualquier doctor que estuviera de guardia recibiría a nuestro bebé. Sin embargo, los calificamos.

La elección popular se inclinó por la doctora que no hacía mucho que había dado a luz. Ella estableció una simpatía inmediata con la clase, respondiendo las preguntas de manera directa, explicando todas las opciones. Elegir el segundo lugar fue difícil. Tanto el doctor Y como el X ganaron puntos con su humor. Aquí entre nos, X tenía un sutil sentido del humor. Nos reímos de sus ocurrencias. Y, por otra parte, hizo bromas que se ganaron risas ruidosas, estridentes; tan estridentes como puede serlo un cuarto lleno de mujeres embarazadas y de sus maridos. Cuando él contestaba las preguntas, saltaba de su silla y brincaba sobre sus dedos del pie. Ambos perdieron puntos por usar gafas, que pudieran empañarse si las cosas se ponían demasiado calientes o vaporosas.

Un rasgo notable del doctor Y, que en última instancia inclinó nuestra decisión, era que sus manos se movían constantemente. Las frotaba, tecleaba con sus dedos en la mesa, acomodaba sus gafas, rascaba su nariz, acariciada su regazo, las cerraba y abría, sin parar. Me recordó a un tercera base aporreando ansiosamente su guante, manteniendo su cabeza en el juego, listo para una jugada por la línea. El doctor Y estaba listo para atrapar bebés.

Dimos el segundo lugar al doctor X.

En la última clase, todas las parejas compartieron sus sentimientos e hicieron sus preguntas finales. En las últimas siete semanas, se había establecido mucha camaradería. Planeamos una reunión dentro de varios meses. Entonces todos agradecimos a la profesora y hablamos de todo lo que habíamos aprendido.

¿Qué había aprendido yo? Bien, había aprendido mucho, pero no podría recordar nada de ello: sobrecarga de información. Había tantos detalles por recordar. Si la sustancia A gotea fuera del cuerpo y huele como B, no hay que preocuparse. Pero si A huele como C, llame al doctor. Para lograr que todo el latín, la anatomía femenina y los olores estén correctos, una útil herramienta de aprendizaje para los maridos sería un libro de rasca y huele con un bebé desplegable en la última página. Pero no hay una herramienta parecida. Sólo puedo esperar que cuando llegue el momento, me acuerde de todo. Hasta entonces, repasaré mis notas.

Scott Cramer

Mi héroe

Si sé lo que es el amor, es por ti.

Herman Hesse

Cuando mi marido Larry quiso recorrer el camino a nuestra cochera a las 4:30 de la mañana, había de cuatro a cinco pulgadas de nieve sobre la tierra. Hermosa como lo es el talco fresco, iluminada por los faros de su coche, sabía que estábamos en problemas. Él tenía que recorrer veinte kilómetros a la estación más cercana, Harpers Balsea, Virginia Occidental, donde tomaba rumbo a Washington, D.C. Estábamos a doce días de la cesárea programada de nuestro tercer niño; mejor ni hablar si entrara en labor antes de esa fecha. Era absolutamente propensa a ataques de ansiedad. Estos momentos del pánico eran inducidos por aparentemente cualquier informe meteorológico dentro de un radio de ciento veinte kilómetros de nuestro hogar en la Virginia Occidental rural; nosotros vivíamos a doce kilómetros del poblado más próximo y a hora y media del hospital donde iba a recibir a nuestra hija. Incluso tenía pesadillas sobre no poder llegar al hospital a tiempo y con un paramédico practicando una cirugía de urgencia al borde de la carretera en medio de una tempestad de nieve. Febrero nunca había parecido tan amenazador como ahora.

Mi marido, plenamente consciente de mis miedos, me aseguró que él regresaría a casa desde el trabajo esa tarde "a como diera lugar", pues no deseaba dejarme sola con nuestros dos niños pequeños y un bebé a punto de hacer su aparición. Felizmente casados durante ocho años, le confiaba mi vida: sabía que él era un hombre de la mayor integridad y lealtad y si él decía que estaría en casa, él estaría ahí.

Hora por hora, mucho más rápido de lo que la tarde gris se tornaba en oscuridad, la nieve se acumulaba: ¡veinticinco centímetros, sesenta centímetros, setenta y cinco! Intenté sonreír mientras mi hijo y mi hija, de cinco y siete años, miraban fijamente emocionados hacia fuera al pórtico mientras yo, prácticamente cada hora, medía cuánta nieve nueva había caído. Para ellos era sobre todo una aventura que sucedía a su alrededor; sus imaginaciones se colmaban de las posibilidades sin fin de lo que podrían hacer en la nieve al día siguiente. Mientras se maravillaban de los montones que cubrían rápidamente mi camioneta delante de la casa, comencé a aterrarme. Larry me había llamado varias veces a lo largo del día para asegurarme que el tren estaría funcionando y que él llegaría a casa con facilidad. Alrededor de las 7 P.M., telefoneó para decirme que el tren de la ciudad finalmente había llegado a la estación. Me sentía aliviada conforme las visiones de mi marido, atascado en un frío y oscuro tren de noche, arracimado cerca de otros viajeros de Washington para sobrevivir, se desvanecían rápidamente. Poco sabía que él estaba a punto de emprender el viaje más peligroso de su vida.

Aunque su coche había sido atrapado por la nieve en la estación, él me había convencido de que sería capaz de obtener un aventón a casa. Deseé creerlo, pero me preguntaba en silencio cómo algo sería capaz de moverse con esa ventisca. Mientras los minutos se transformaban en horas, velaba en la ventana de la sala, mirando, esperando, y preocupándome cada vez más. Las horas avanzaban lentamente, y aún no tenía idea de qué hacer, si podía hacer algo. Oré a menudo, pidiendo a Dios que cuidara a mi amado dondequiera que estuviera y que lo trajera seguro a casa.

Alrededor de las 2:00 de la mañana, aún vigilante y meciéndome en la silla, vi un perro fuera en la nieve. Había medido la última vez noventa centímetros de nieve, por lo que el perro no parecía intimidado por las profundidades; de hecho, él estaba haciendo cabriolas, casi retozando, a lo largo de lo que alguna vez fue el sendero a través del bosque. ¡Conforme el perro se acercaba, me di cuenta con mucho asombro que en realidad era mi marido! Se abría camino a través de la nieve, que en la mayor parte cubría su pecho. Finalmente llegó a la puerta, y mientras me abrazaba agradecido, no podía creer lo que veían mis ojos: su pelo, sus cejas, su bigote y su nariz estaban cubiertos de nieve y carámbanos. Todo su cuerpo estaba mojado y congelado, pero estaba bien.

Larry había caminado a casa —veinte kilómetros— sobre noventa centímetros de nieve, en la oscuridad de la noche, en medio de una ventisca, para estar conmigo y con el niño que esperaba. Él había prometido que llegaría a la casa, y había cumplido su palabra, como siempre. ¡Qué esposo valeroso y leal tenía esa noche! El amor que él sabía que le tenía en mi corazón lo había sostenido mientras Dios lo había protegido.

Nuestra hija, Ana Patricia, nació diez días después.

Patricia Franklin

¡Sé lo que has estado haciendo!

Mi hermana estaba volviéndose loca intentando que mi sobrino de cuatro años, Todd, dejara de chupar su pulgar. Finalmente, le dijo que si no dejaba de hacerlo, su estómago se haría muy grande y se hincharía.

El domingo siguiente en la iglesia, una señora embarazada se sentó en la misma banca. Todd se quedó mirándola fijamente. Cuando el servicio terminó, tiró de su brazo y le susurró: "Su estómago está grande e hinchado... ¡Sé lo que ha estado haciendo!"

Becky Walter

Estado de gracia

Es hasta que la rigidez del embarazo avanzado comienza cuando tú aprecias completamente lo útil que es doblarse por la cintura.

Audrey Hull

Dicen que la ignorancia es dicha. Creo que este refrán se aplica a muchas cosas. Soy totalmente dichosa porque no sé los ingredientes reales de un hot dog o cuántos ácaros del polvo hay en mi colchón. Me emociona que no tengo idea de cuándo es el cumpleaños de Elvis, cuántos estómagos tiene una llama o la mejor manera de limpiar una trucha. Hay una libertad maravillosa en declarar: "No sé ni me importa."

Hay definitivamente cosas sobre convertirme en mamá que estoy feliz de no haber sabido antes de unirme a las filas de la maternidad.

Estoy muy feliz de no haber sabido que mi hijo pesaría casi cuatro kilos cuando nació, o que tendría una cabeza grande.

(Cuando le preguntaron qué clase de bebé quería, una mujer que conozco respondió: "Uno con cabeza pequeña.")

Nadie me dijo nunca que fuera a tener un bebé grande; por esta carencia de conocimiento estoy de verdad agradecida.

¿Qué bien me habría hecho el doctor si me hubiera dicho al final de mi embarazo: "Alto; ahora firme para recibir medicinas fuertes porque tendrás un infierno cuando lo estemos sacando!"

Habría podido suponer que tendría un bebé grande. A diferencia de algunas de mis amigas que se ven como si hubieran tenido una buena cena cuando tenían nueve meses de embarazo, yo era mucho más voluminosa por naturaleza. No podía ver mis pies después del séptimo mes y tuve que hacer que el empleado de la UPS atara mis zapatos en más de una ocasión.

Deben haberme inducido con hormonas la locura que me llevó a comprar un vestido de punto con rayas horizontales; cualquiera que lee Vogue fielmente o ha observado un poco a la gente sabe que las rayas horizontales te hacen ver más gruesa. Cuando miro fotos mías de entonces me doy cuenta de que parecía un gigantesco parasol de playa azul y blanco. La broma "Cuando Dios dijo 'Hágase la luz', te pidió que te movieras", se aplicaba a mí.

He oído que el parto es como intentar hacer pasar un San Bernardo a través de la puerta del gato. En mi caso, era más como un hipopótamo bebé.

También estoy feliz de que no sabía que ya no me gustaría ir de compras para mí. Me sucedió una y otra vez. Después de tener al bebé, había ido de compras por algunas prendas que habían sido fabricadas en algún momento del periodo presidencial en curso. Mi cuerpo todavía no podía reconocerlo como propio: mi peso se redistribuyó en lugares convenientes (mi busto) y no tan satisfactorios (mis muslos). Leí en alguna parte que las madres que crían mantienen grasa en sus muslos de modo que puedan continuar alimentando a sus bebés si ocurre una hambruna. Podría descansar muy cómodamente por la noche sabiendo que si nuestro suministro de alimentos se cortara totalmente, yo podría alimentar a mis niños hasta que entraran en la escuela primaria y pudieran ellos mismos recolectar bayas de los árboles.

Ninguna de mis ropas me quedaba bien. En el centro comercial, había pensado en lo que necesitaría usar para la próxima fiesta y qué tiendas visitaría. Horas después me dirigiría a casa con un camión lleno de, tú ya lo imaginas, ropas para bebé. El problema con las ropas de bebé es que son todas adorables y se ven especialmente adorables en mi bebé. No podía arriesgarme a que otro bebé usara el atuendo de mi bebé, así que las compraría todas.

En la fiesta me cercioraría de que mi conversación fuera especialmente brillante, esperando que nadie notara que usaba mi vestido verde lima de mi graduación. Siendo ciento por ciento de poliéster, era bastante flexible para abarcar mis caderas, y esta vez el top me quedaba sin necesidad de poner relleno al sujetador.

He sido mamá por diez años, cumplidos este mes. He recuperado mi antiguo cuerpo. Ya no tengo un bebé para quien hacer compras, pero tampoco tengo tiempo para hacer compras. Las buenas noticias son que mi vestido verde lima está de nuevo de moda. Y que tomé el de rayas azules y blancas e hice un dosel para nuestro viaje a la playa de este mes.

Jan Butsch

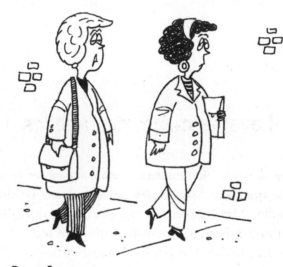

"Jennifer, el término 'felizmente
embarazada' es un oxímoron."

Levantamiento de cabellos

Como la joven esposa de un teniente en los años setenta, aprendí rápidamente que estar "en el ejército" era una experiencia para toda la familia. Muchas de las esposas de los oficiales servían como voluntarias, particularmente en el hospital.

Durante una revisión, cuando estaba embarazada de mi segundo niño, el guapo doctor tenía dificultad para empujar la tabla que se deslizaba en el extremo de la cama de reconocimiento de vuelta dentro de la cama. Las dos voluntarias, ambas esposas de oficiales, intentaban ayudar, pero el doctor finalmente tuvo que ponerse de rodillas y mantener el nivel de la tabla mientras empujaban para solucionar el problema. Entre tanto, sentí repentinamente que algo similar a una almohadilla de Brillo cepillaba mi pie, que estaba en el estribo. Rápidamente se hizo evidente que no era un estropajo para ollas lo que sentía en mi pie, ¡sino el peluquín que momentos antes adornaba la cabeza del doctor! Mientras él se apartaba, su tupé se había quedado colgado de mi pequeño dedo del pie. Él arrebató rápidamente el peluquín de mi dedo y lo puso de nuevo en su cabeza sin decir palabra.

Después, ese mismo mes, tomaba café con otras esposas que trabajaban de voluntarias en el hospital. Alguien preguntó cómo me parecía trabajar en el hospital del ejército. Comencé a reír y compartí mi historia sobre el tupé.

Admito que fue muy embarazoso en ese momento, pero después hilarante. Conforme acababa mi historia, varias de las mujeres asieron inmediatamente sus monederos y comenzaron a dar dinero a las otras. Al parecer esas mujeres habían apostado desde tiempo atrás si el médico de hecho usaba un tupé. Varias de ellas se fueron ese día con sonrisas en sus caras y dinero en sus bolsillos. El secreto se había desvelado.

Susan Everett

Extraído con permiso de *Belly Laughs and Babies*, compilado por Mary Sheridan ©1997 Laughing Stork Press.

La jornada de una madre

Mi vida cambió para siempre el día que fuiste concebido,
Tu latido me mostró la realidad de lo que había alcanzado.
Las etapas de tu desarrollo, la foto de cómo creciste,
Sin saber nunca totalmente si debía comprar en color rosa o
  azul.
Entonces llegó el día cuando pude tenerte en mis brazos.
Esperando, como cualquier madre, protegerte de cualquier
  daño.
Un bebé precioso con diez dedos minúsculos en los pies,
Un sorprendente juego de pulmones y un lindo botoncito de
  nariz.
Mientras creces a velocidad de relámpago, prometo atesorar
  cada día,
Y doy lo mejor para entregarte un arco iris cuando el cielo es
  oscuro y gris.

Elizabeth Butera

Expectativas

Lo que más recuerdo de los meses que precedieron a la llegada de mi hija fue la expectación con la cual vivía mi vida. Estaba la expectativa buena, asociada con el conocimiento de que estábamos a punto de adoptar a una hermosa bebé que transformaría para siempre las vidas de mi marido, de mis dos hijos y la mía.

Ésta era la que abrigaba.

Pero había una expectativa no tan buena, asociada al conocimiento de que mi madre, diagnosticada con cáncer terminal y aferrada a sus pocos meses de vida, probablemente no viviría lo suficiente para conocer a su nueva nieta; una nieta que ella había esperado y con la que había soñado años antes.

Ésta era la que temía.

Increíblemente, fue la mezcla de estas dos clases de expectativas la que me ayudó a entender el significado verdadero de "esperar."

Había recibido la llamada de mi hermana mayor, Linda, antes esa semana, diciéndome que nuestra madre estaba de nuevo en el hospital. Esto no se ve bien, susurró. Quizá debas venir por el Día de Acción de Gracias, para verla. Yo estaba abatida. Ya había volado a casa, a Indiana, desde Texas varias veces ese año para verla, y mis hijos, de cinco y siete años, esperaban la ocasión de permanecer en casa las vacaciones. Mi marido, Brian, también estaba cansado de viajar, pero él entendía el lío en que estaba.

—Ve a casa —dijo esa noche—. Los chicos y yo estaremos bien aquí. Tú necesitas estar con tu mamá.

Cuando llegué al hospital al día siguiente, vi que mis hermanas no habían exagerado. Mi mamá sonrió con dificultad desde su cama.

—Debe ser malo si regresaste desde el soleado sur —murmuró. De broma le dije que así me había salvado de cocinar el pavo de Acción de Gracias. Permanecimos en un cómodo silencio, interrumpido periódicamente por los sonidos de la máquina de suero en el rincón. Finalmente, mamá habló.

—Dime todo sobre la pequeña.

Sus ojos, apagados, brillaron por un momento. También lo hicieron los míos cuando la puse al corriente del bebé de cuatro meses que, sin verlo, había atrapado nuestros corazones. Hablamos un tiempo que pareció horas, mamá compartiendo sus recuerdos de las cuatro niñas que había traído al mundo. Habló de lo divertido que era vestirnos y cepillar nuestro pelo, compartir la sabiduría y los secretos femeninos. Y entonces nos quedamos tranquilas otra vez, con la habitación colmada con las expectativas de una nueva madre y una vieja, a punto de dejar su puesto para siempre.

El doctor permitió que se fuera a casa de mi hermana el día siguiente, sabiendo que era poco lo que él podría hacer por ella allí. Le habían efectuado otra transfusión de sangre, suficiente para que tolerara el pavo y la salsa de arándano, y quizá algunos días más, antes de que su sangre comenzara a fallarle otra vez. Pasamos todo con el día de fiesta en medio de una falsa alegría, y después volvimos a sentarnos alrededor y esperar: la ocupación de la expectativa.

Un día o dos después, mi madre interrumpió los terribles silencios de la casa.

—¿Has comprado mucho para el bebé?

Sacudí mi cabeza. Era una madre adoptiva, gracias al sistema estatal del que procedían nuestros hijos. Nuestra hija también vendría por medio del sistema de orfanatos, y aunque nuestra experiencia anterior había sido muy positiva, sabíamos que es mejor confiar en que el papeleo de adopción va siempre según el plan. Cuanto menos adquiriera para el bebé, más segura me sentiría de su llegada. Considérenlo uno de esos caprichos protectores que los padres adoptivos aprenden pronto.

Mi mamá sonrió débilmente, y Linda se sentó más derecha en su silla.

—¡Hey! ¡Hay una tienda de fábrica de ropa de bebé que acaban de abrir aquí cerca! ¡Vayamos de compras!

Vacilé. ¿Debía explicar mis supersticiones sobre hacer compras para el bebé demasiado pronto? ¿Necesitaba decirles cómo intentaba protegerme, no deseando tener que liar pequeños vestidos y mantas rosas dentro de cajas, para arrumbarlas en el ático, para nunca usarlas?

—Eso suena divertido —dijo mi mamá tranquilamente. Miré sus ojos brillando—. Vestidos y patucos rosados y mantas para bebé…

No nos llevó mucho subir su silla de ruedas y estar en camino. Reímos y hablamos todo el camino, recordando todos los viajes de compras que habíamos hecho antes, las gangas que habíamos encontrado, los almuerzos en los que nos habíamos entretenido, las sodas de chocolate con las cuales habíamos terminado los días. Éste debía ser nuestro último viaje de compras, una madre y sus hijas, colmadas de expectativa, por el día, y la promesa de una nueva compañera de compras, que aún no llegaba.

Mamá se puso en acción inmediatamente, las manos, amoratadas por la miríada de agujas de suero, tomaban vestidos en colores pastel con cintas de satén y flores en el dobladillo.

Ella exclamaba ¡Oh! y ¡Ah! sobre las mantas mullidas, rosadas, y las toallas de baño y acariciaba las orillas adornadas de los sombreros, imaginando, supongo, el suave olor de la cabeza del bebé que pronto los llenaría. Ella nos dirigió a mi hermana y a mí por todo el almacén desde la silla de ruedas, señalando toallitas y mamelucos estampados. La vida en sus ojos me mantuvo a flote y me sacó adelante de mi desesperación. Ella se jactó de que yo estaba embarazada ante cada dependiente en el almacén. Íbamos a tener una bebé en la familia, y ella necesitaría ponerse muy elegante.

Regresamos a casa por la noche y separamos nuestros tesoros suaves, rosados, de un mar de bolsas que cubrían el piso de la sala. Miré los ojos acuosos de mi madre viajar sobre cada conjuntito de ropa, y después iluminarme con una sonrisa. La antorcha había sido pasada.

Mi hija, Ellie, llegó dos meses después, tres semanas después de que mi madre finalmente perdiera su lucha contra el cáncer. Envolví a mi bebé cariñosamente en cada uno de esos vestidos hermosos, y recordé el último viaje de compras con mi madre que me mostró el significado verdadero de la expectación. Ese día aprendí que esperar es más que aguardar que suceda algo. Ese día fue vivir en los momentos intermedios.

Barbara Warner

3

PARA LOS PADRES QUE ESPERAN

Rose dice que éste es el día. Tengo mis dudas. Después de todo, no ha retumbado la trompeta en el cielo, ninguna cigüeña vuela contra el cielo invernal. Es un día demasiado común para un acontecimiento tan notable como el nacimiento de nuestro bebé.

Martin Paule

Curso rápido de epidurales y pañales

Aunque los actores son a menudo cuidadosos durante las entrevistas, la mayoría se tornan sinceros en cuanto tratan el tema de los hijos, como lo hizo Kevin Bacon cuando recientemente aconsejó a un padre en espera.

—Hay centenares de libros para mujeres sobre qué esperar cuando se está esperando, o qué esperar en el primer año, pero nada para los hombres. Estamos volando a ciegas.

Esto es verdad. Jake Thompson llegó hace dos semanas y puedo confirmar que, desde el punto de vista del papá, la bibliografía de preparación es bastante incompleta, en particular en el asunto crucial del parto. Ya que esto todavía está fresco en mi mente, permítanme cubrir algunas lagunas importantes en el modelo respecto a "Qué esperar".

Usted debe saber, por ejemplo, que después de las desagradables y bien conocidas agujas gigantescas de anestesia epidural y empujones y maldiciones y otras cosas que por educación omitiré mencionar, vi al exasperante personal médico repentinamente atacar a mi esposa con una aspiradora gigante.

Al menos eso parecía. Pregunté qué era. Me respondieron: "Es una aspiradora." Con un accesorio en forma de manguera que va en la cabeza del bebé. Recuerdo haber pensado que si los Tres Chiflados fueran doctores, es lo que usarían.

Después volví a los libros para verificar y no pude encontrar ninguna mención a este procedimiento. En ningún momento durante diez horas de clases del parto nadie mencionó que si pujar no funcionaba, la puerta se abriría de golpe y un equipo acometería con una aspiradora portátil, que el doctor utilizaría en un intento por aspirar al bebé fuera de la mamá.

Viendo la aspiradora en acción varias veces, entiendo por qué se omite en los libros y las clases de parto: si la gente supiera de ella, nunca iría al hospital.

Por ejemplo, cuando usted ve la aspiradora y la manguera, y usted los sopesa contra las tres horas de vigorosa puja que han precedido a su aparición, usted supone que ni de broma va a funcionar. Y usted tendría razón.

En retrospectiva, diría que el propósito verdadero de la aspiradora es hacer parecer la cabeza de su niño como un Kiss de Hershey, que es lo que le sucedió a Jake, quien, con casi cuatro kilos, no iba a salir por la succión de algún maravilloso equipo contra el polvo.

Así que fue en cirugía donde Jake consiguió el artículo de lujo otorgado a todos los bebés obstinados: un útero con vista. En el área de cesáreas, como papá, se tienen cerca de diez minutos para enfrentar el hecho de que todo tu entrenamiento ha sido en vano. Probablemente estés desorientado. El hospital utiliza este lapso de confusión para meterte en un traje de payaso: un gran gorro vaporoso para la ducha, una camisa holgada, unas amplias pantuflas y unos pantalones que apenas cubren tus rodillas. Despojado así de tu dignidad, eres arreado al quirófano, donde exhiben a tu esposa en una mesa como a algún desafortunado voluntario en un acto de magia, dividido por una cortina.

¡Míranos sacar a tu bebé de tu esposa, aun cuando ella sigue despierta!

En efecto, está el médico, parado sobre ella con los instrumentos cortantes. Mi consejo, amigos, es concentrarse en su esposa, que permanecerá despierta y que lo mirará en busca de seguridad. Haga lo que haga, no le digas qué está sucediendo detrás de la cortina y trata de no mirar muy de cerca cuando la enfermera te diga que el bebé está siendo "extraído".

Si echas furtivamente una ojeada, te advierto que probablemente no desearás comer un asado a la parrilla durante, digamos, tres a cuatro años.

También olvídate de esas escenas de las películas, en las que el recién nacido desaliñado es puesto en brazos de su madre. La mamá todavía está acomodando su abdomen, así que la enfermera te entrega el bebé a ti.

Y ahí estás, acunando a un infante, haciendo algo útil como cantar "A la rorro, niño" en medio del quirófano donde suturan a tu esposa.

Entonces es cuando realmente tienes que recordar tu labor principal, que es mantener la compostura. Porque en medio del caos, el estruendo de instrumentos, la interferencia ocasional de un médico ("¡Hey, ya vieron este fibroma!"), el absurdo monólogo inducido por drogas de tu esposa, el bebé parará de gritar y de repente te mirará, y te darás cuenta, de golpe, que él reconoce tu voz.

Ten cuidado con eso.

A partir de ahí, te ganas un receso bien merecido. Tu esposa va a su habitación, y si ha tenido una cesárea, tú te quedas con la mayor parte de su comida. Éste es el camino fácil. Goza de tu último paseo.

Cuando llore el bebé, llévalo a través del pasillo al cunero. Cuando el bebé necesita un cambio, una hacendosa enfermera está allí para hacerlo por tí. Al principio, te invitan gradualmente a participar en el proceso de cambio de pañales, porque ellos saben lo que está por venir, y tú no.

El meconio. Piensa en él como una terapia de choque sobre el pañal. Dios ha decretado que uno de los primeros movimientos del intestino del bebé sea el más impío: una cantidad de alquitrán para techos suficiente para recubrir una casa de cinco recámaras.

Esto no es nada en comparación con los movimientos más inofensivos que siguen, aunque compensan en frecuencia lo que carecen de volumen individual. No te preocupes, ellos tienen material para esto.

En nuestra casa, donde estamos creando una nueva teología pagana construida alrededor de las deidades gemelas del Amo de la Parrilla y el Amo del Muslo, hemos agregado con gratitud una nueva, el Genio del Pañal. Él hace que los pañales sucios desaparezcan.

El caritativo Genio del Pañal es parte esencial del moderno equipo del bebé que también incluye las cunas portátiles, los asientos giratorios, los cochecitos que se transforman en otras cosas, sillas musicales. Sólo lleva siete meses ensamblarlas, y no cuestan más de cinco millones de dólares.

Pero, como los padres veteranos me lo recordaron: valen la pena.

Porque cuando regresas a casa al final del día, el pequeño te está esperando. Él descansa en la curva de tu brazo, mirando fijamente para arriba con esos ojos grandes, luminosos y con una pequeña mueca que sólo puede significar una cosa.

Se acaba de hacer popó en tus manos.

Gary Thompson

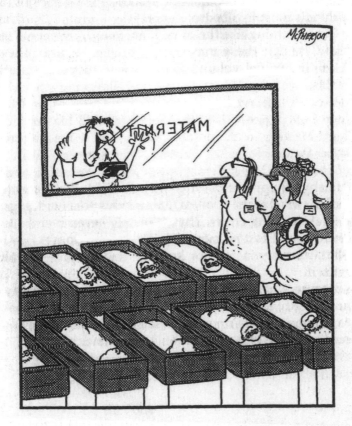

"El mentecato de allá me ofreció cinco dólares para ponerle este casco a su hijo el tiempo suficiente para sacarle una foto."

Padre sobreprotector

*No podría señalar ninguna necesidad en la niñez tan fuerte
como la protección de un padre.*

Sigmund Freud

La noche después de que trajimos a nuestro primer niño a casa
desde el hospital, lo sostuve en la penumbra de nuestra sala. Joshua lloraba, un pequeño pájaro rosado, su respiración jadeante,
sus brazos y piernas que estiraba sin objetivo. Le canté una vieja
tonada irlandesa y di con Mackey, la palabra gaélica para hijo.

En esos primeros momentos de paternidad, imaginaba todos
los actos osados que realizaría en defensa de mi chico, todos los
intrusos que sometería. Reí, notando con un temblor el contraste
entre mis oscuras fantasías y el dulce niño que acunaba. Al dormirse, con una mezcla de bostezo y maullido, pensé en mi propio padre y el legado que dejó su forma de ser en mi corazón.

Mi padre era sobreprotector. Aunque fue mi madre quien nos
crió a los siete e hizo las mil tareas diarias que exigía nuestro
cuidado, mi padre tenía el trabajo de preocuparse por nosotros.

Para él, era artículo de fe que la vida buscaba hacerle daño a los niños, que ninguna criatura tan delicada como sus hijos podía estar segura en este mundo brutal.

Él adquirió su preocupación con honestidad. Era doctor, internista, cuya práctica le permitió prosperar. Vio las cosas más terribles que les podían suceder a los niños, a menos que ellos las hicieran. Nos advirtió sobre las cortadoras de césped, los trampolines, el fluido de los encendedores, los anzuelos, los trozos de carne, los "proyectiles" de todas las clases. Nos advirtió sobre el tráfico, las puertas, las ventanas y el hielo. Él nos contó fábulas sobre huesos quebrados, accidentes en trineo, de un chico muerto en un caballo. Un hombre locuaz, alegre, era también un conocedor del caos.

Cuando nuestro hijo nació, mi esposa y yo comenzamos a poner nuestro apartamento a prueba de bebés. Compramos cubiertas para los enchufes, amortiguadores para las esquinas de los muebles. Trabamos los armarios, instalamos puertas, escondimos fósforos, comprobamos el piso para saber si estaba astillado. Incluso comprobamos el techo para saber si tenía esquirlas.

Y entonces esperamos mientras Josh florecía entre el peligro, al levantar su cabeza, rodando, arrastrándose. Finalmente se incorporó y caminó, un asombroso borrachito con un conejo en su camisa. De pronto era bastante alto para golpear su cabeza contra la mesa del comedor, bastante ágil para trepar una silla. Cada logro trajo un nuevo peligro. Pensé que nunca podríamos protegerlo. Una vez cuando tenía seis meses soñé con él. Estábamos en medio de una tormenta eléctrica, y me vi agachado sobre Josh, implorando al cielo.

Respecto al relámpago, mi padre era un poeta de la condenación. No solamente deberíamos entrar a la primera gota de lluvia, sino que debíamos permanecer lejos de las ventanas. Según papá, ninguna persona prudente tomó jamás una ducha cuando llovía. Cuando mi hermano Kevin y yo éramos adolescentes, papá condujo una vez su coche a través de un campo de golf para recogernos del green catorce. Pensamos que mamá había muerto. No. Papá había oído un informe meteorológico de que la lluvia estaba por llegar.

Papá era un genio de la precaución. Sí, tuvimos que convenir con él en que no es imposible estrangularse con un mazo de croquet, y sí, aunque nunca oímos hablar de alguien que se sofocara en un guante de béisbol, supusimos que podría suceder también.

Manejando nadie le ganaba. La estadística había probado que había más conductores ebrios en el camino la tarde del domingo que en cualquier otra hora de la semana. O quizás la Cuaresma, o cuando hacía calor; él adaptaba sus advertencias para acomodarlas a cada situación. En cuanto a dormir en las casas de los amigos, él era riguroso. Quería a sus hijos en casa.

Sin embargo, hizo una excepción. Cuando Kevin y yo éramos niños exploradores, preguntamos, con poca esperanza, si podríamos ir a un viaje en canoa. Mi padre respondió con toda clase de preguntas: ¿Qué adultos iban? ¿Cuanto tiempo duraría? Contestamos en tono tranquilizador, aguardando su respuesta inevitable: más muchachos irlandeses católicos murieron en viajes de canoa que en la Segunda Guerra Mundial.

De pronto se levantó y llamó al guía, haciendo preguntas, recibiendo cada respuesta con un gruñido de escepticismo. Tras colgar, frotó sus manos con entusiasmo. "Buenas noticias, muchachos", canturreó. "Voy con ustedes. Los O'Neil acometerán el Gran Norte Blanco."

No podíamos creerlo. Nos preguntábamos si papá sabía que acampar significaba dormir afuera, donde llovía. Donde vivían los osos. Llegamos al lago, convencidos de que la vista del agua recordaría a papá que la mayoría de la gente murió ahogada. Pero no. Con el anaranjado atardecer dispusimos una serie de canoas, cada una con dos muchachos y un adulto. Esa noche ar-

mamos las tiendas, cocinamos hamburguesas, nos pusimos suéteres contra el frío de octubre y caímos dormidos, cubiertos con
una manta, en el trance de una aventura.

La mañana estaba fría y húmeda. Arropados con suéteres e
impermeables, nos pusimos en camino a través del lago. Éramos
la última canoa de la fila, y el viento hacía difícil navegar por
el lago. Después de un rato, conforme la niebla se tornaba más
densa y el viento golpeaba el agua en una tajada gris y blanca,
perdimos de vista al resto de las embarcaciones. Desde la popa
dijo: "Alcancémoslos, muchachos", y mis treinta y ocho kilos se
pusieron a darle con energía al remo. De pronto, una ola golpeó
el costado de la canoa, volcándola, y tirándonos al lago helado.
Estábamos a unos cientos de metros de una isla pequeña. Mientras me balanceaba en el agua, pensé que ésta iba a ser una gran
aventura. Pero cuando vi a mi padre, con su pelo desordenado y empapado sobre su cabeza y su rostro como una máscara
blanca, supe que no iba a ser una aventura. Ésa fue la única vez
que lo he visto asustado. Él me observaba y miraba rápidamente
alrededor.

—¡Kevin!— gritó.

—Estoy aquí, papá —dijo Kevin desde el otro lado de la canoa volcada—. Estoy bien.

—Sujétense al bote, muchachos —dijo papá con serenidad—.
Voy a empujarlo a la isla.

—¿Por qué no simplemente nadamos, papá?—pregunté.

—¡Sujétate al bote, Hugh! —me gritó como un extraño.

Papá luchó con la inmanejable canoa, y comenzó a moverla
hacia la isla, cargada con dos temblorosas formas, como un sub-
marino, rumbo a la recalada. Repentinamente, mi padre espetó
un rugido.

—¡Auxilio! ¡Auxilio!

Me asustó.

—Auxilio —gritó otra vez.

—No oyeron —Kevin comenzó.

—¡Silencio! —gritó papá, y conforme su voz resonaba en el viento, un motor gruñía a través del agua hacia nosotros. Finalmente una figura emergió de la niebla, un hombre parado sobre la nave, otro agachado sobre un motor fuera de borda: una presencia gris saliendo de un acallado sol blanco de la mañana. Nos sacaron del agua.

—No se preocupen, chicos. Están bien.

Cuando alcanzamos la isla, los hombres encendieron una fogata.

Papá se despojó de su ropa, y nos dijo que hiciéramos lo mismo, y nos paramos al lado del fuego, los tres desnudos. Recuerdo su calor llegando a mí en grandes olas que golpeaban pesadamente. Recuerdo a mi padre envolviéndonos con sus brazos: frotando nuestras manos, nuestros brazos, nuestros pies, nuestros corazones. "Gracias, amigos", les dijo a los hombres a través de las llamas. "Salvaron a mis hijos."

Cuando tenía dieciséis años la precaución de mi padre comenzó a volverme loco. Yo tomaba vuelo para el despegue y él tenía sus brazos alrededor de mis tobillos. Solía imaginar las románticas vidas que llevaban mis amigos: dejando que el viento azotara a través de sus ventanas, permaneciendo fuera a todas horas, tomando duchas sin importar el clima que hubiera.

Ahora, desde mi nueva perspectiva de padre, la precaución de papá es comprensible. De hecho, me pregunto de vez en cuando si mi padre no era un poco displicente. Después de todo, me dejó jugar en las ligas menores de béisbol, un juego en el cual un chico crecidito de doce años lanza una esfera tan dura como una piedra con tanta velocidad como puede hacia tu hijo.

Como padres, queremos sólo lo bueno. Quisiéramos que nuestros niños conocieran todas las maravillas del mundo. Pero quisiéramos que aprendieran sobre ellas en un cuarto acolchonado al final del corredor. Y esta sensación nunca se acaba. No hace mucho compartimos una casa de playa alquilada con mi hermano y su familia, y nuestros padres vinieron a visitarnos. Mientras Kevin y yo montábamos las olas de panza, levanté la vista y vi a mi madre y mi padre que caminaban a lo largo del borde del agua, intentando mirarnos por casualidad, pero gesticulando para que nos acercáramos, y finalmente gritando a través del viento a sus hijos ya crecidos: "¡Muchachos, no se vayan muy lejos!"

Aunque hablo poco con mi padre actualmente, él nunca está lejano. Recientemente, mi esposa y yo planeábamos escapar a nuestras primeras vacaciones sin hijos, y me oí sugerir que tomáramos aviones separados. Si lo hacíamos, aunque el riesgo de que Josh perdiera un padre se duplicaba, el de que perdiera a ambos virtualmente desaparecía. Después de agradecerme por un alegre comienzo de nuestras vacaciones, Jody reconoció el estilo de mi padre.

—¿Tus padres volaban por separado? —preguntó ella.

—No —le respondí—. Ellos se quedan en casa.

Hugh O'Neil

En lo profundo de Papalandia

Saludos a todos mis amigos...

Les estoy enviando este mensaje electrónico para que sepan que estoy bien. No vayan a ceder mi lugar al final de la barra en el Charlie's o se consigan a otro para jugar en la tercera base en el equipo. Regresaré. Sólo que no sé cuándo.

La razón de que no hayan recibido noticias mías últimamente es que me he estado ocultando en una fortaleza plástica detrás de mi cochera. Hay una pequeña pero vigorosa banda de niños de tres a seis años que me está buscando en este momento. Un par de ellos incluso me pertenece. Intenté interesarlos en las escondidillas, pero en vez de ello quisieron jugar "Vaporiza al extraterrestre". Adivina quién fue elegido para ser el extraterrestre.

Eso ocurrió hace semanas. No tenía idea de cuán obsesivos son los niños hoy. En cierto modo soy afortunado de que ellos han estado jugando a la nave espacial con la caja de cartón en la que vino esta fortaleza. No son mucho más listos de lo que éramos nosotros a su edad. Pero definitivamente tienen un mejor flujo de efectivo.

Ahora soy papá de tiempo completo. Si una persona más me llama Sr. Mamá, o me dice "Parece que tienes en qué entretenerte", voy a escupirle. Esto no es temporal. Créanme, no echo de menos el trabajo. No puedo. Ahora trabajo más duro de lo que nunca lo hice en mi empleo. No hay días para enfermarse. No hay pláticas de lunes por la mañana junto al refrigerador de agua, ni viajes ocasionales por un café en la oficina. Como la mayoría de ustedes probablemente sepan, pasé los últimos años en mi antiguo empleo bregando con un trabajo básicamente sin sentido en un ambiente hostil, ahogando mi creatividad en una rutina que embota la mente. La mayoría de los empleos que he tenido eran como ése. Excepto éste.

Intentaba abrir una pequeña cueva de capacidad en una duna de estupidez, armado sólo con una cuchara de plástico y una taza de entrenamiento de Pablo Mármol llena de ginebra. La duna de arena venció. Aquí estoy ahora. Mi pierna izquierda se durmió rápidamente. He estado en la misma posición desde el jueves pasado.

El primer niño es fácil. Comienzas investigando sobre cigarros finos. Practicas juegos malabares. Tienes nueve meses para pintar un cuarto (¡caray!), aprender cómo entrenar a tu esposa para la respiración (obvio), y para leer un par de artículos acerca de técnicas de cambio de pañales y descansos en revistas con lindos bebés calvos en la portada. ¿Qué tan difícil es? Aunque todos lo intentan te gustaría ganar la lotería. ¡Felicitaciones! ¡Acaban de ascenderte al estatus de papá! ¡Estás en el club de papás! Consigues hacer compras en un nuevo pasillo entero en la tienda de abarrotes, uno en el que nunca habías sido visto antes.

Cuando llega el segundo niño (y el tercero; ¿quién está contando?) es cuando realmente descubres para qué estás. Aquí es donde estoy yo ahora. Para ser justo, no me reclutaron para esta misión. Me alisté por mi propia voluntad. Sólo que no me di cuenta de cuánto tiempo duraba el campo de entrenamiento.

Por el lado bueno, pienso que nuestro bebé, Bartholomew, es un genio. Tiene un vocabulario que se esté ampliando a un ritmo notable. Hoy, a la edad de solamente tres meses, estamos bastante seguros de que sabe hablar en alrededor de cuatro idiomas y seis dialectos. Hemos entrado en contacto con un experto en lenguaje temprano y lingüística para identificar cuáles son exactamente, ya que a nuestros oídos faltos de entrenamiento suena como un elefante marino gravemente intoxicado o un alarido de búho que da a luz un balón.

Nuestros otros hijos también lo están haciendo bien. Kevin está ocupado renombrando a los Siete Enanos para un proyecto de tesis del jardín de niños y dibujando sus retratos: Pegajoso, Asqueroso, Grasiento, Abigarrado, Masticable, Bola de Pelo y Patata. Él va a presentar los dibujos en su ceremonia de graduación que ya se acerca. Permítanme. ¿Graduación de jardín de niños? ¿Con birretes y togas y todo? Francamente, pienso que esta cosa de la autoestima se está saliendo de las manos.

Joey, nuestro hijo menor, está profundizando en un proyecto de arte que su madre encontró en una de estas revistas que mencioné antes. Él está empacando las sobras del cereal de arroz del bebé en viejas bandejas de cubos de hielo y las está cociendo en el horno de ladrillos al sol ardiente. Él desea construir una cabaña de juego al aire libre de adobe para que él y sus figuras de acción vivan dentro todo el tiempo. Los doctores dicen que está progresando. Tenemos los dedos cruzados.

Pero cuidado. La paternidad recompensa. Realmente. En verdad es una experiencia hermosa cuando te arrodillas en un bloquecito plástico mientras juegas "a los caballitos" con dos. (Quizá es entonces cuando el bebé aprende todas esas nuevas palabras.) O las maravillas de la hora del cuento... una hora para dormir a los niños con alrededor de mil millones de historias sobre conejitos perdidos y globos solitarios, sólo para despertarlos por caminar sobre un libro parlante de Pooh en la oscuridad y tener que comenzar de nuevo. O encontrar un plátano que murió por exposición detrás del sofá de la sala de estar. O el teléfono inalámbrico en el tazón de agua del perro. Y podría continuar. Están en lo correcto cuando dicen que se está volviendo un mundo pequeño después de todo.

Como probablemente has notado, estoy pasando mucho tiempo con los niños. Estoy aprendiendo nuevas cosas cada día, incluso sobre mi propia casa. La única parte que me era familiar antes era el patio trasero y quizá la cochera. Ahora cada cuarto lo reconozco por un nombre, sobre todo porque tengo que limpiarlos de tres a cuatro veces en una hora. Mis aparatos electrodomésticos de la cocina no son sólo máquinas ya para mí. Tienen personalidades, caprichos, tendencias, incluso hábitos.

Pienso que he pasado cierta clase de umbral. Fui a una clase abierta de preescolar con una etiqueta engomada de Batman en mi hombro. Una mujer desconocida con una sonrisa de perplejidad suavemente me la despegó, con el mismo gesto que ella probablemente utiliza al cepillar la caspa de la chaqueta de su marido o limpiar la mantequilla de cacahuete de la mejilla de su hijo. Todos nos reímos cortésmente y eso fue todo. Realmente no me importaba. Ella tenía migas de galleta en su cabello.

Perdón... me tengo que ir. Creo que oí que las pisadas de un niño. Respóndanme por correo electrónico con noticias del exterior si tienen oportunidad. No voy a ninguna parte. Tengo dieciocho años más o menos para esperar. Todo bien hasta ahora.

T. Brian Kelly

EL CIRCO DE LA FAMILIA
De Bil Keane

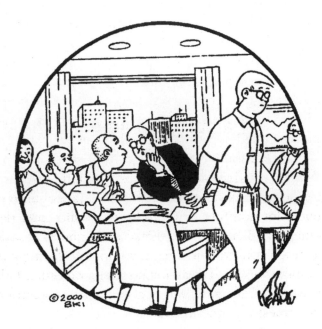

"¿Dijo que iba a hacer de la pis?"

Palabras de amor

Steve había sido un dedicado entrenador de parto. En la clase de Lamaze, él sostuvo mi cabeza suavemente y jadeó junto conmigo. Aprendió los nombres de todos los tipos diferentes de respiración y memorizó el orden en el cual tenía que efectuarlos. No tenía que pensar; mi trabajo, dijo, era sólo recostarme y parir al bebé. Él estaba fresco, él estaba controlado, dos cualidades que me parecieron confortantes puesto que no estaba segura de qué esperar con nuestro primer niño.

Un par de semanas antes del nacimiento, tenía dos camisetas; una para Steve que decía "Entrenador," y otra para nuestro infante que nacería pronto que decía "Entrenador auxiliar". La camisa del bebé era tan minúscula que las letras cubrieron todo excepto el cuello y las mangas. Steve no vaciló en probarse la suya. "Es oficial ahora", dije con una mueca.

Durante todo mi embarazo, oí historias de los hombres que se solidarizan de tal manera con la situación de sus esposas que podrían subir doce kilogramos adicionales o sentir un corazón fantasma. Steve nunca demostró esa clase de lazo emocional con mi experiencia. Él estaba feliz y orgulloso pero deseaba permanecer en calma para así poder ayudarme. Ésa es la razón por la que nunca esperé lo que sucedió la noche que di a luz.

Había estado midiendo el tiempo de mis contracciones desde mediodía, y en mi mente no había duda de qué sucedía. Tan pronto como Steve llegó a casa del trabajo cerca de las 9 P.M., dije simplemente:

—Tenemos que ir al hospital. Ahora.

—¿Ahora? —dijo con su cabeza en el refrigerador, buscando con qué hacerse un emparedado.

—¡Ahora! —dije, sosteniendo mi vientre como si otra onda de presión rodara a través de ella.

—¿Ya se te rompió la fuente? —preguntó flemáticamente mientras untaba mostaza en su pan.

—No, pero las contracciones están comenzando ya. Vámonos.

—Dame una pluma —dijo, fresco como los pepinos que él ahora comía. Tomó una libreta de su bolsillo—. Dime cuándo tienes la siguiente.

Escribí dos columnas en el papel; una que decía "Tiempo" y la otra que decía "Duración". Hice la primera anotación, porque él todavía estaba comiendo. Lo vi apuntar tres más antes de que dijera:

—De acuerdo. Quizá ya se está en camino. Te llevaré al hospital y ya veremos.

El resto de la noche fue algo confusa para mí. Trabajé, pujé, y al amanecer, teníamos una nueva hija hermosa en nuestros brazos. Lo que no sabía es que no era la única que daba a luz. El señor "fresco, tranquilo y sereno" había vivido cada momento conmigo, tomando extensas notas de todo lo que sucedía.

Cuando desperté a la mañana siguiente, Steve me dio seis hojas de papel y el diario de nuestra nueva hija. Entre los papeles estaba mi anotación de mis contracciones, seguida por el registro de más de cincuenta. La escritura precisa, pulcra de Steve se había vuelto más floja y obviamente más fatigada conforme avanzaba la noche. Aunque dormí entre las contracciones, él no lo había hecho, manteniendo una vigilia silenciosa, constante para no perderse nada. Él consignó cada palabra que él o cualquier otra persona dijo durante mi ingreso en el hospital. Aunque obviamente intentó crear un expediente objetivo de la experiencia, sus propias emociones despuntaban en cada línea. Podía ver que él padecía justo a mi lado mientras luchaba por conservar su mascarilla quirúrgica en la cara conforme intentaba mantener el ritmo de mi respiración. Cada oración terminaba con un signo de exclamación mientras su asombro y entusiasmo crecían. De casi todas las maneras, él estaba mucho más enterado que yo de cada cosa que pasaba, y mucho más aterrorizado por el resultado. "Fui el primero en gritar: ¡Es una niña!'", escribió. Todo lo que yo podía recordar era que pensaba: ¡Qué alivio poder dejar de pujar!

Yo lo estudiaba. En algún momento durante la noche, él se había puesto su camiseta de "Entrenador". Juntos, pusimos la camiseta de "Entrenador auxiliar" a nuestra nueva hija, que colgó abajo de sus pequeños y bonitos dedos del pie. Las verdaderas palabras de amor, sin embargo, no eran las blasonadas a través de su pecho o el de ella sino las que él me dio, que atesoraré en mi corazón para siempre.

Robin Silverman

El Mercedes

No hay nada como un coche nuevo en el vecindario para reunir a los hombres.

—Bonito coche, Wayne —dije.

Mike se cruzó desde su casa: "Hey Wayne, ¿nuevo o usado?"

—Usado.

John estaba dos pasos detrás de Mike. "¿Seis u ocho cilindros?"

—Cuatro.

Jim se asomó sobre la cerca: "¿CD o cassette?"

—Ni uno ni otro.

Todos estábamos impresionados. Entonces, el nuevo vecino apareció de ninguna parte y robó el momento de Wayne.

—¡Caramba, miren eso!

Miramos fijamente, nuestras bocas se abrieron, cuando Bob Henderson estacionó su Mercedes nuevo en la calzada. Lo miramos entrar.

—Sin niños, ya sabes —dijo Mike rompiendo el silencio. —Probablemente esperan a que pase su etapa egoísta.

—Sí —convenimos. Teníamos bastantes niños entre nosotros para formar nuestro propio equipo de béisbol, incluyendo al que carga los bates.

Jim señaló al Mercedes.

—Imagínense poseer un hermoso auto como ése sin que haya alguien golpeando la parte trasera de tu asiento con el pie.

—¿Han notado cómo la fórmula para bebé impregna con su olor un auto nuevo más rápido que un niño te pasa la salsa?

—Sí —dijimos.

—Vi a su esposa y a él que salían otra vez ayer por la noche. Todos engalanados.

—Debe ser agradable no pagar una niñera.

—Recibimos una tarjeta encantadora el otro día de nuestra niñera que nos agradecía por el plan de 401K y de participación en las utilidades.

—Él se va temprano y viene a casa tarde del trabajo en cualquier momento que desea.

—Las esposas sólo nos quieren alrededor para el control de multitudes.

—Sí —coreamos.

—Apuesto que su reloj no fue enterrado en el patio trasero como tesoro.

—Dudo que haya trabajado todo un día sin saber que tenía una etiqueta engomada de Barbie en sus posaderas.

—Él puede comer su cena cuando todavía está caliente.

—Y no levantarse.

—Sí —dijimos, moviendo las cabezas. La esposa de Wayne nos trajo una bandeja de limonada.

—¿Qué están viendo fijamente?

Wayne gesticuló a través de la calle: "El coche nuevo de los vecinos, sólo estábamos diciendo que si tuvieran hijos..."

—No pueden tener niños —anunció ella.

Los cinco nos miramos.

—Son estériles. —Ella pasó la limonada y volvió a casa. A excepción de tintinear del hielo contra los cristales, todo estuvo silencioso durante mucho tiempo.

—Es un gran coche, Wayne.

—Pienso que iré a ver qué están haciendo mis hijos.

—Sí.

Ken Swarner

La chica de papá

Conforme abotono el último botón en su adornado vestido nuevo, ella me recuerda: "No olvides sujetar las mangas, mamá". Finalmente con las mangas perfectamente infladas, y las bragas, las mallas y los zapatos de cuero todo en su lugar, sale corriendo hacia el espejo de cuerpo completo para admirarse. "Es el vestido más bonito del mundo entero, ¿no mamá?"

—Por supuesto —le respondo. Ésta es la noche del Baile de Padres e Hijas, y lo hemos esperado por semanas.

—¡Esto casi va a ser mejor que Navidad! —Ella ríe nerviosamente mientras preparo su cabello para su lazo de fantasía.

La imagino bailando de noche con su príncipe encantado: su papá. Mi mente regresa a la imagen de esta niña que no tuvo papá hasta después de que pudo decir la palabra. Mi marido Ron, guapo, de mediana edad, dijo a la trabajadora social: "No me importa si es niño o niña."

Meses después, con poca antelación, volamos de Ohio a Seattle con nuestros otros dos niños acompañándonos. Esa noche apenas pegamos un ojo en el cuarto de hotel.

La mañana siguiente, impacientes por conocer a la nueva adquisición de nuestra familia, llegamos a las oficinas de la agencia de adopción antes de que abrieran. Parecieron horas hasta que finalmente, Susie, madre biológica de nuestra hija, caminó sosteniendo cada una de las manos de Elaina para dirigirla. Elaina dirigió una mirada a Ron y gritó: "Pa-pá."

Eso era él. Nuestros corazones se derritieron mientras él la levantaba en sus grandes brazos para decirle hola. Yo no sabía a quién quería abrazar primero, a Elaina o a su madre natural.

Susie fue muy valiente al tomar esa decisión. Ella había tenido un plan de adopción cuando se embarazó de Elaina. Pero cuando el padre biológico vino al hospital diciendo que regresarían juntos para criar a su hija, ella confió en que funcionaría. Pero no. Algunos meses después Susie estaba sola otra vez, yendo a la escuela, trabajando e intentando criar a Elaina. Ella hizo lo mejor que pudo, pero después de casi un año, comprendió que quería más para su hija. Quería que Elaina fuera criada con una mamá, un papá y hermanos. Ella tropezó con la agencia con la que trabajábamos y nos eligió de un libro de fotografías familiares que habíamos entregado.

Tan pronto como la conocimos, sentí un vínculo inmediato con Susie. Es ese enlace eterno de la maternidad que compartimos debido a nuestro amor por Elaina.

Susie se fue a la escuela y se mantuvo en contacto con nosotros por un tiempo. Sé que incluso si nunca más oímos de ella será siempre parte de nuestras vidas.

Mientras aplico un poco de lápiz labial en los labios de nuestra pequeña niña, papá sale del dormitorio. Viste su traje de la marina y la corbata brillantemente colorida que Elaina le dio para su cumpleaños pasado. Le lanza una mirada a Elaina y exclama: "¡Vaya, estás hermosa, princesa!"

Sé que él está casi tan emocionado como ella. Esta noche hay magia en el aire. El papá de Elaina experimentará esta noche la emoción de que su hija monte en sus pies mientras giran por la pista de baile. Compartirán delicias como los macarrones y el queso, la pizza y los hot dogs, mientras toman parte en el Limbo y el Hokey Pokey.

Mientras salen por la puerta, ella se detiene para un vistazo rápido en el espejo una vez más. "Realmente parezco una princesa, ¿no, papá?"

Mientras los ojos de mi esposo se encuentran con los míos, me dicen que ambos estamos pensando en lo que hablamos antes. Nada se compara al amor entre una pequeña niña y su papá.

Nancy M. Surella

Éste es mi hijo

Para entender el amor de sus padres, usted debe criar a sus propios hijos.

Proverbio chino

Es 1963. Desde lo profundo de los pasillos de un supermercado llega lo que suena como el choque de un autobús pequeño seguido de un ataque aéreo. Si siguieras al empacador que corre armado con el trapeador y la escoba, te toparías con un padre joven, su hijo de tres años, un carro de compras vuelto hacia abajo y una buena parte del estante de las salmueras, todo en un montón en el piso.

El niño, que se sienta en una bolsa de plástico con tomates maduros, está experimentando lo que se puede describir de manera agradable como "pérdida significativa de fluidos". Lágrimas mezcladas con mocos de una nariz llorosa, mezcladas con sangre de una pequeña escoriación en la frente, mezcladas con saliva que escurre de una boca abierta de par en par, y haciendo un ruido que mandaría a un perro debajo de una cama. El niño tie-

126

ne también mojados sus pantalones y probablemente vomitará antes de que esta pequeña tragedia llegue a su fin. Él tiene esa mirada de "retírate, aquí viene" de un niño a punto de vomitar. El pequeño lago de jugo de salmuera que rodea al niño no hace nada fácil el rescate para la escuadrilla de urgencias del supermercado que llega a la escena. El niño no está lastimado. Y el padre ha tenido cierta experiencia con la inutilidad del síndrome de "deja de llorar o te aporreo" y ha permanecido asombrosamente tranquilo y silencioso ante la catástrofe.

El padre está sereno porque está pensando en huir de casa. Ahora. Sólo caminar, meterse en el coche, conducir lejos a alguna parte hacia el sur, cambiar su nombre, encontrar un trabajo como repartidor de periódico o cocinero en un restaurante que abre toda la noche. Algo —cualquier cosa— que no requiera el contacto con niños de tres años. O algún día podría parecerle divertido, sí, seguramente pero en lo más privado de su corazón lamenta tener niños, lamenta estar casado, lamenta haber crecido y, sobre todo, lamenta que este hijo en particular no puede ser canjeado por un modelo que funcione. Él no puede decir y no dirá estas cosas a nadie, jamás, pero están allí y no son divertidas.

El empacador y el gerente y los espectadores apiñados son terriblemente comprensivos y reconfortantes. Después, el padre se sienta en su coche en el estacionamiento cargando en sus brazos al niño sollozante hasta que se duerme. Él conduce a casa y lleva al niño hasta su cuna y lo mete dentro de las sábanas. El padre mira dormir al niño durante mucho tiempo. El padre no huye de casa.

Es 1976. El mismo hombre se pasea por la sala, maldiciendo y llorando por turnos. En su mano está lo que queda de una carta que ha arrugado en una bola y después desdoblado otra vez varias veces. La letra es de su hijo de dieciséis años (el mismo hijo). El orgullo del padre; o lo era hasta el correo de hoy.

El hijo le dice que lo odia y que no quiere verlo nunca más. El hijo huye de casa. Debido a su padre terrible. El hijo piensa que el padre es un fracaso como padre. El hijo piensa que el padre es un imbécil.

Lo que el padre piensa del hijo ahora es algo incoherente, pero no es agradable.

Fuera de la casa es un día encantador, el primer día de primavera. Pero dentro de la casa ahora es más bien como "Apocalipsis ahora", el primer día de la siguiente etapa de la paternidad. El viejo fantasma gris de Edipo acaba de pisotear su vida. Algún día —un día un tanto lejano ahora— él pudiera reírse de esto. Por en el momento sólo hay angustia.

Él realmente es un buen hombre y un padre dedicado. La evidencia de eso es abrumadora. Y el hijo también es de calidad. Justo como su padre, dicen. "¿Por qué me sucedió a mí?", grita el padre al techo.

Bien, él tuvo un hijo. Es todo lo que sabe. Y eso no sirve para explicar lo que ocurre ahora. Primero tienes que vivirlo. La sabiduría viene después. Sólo tienes que estar parado allí como burro en granizada y aceptarlo.

Es 1988.

El mismo hombre y el mismo hijo. El hijo ahora tiene veintiocho, está casado, con su propio hijo de tres años, casa, carrera y todo el resto. El padre tiene cincuenta.

Tres mañanas a la semana los veo trotar juntos alrededor de las 6:00 de la mañana. Al cruzar una calle transitada, veo al hijo mirar en ambos sentidos, con una mano en el codo de su padre para retenerlo ante el peligro de los coches que pasan, protegiéndolo del daño. Los oigo reír mientras suben por la colina en la mañana. Y cuando corren hacia la casa, el hijo no se adelanta sino que corre junto a su padre a su paso.

Se aman mucho. Puedes verlo. Se protegen mucho: han pasado por muchas cosas juntos, pero todo está bien ahora.

Una de sus historias preferidas gira en torno de una vez en un supermercado.

Esto es ahora.

Y esta historia es de siempre. Ha sido vivida millares de veces, en miles de años, y la literatura está llena de ejemplos de finales trágicos, incluyendo el de Edipo. Los hijos se van, hacen todo a un lado y queman todos los puentes, para no ser vistos nunca más. Pero algunas veces (a menudo, sospecho) vuelven a su manera y a su tiempo y toman a sus propios padres en sus brazos. Ese final también es viejo. El padre del hijo pródigo puede decírtelo.

Robert Fulghum

Nunca he estado tan asustado

El amor es el medio verdadero por el cual el mundo se disfruta: nuestro amor por otros, y el amor de los otros por nosotros.

Thomas Traherne

Querido Blair:

¡Feliz cumpleaños! Es duro creer que mi hija tiene tres años. "Mi hija"… estas palabras significan mucho para mí.

Quería darte un regalo especial hoy. Así que estoy compartiendo contigo algunos pensamientos que apunté hace tres años mientras estaba en un avión, volando a California para recogerte a ti y a mamá, eternamente agradecido a tu madre biológica por dejarnos adoptarte en nuestra familia. Tu hermano Max y yo estábamos a diez mil metros sobre Nevada rumbo a Los Ángeles. Cuatro horas duró el vuelo desde Nueva York. Max, que tenía tres y medio años en ese entonces, finalmente se durmió.

Yo miraba su cara y sentía el amor que los padres han sentido por sus niños desde el principio del tiempo.

Estaba en camino de encontrarte, a mi nueva hija, y a tu madre en una puerta en el aeropuerto internacional de Los Ángeles. Estaba tan feliz y asustado. Tú tenías dos días de nacida, y como me habían dicho todos por teléfono, eras absolutamente hermosa. Sin haberte conocido sabía que eras mi hija, y compartiríamos una vida juntos debido a circunstancias más allá de nuestro control.

También sabía que tendrías que lidiar con el hecho de que eras adoptada, entregada a nosotros por tu padre y tu madre biológicos, capaces de concebir niños pero incapaces de ver por ellos. Hice un compromiso de hacer todo lo que estuviera en mi mano para explicarte el proceso de adopción de manera que fomentaría tu crecimiento como mujer y persona, y no como víctima.

Tanto tu madre como yo creemos que Dios nos escogió a nosotros porque tenemos lecciones para enseñarnos uno al otro. Max, de tres años y medio, ya me había dado lecciones valiosas sobre mi capacidad de amar, criar; y vaya regalo es que te llamen "papá".

No estoy seguro tampoco de que los niños se darán cuenta alguna vez de cuánto te deseamos realmente. Estoy seguro de que sabrás cuánto te amamos. Supongo que algunos padres que adoptan consienten a sus hijos sofocándolos con amor. Conociéndonos a tu mamá y a mí, eso es una posibilidad verdadera. ¿Alguna vez apreciarás las innumerables visitas a clínicas de infertilidad, los análisis especiales y los abortos que nos tomó darnos cuenta de que tener una familia —no un embarazo— era lo que deseábamos? O sobre la mañana cuando comprendimos más allá de toda duda que había muchas maneras de construir una familia, y que todas abren las puertas del club de la paternidad; el puerto biológico no es la única entrada.

Dudo que tú y Max se darán cuenta de cuán diligentemente su madre colocó anuncios en los periódicos de pequeños pueblos por todo el país, esperando encontrar a una madre biológica que daría a un niño un regalo de vida y a nosotros el máximo regalo de amor. ¿Sabrás algún día cómo cada vez que nuestro teléfono sonaba sentíamos un nudo en nuestras gargantas porque ésa pudiera ser la llamada que habíamos estado esperando? Había tanta presión en decir las cosas correctas a las madres biológicas, para no sonar demasiado viejos, o demasiado ansiosos o incluso demasiado educados a la chica de diecisiete años en el otro extremo de la línea. No estoy seguro de que te preocuparán esos días; me pregunto si saber de esos días será importante para ti y tu hermano.

La adopción me ha enseñado muchas cosas que no habría podido nunca aprender sin pasar por ella: cómo hay solamente una definición de las palabras "padre", "madre", "hijo", "hija": alguien que tiene la capacidad de amar a cualquier ser humano como a sí mismo.

Por eso estaba tan asustado. Cuando naciste, dos casos de custodia de niños habían estado en las noticias. Uno, la bebé Jessica, implicó a su madre biológica que cambió de opinión antes de que la adopción se concluyera. Los tribunales quitaron la niña a sus padres adoptivos y la devolvieron a sus padres biológicos: gente que ella no conocía.

Otro caso devolvió a una adolescente a sus padres biológicos después de que el hospital descubriera que, años antes, habían cambiado a dos infantes en el nacimiento. Nadie lo habría sabido de no ser porque uno de los niños enfermó y murió; durante su enfermedad, los análisis de sangre revelaron que no podía ser el hijo biológico de la gente que lo crió. La adolescente sobreviviente fue apartada, contra su voluntad, de la única familia que había conocido. Ambos casos significaron pesadillas para sus padres (biológicos y adoptivos). Y ambos casos me recordaron que en algunos estados la ley no mira los lazos entre los niños y sus padres como pensamos y sentimos que deberían. Incluso cuando observaba estos dos casos, nunca dudé de nuestra decisión de adoptar. Lo admito, quise preguntar al juez si podría renunciar a una niña que él y su esposa hubieran amado como propia, una niña que hubieran criado por trece años, dos años, un año o incluso un mes, sólo porque ella realmente no era su hija biológica. ¿Podría cualquier persona? Lo dudo.

Ésa es la parte aterradora de la adopción en este gran país nuestro. Realmente no hay manera de escapar al hecho de que, hasta que se concluye la adopción, los padres adoptivos dan vueltas esperando a que alguien estropee el trabajo. Afortunadamente, las adopciones se revierten sólo en muy pocos casos. Pero esos raros casos rompen corazones reales, y siembran el terror en las almas de todos los que elijen adoptar. Porque una vez que tienes a un bebé en tus brazos, la única cosa que quieres hacer es amar y proteger a ese niño para siempre. Te bloqueas al hecho que durante el periodo que toma concluir la adopción, una llamada telefónica puede destruir tu mundo…

Conforme reflexionaba en estos pensamientos, el sobrecargo anunció que estábamos a diez minutos de aterrizar. Estaba a minutos de salir del avión y conocer a mi nueva hija, la nueva hermana de Max. Sabía cómo abrazaría y besaría a su mamá, la madre de nuestros dos niños. Traje una cámara para tomar fotos, y estaba seguro que ambos comenzaríamos a llorar. Lentamente, sabía, mis miedos se desvanecerían. Con el tiempo, el amor lo conquista todo, pero justo en ese momento estaba muy asustado. Todo lo que podía esperar era que nadie hubiera tenido un cambio de parecer.

Para este momento, Blair, estoy agradecido de que la espera terminara, y todo saliera bien. Y aunque estas palabras significan poco para ti hoy, espero que podrás algún día compartirlas con tus propios niños. Quisiera que pudieras decir, con orgullo, que tu familia se formó de la manera que deberían hacerlo todas las familias: desde el amor. Quisiera que dijeras a tus niños cuánto amor pusieron sus abuelos en crear una familia.

Feliz cumpleaños, hija.

Te quiere,

Papá

David E. Mittman

4

DESAFÍOS A LO LARGO DEL CAMINO

Antes de que fueras concebido te quería.
Antes de que nacieras te amé.
Antes de que estuvieras aquí una hora moriría por ti.
Éste es el milagro del amor.

Maureen Hawkins

La alcancía del bebé

"¿Cómo vamos a pagar por el bebé, Jim?" Mi esposa Lois preguntó con preocupación en su voz. Acabábamos de recibir la noticia del doctor sobre el inminente nacimiento de nuestro primer niño. Las noticias fueron recibidas con alegre inocencia, ahora asimilábamos la realidad. Estoy seguro que las preguntas sobre los costos del nacimiento y cómo se pagarán son universales. Al menos nos las hacíamos.

Había comenzado en un nuevo empleo y tenía sólo un seguro médico mínimo, Lois trabajaba solamente medio tiempo y no tenía seguro alguno. "No te preocupes, amor", dije con confianza, "encontraré la manera." Y de hecho lo hice.

Pagué nuestro primer niño con billetes de 2 dólares Me pagaban por semana y mi patrón pagaba en efectivo cuando presentabas tu tarjeta. La cantidad en dólares de los últimos $10.00 o cerca de ellos siempre se pagaba en billetes de 2 dólares. Hicieron esto para que pudieran determinar si gastabas algo en su establecimiento. Incluso entonces (fines de los años cincuenta) los billetes de 2 dólares eran escasos, con pocos en la circulación normal.

Nos habían dicho que la cuenta del doctor sería de 150.00 dólares y la cuenta del hospital sería de 175.00 dólares Esta cifra parecía mucho para un individuo que ganaba 58.50 dólares por semana, claro. Qué diferencia hacen cuarenta y cinco años. Los procedimientos médicos han cambiado poco pero el aspecto monetario de las cuentas médicas ha llegado a ser casi espantoso. Mientras pasaban las semanas llegaría religiosamente a casa después de cada día de pago y daría a Lois todos mis billetes de 2 dólares.

Ella había creado un escondite secreto en el armario donde guardó nuestro "alijo del bebé", como ella lo llamó jocosamente. Nunca supe dónde estaba así que no tenía idea de cuánto teníamos. Siempre que le preguntaba ella sonreía, señalando solamente a su estómago prominente y diciendo: "Tendrás que preguntar al bebé." Yo sólo sonreiría, tomaría el diario vespertino y diría: "Él no se siente con ganas de hablar esta noche." Como ves ya había decidido el género del bebé. Es una cosa de machos. Por fortuna, las esposas parecen entender.

Conforme las semanas se volvieron meses sabía que nuestra alcancía para el bebé crecía casi tan rápido como el bebé. Lo gracioso es que nunca eché de menos el dinero porque sabía que los billetes de 2 dólares no eran míos. Como en todos los embarazos el día del parto finalmente llegó.

Desperté en medio de la noche y busqué a Lois que se había ido, dejando un punto caliente donde ella debería haber estado. Entonces la oí en la sala de estar. ¿Qué es ese ruido? Pensé para mí. Suena como si estuviera planchando. Me levanté de la cama y le grité: "¿Qué haces?" "Planchando", dijo con naturalidad. "¿Para qué?", pregunté. "Es hora de ir al hospital y quisiera que mi blusón nuevo se viera recién planchado. Levántate. Toma la maleta y sal y enciende el coche." Para cuando nació nuestro cuarto niño sabía esta rutina de memoria. Como ves nunca cambió. La única cosa que cambió fue la manera en que pagamos por nuestros otros niños. Además de que nuestros coches eran más nuevos y más fáciles de encender.

A lo largo de los años he progresado en mi carrera, y el seguro médico cubrió a los otros niños completamente. Estaba contento por este hecho y también Lois pero era triste en cierta manera. El seguro médico no puede cubrir la sonrisa de sorpresa en la cara de un doctor cuando le das un puñado de billetes de 2 dólares y dices: "Aquí están sus honorarios, doctor." Ni puede un cheque de la compañía de seguros tomar jamás el lugar de la alcancía del bebé de Lois y el sentimiento de calidez que ambos compartíamos cuando le daba mis billetes de 2 dólares cada semana.

Me había olvidado de este episodio de hace cuarenta y dos años hasta hace poco tiempo. Estaba en el supermercado cuando un billete sucio y gastado de 2 dólares fue depositado en mi mano junto con mi cambio. Un nudo se formó en mi garganta y las lágrimas acudieron a mis ojos mientras miraba sus maltratadas esquinas. Nuestra alcancía para el bebé y todo lo que representó salieron de mi memoria en un destello cegador.

Luchando con mis comestibles, junto con mis recuerdos, caminé hacia mi coche y me dirigí a casa a un apartamento vacío. Al dar vuelta en la calzada reflexioné lo divertido que sería comenzar una alcancía de bebé de nuevo. Entonces la realidad se impuso. Ya no hay bastante tiempo en mi vida o bastantes billetes de 2 dólares en circulación. Entonces sonreí ampliamente mientras pensaba: quizá, sólo quizá podría comenzar otra alcancía para el bebé usando nuestros nuevos dólares de oro: soñador.

James A. Nelson

Un regalo precioso

—¿Vas a querer saber qué es?

—Bueno, realmente estamos esperando que sea un bebé, pero vi a una señora en la portada del Enquirer que tuvo gatitos…

De acuerdo, de acuerdo, nunca le contesté realmente a nadie así, pero estuve tentada muchas veces. Para el momento en que entré en mi séptimo mes, ya me había acostumbrado a las preguntas ridículas (por ejemplo: "¿No has tenido a ese bebé todavía?" o "Bueno, ¿estás lista?" y el siempre popular, "¿No estarás feliz de tenerlo?"). Y puesto que mi marido y yo habíamos decidido no averiguar el sexo de nuestro primer niño, decidimos que preguntaríamos el sexo de nuestro segundo niño en el ultrasonido de siete meses. Teníamos ya un hijo de cuatro años, feliz y sano, así que nuestra decisión de saberlo causó muchos comentarios como: a) "Tal vez éste será niña", b) "Bueno, cuando tengas la hija tendrás la familia perfecta", o c) "Ahora Matt necesita una hermana". Aunque deseaba en secreto una hija seguí diciéndome que realmente no importaba.

La mañana de mi ultrasonido era un manojo de nervios. El doctor me había dicho que bebiera los sesenta litros de agua de cajón y, tonta que soy, seguí sus instrucciones. Para el momento en que condujimos treinta minutos hasta su consultorio estaba a punto de morir, y después de esperar en el área de la recepción por otros treinta minutos estaba al borde de la histeria. Después de todo, el infierno no conoce furia como la de una mujer embarazada a la que se niega un orinal. Pedí que me dejaran ir al cuarto de baño, pero me dieron una taza minúscula y dijeron, "Sólo un poco", con una sonrisa de suficiencia. Hice un esfuerzo hercúleo para detener mi flujo y regresé a la sala de espera. Finalmente, era hora del examen. Después de untar el gel increíblemente frío en mi panza hinchada, me colocaron sin ceremonia alguna de espaldas en la camilla. La técnica ató con correa cada monitor firmemente (sin exagerar: ¡firmemente!) alrededor de mí y comencé a preguntarme si podría alguna vez sentirme menos atractiva. Seguramente esto es lo que siente una ballena varada. Esperaba que un grupo de activistas de Greenpeace irrumpiera al grito de: "¡No te preocupes! ¡Te devolveremos! Vas a estar bien, Shamu". Ella comenzó a describir la oscilante imagen en la pantalla. "Veo el corazón, y todos los ventrículos aparecen formados perfectamente. El cerebro también aparece normal. Midiendo las piernas, podemos determinar el peso aproximado para ver si estamos en lo correcto con su fecha de parto." Pausa dramática, y entonces el anuncio. "Y si desea saber el sexo, puedo decir definitivamente... es un niño!"

Sus labios siguieron moviéndose después de eso, pero no escuché demasiado. Todo lo que recuerdo es intentar mantener la compostura mientras que mi marido sostenía a mi hijo de cuatro años (quién chillaba con placer). Soy bastante humana para admitir que me decepcioné al principio. El camino a casa fueron los treinta minutos más largos de mi vida. Y después de que cerré la puerta del dormitorio, las lágrimas finalmente llegaron, trayendo con ellas la aceptación de que no quería una hija para que pudiera tener "un niño y una niña, la familia perfecta", y que no quería una hija para que mi hijo pudiera protegerla en la escuela. Quería una hija para mí. Quería una pequeña muchacha para usar los vestidos de hija/madre con ella, ir al salón de belleza con ella, para ir de compras con ella (por vestidos de la fiesta de graduación, el vestido de boda) y sollozar durante !Qué bello es vivir! con ella. Y conforme pensaba en ello, me di cuenta que mi deseo más profundo por una hija no era sino retroceder y vivir mi adolescencia otra vez.

Entonces algo sucedió que realmente cambió mi perspectiva para bien: el teléfono sonó. Nuestros amigos más queridos llamaban para decirnos que su ginecólogo les había dado malas noticias esa misma tarde —ella estaba en la misma etapa de embarazo que yo— y sufría algunas complicaciones. Lloramos y oramos con ellos y por ellos, y mientras colgaba el teléfono comencé a comprender que un regalo asombroso de la vida se movía dentro de mí.

Mientras conducía al trabajo la mañana siguiente me preparé para la pregunta inminente: "¿Supiste qué es?" Y de inmediato supe la respuesta: Sí, sé qué es. Es un regalo. Es vida. Es un tesoro invaluable. Está sano; está entero. Es otra oportunidad. Es risa; es alegría. Es parte de mí. Es mi hijo.

Kelli S. Jones

Mi hijo nonato salvó mi vida

Mi marido y yo nos emocionamos cuando finalmente conseguí embarazarme después de un año de intentos. La primera nieve del invierno cubrió nuestros arbustos de rododendro como una manta de bebé pura y suave. Mientras miraba fuera de mi ventana del dormitorio, me preguntaba si el bebé que crecía dentro de mí amaría hacer ángeles de nieve y mirar los copos cristalizados derretirse en sus pequeños guantes.

Tenía treinta y un años, estaba en el quinto mes de mi primer embarazo, sintiéndome llena de energía y viva. Steve y yo no podíamos esperar para ser padres. La medicina de la fertilidad que tomé había funcionado. Creíamos que las cosas finalmente iban sobre ruedas.

Sin embargo, no tenía tiempo para soñar despierta sobre el bebé y para una caminata pausada por la nieve. Como reportera de televisión para la afiliada de CBS en Portland, Oregon, la nieve significaba una cosa para mí: estar parada hasta las rodillas en un montón de nieve con los copos húmedos soplando en mi cara mientras advertía a los espectadores que no condujeran.

Sucedió mientras me vestía para el trabajo. Sin aviso, un agudo dolor atravesó mi abdomen. Me doblé sobre mí, luego me hice un ovillo como una pelota en la cama.

Me las arreglé para llamar a Steve, que estaba todavía en el trabajo.

—Tienes que venir ahora a casa —jadeé—. Algo me está ocurriendo.

Él se dirigió inmediatamente hacia el embotellamiento de tráfico de la hora pico para llegar a casa. A medida que el dolor continuaba llegando en rachas, llamé al consultorio de mi ginecólogo.

—Me duele mucho —dije a la enfermera, llorando tan fuerte que me era difícil hablar—. Temo que voy a perder al bebé!

—Dé aspiraciones hondas y trate de relajarse —dijo la enfermera—. Necesita venir para que podamos examinarla. ¿Qué tan pronto puede estar aquí?

Una hora después mi marido y yo estábamos en el consultorio con un ginecólogo, un radiólogo y un técnico del ultrasonido. El doctor y el radiólogo miraban atentos, sin que sus caras revelaran nada en tanto el técnico del ultrasonido nos ayudaba a interpretar las imágenes nebulosas en blanco y negro. Había un montón de cosas que ver: válvulas del corazón que bombean y un hermoso perfil justo abajo de la pequeña nariz de botón. Nuestro bebé nos parecía perfecto.

Cuando el procedimiento terminó, los doctores y el técnico dejaron el cuarto y conferenciaron. Entonces el ginecólogo regresó. "Bueno, parece que tenemos una masa", nos dijo. "Déjenme mostrársela".

Él señaló un punto oscuro en la pantalla que el técnico había medido pero sin describírnoslo. Era, nos dijo, un tumor del tamaño de un pomelo pequeño en mi ovario derecho. Ya que había crecido rápidamente —no había señales de él dos y medio meses antes cuando me hicieron un concienzudo ultrasonido de la región pélvica—, los doctores lo consideraban muy preocupante. De hecho, el doctor recomendaba cirugía ese día.

Steve y yo estábamos conmocionados, aterrorizados. Y teníamos muchas preguntas: ¿un anestésico general dañaría al bebé? Había renunciado a mi copa ocasional de vino blanco y a mi capuchino de la mañana; la cirugía significaba todo tipo de medicamentos circulando por mis venas. No obstante, el doctor nos aseguró que una cantidad limitada de anestesia no afectaría el desarrollo de nuestro bebé. Y nos dijo que si una mujer requiere cirugía cuando está embarazada, el quinto mes era uno de los mejores momentos. Una cirugía antes lleva un mayor riesgo de aborto, y una más tarde podría desencadenar un parto prematuro.

¿Cómo quitaría el doctor el tumor sin perturbar al bebé? Él explicó que haría una incisión vertical abajo del centro de mi estómago, movería suavemente al bebé a un lado y extirparía el tumor.

Llamé a mi ginecólogo de mucho tiempo para una consulta, y discutí el asunto con mi marido y mis padres. Convinimos en que no tenía otra opción que proceder con la operación.

Cuatro doctores estaban en el quirófano para el procedimiento. El equipo quirúrgico quitó el tumor y, con él, mi ovario derecho. El tejido fue enviado inmediatamente al laboratorio para análisis.

Cuando los resultados volvieron del laboratorio, uno de los doctores dejó el quirófano para dar a mi familia el diagnóstico. "Bueno, las noticias no son buenas", dijo. "El bebé está muy bien y soportó muy bien la cirugía, pero el tumor que sacamos de Elisa era maligno. Ella tiene cáncer ovárico."

Me dieron las noticias cuando desperté: "Tienes cáncer". Ésas fueron las peores palabras que he oído. Como reportera, había entrevistado a mucha gente desesperada en situaciones horribles y escuchar que tenía cáncer me pareció surrealista, como una historia trágica que le ocurre a otra.

Ahora había decisiones serias que tomar. Si el cáncer se había propagado y necesitaba radiación o quimioterapia, podría llevar al bebé hasta los siete meses, según dijo el doctor, cuando podría subsistir con sus propios medios, y entonces comenzar el tratamiento después de que naciera. Pero si el cáncer era agresivo, tendría que recibir quimioterapia enseguida. Durante la cirugía el equipo médico recolectó numerosas muestras de tejido de otros órganos, que fueron enviadas al laboratorio para análisis a fin de determinar si el cáncer se había propagado. Tendríamos que esperar varios días para esos resultados.

Una enfermera conectó un monitor fetal a mi estómago, y podía oír el rápido latido del corazón de mi bebé. Era como música rítmica que se arremolinaba en mi cabeza. Deseaba desesperadamente continuar llevando a ese bebé.

Mareada por la medicación contra el dolor, me dormí. Cuando me desperté en medio de la noche, vi a Steve reclinado en una silla a mi lado, dormido. Sentí tanto amor por él. Habíamos creído que tras nuestra odisea por la infertilidad, estábamos finalmente en camino de tener una familia. Ahora, durante ese horrible día, le habían dicho que su esposa tenía cáncer y que la vida de su bebé estaba en peligro. No obstante, él hizo su mejor esfuerzo para animarme y apoyarme, y permaneció conmigo cada una de las cuatro noches que estuve en el hospital.

Hablé mucho con Steve sobre mis miedos. Cuando sabes que tienes cáncer, todo te remite a una fotografía tuya en las que te ves calva por la quimioterapia, flaca y frágil, tendida en una cama del hospital. Seguí diciéndome que el cáncer no era necesariamente una sentencia de muerte, y mucha gente lo vencía. "No es todavía mi hora de morir ", le dije a Steve. "Tengo mucho más por hacer. Sobre todo, sólo quiero ser madre."

Los siguientes días fueron los más largos de mi vida. Cuando mi doctor apareció en su ronda vespertina al tercer día, nos comunicó las noticias por las que habíamos orado: "Tu cáncer estaba confinado al ovario derecho. Estaba totalmente encapsulado".

—Eso significa —continuó— que cuando quitamos el ovario canceroso, sacamos todo rastro de enfermedad. No necesitarás ningún tratamiento adicional.

Estaba 95 por ciento seguro de que estaba curada del cáncer, dijo, y ésas son las mejores probabilidades que se tienen. Salvo otras complicaciones, dijo que debería poder dar a luz al bebé en tiempo. Justo cuando las felices noticias comenzaban a penetrar en mí, mi doctor me dijo algo sorprendente.

"Su bebé probablemente le salvó la vida." Explicó que sólo pude sentir el dolor abdominal que nos alertó sobre el cáncer porque mi útero crecido presionaba contra el tumor. Si no hubiera estado embarazada, no hubiera tenido indicio alguno del cáncer hasta que el tumor fuera muy grande y la enfermedad hubiera avanzado mucho más.

El cáncer de ovario es una de las formas más mortales de la enfermedad. Según la Sociedad Americana del Cáncer, cada año 26 700 mujeres descubren que tienen cáncer de ovario, pero solamente 44 por ciento de ellas viven más de cinco años después del diagnóstico. Por eso es que pasa inadvertido tan a menudo: por lo general no hay síntomas obvios hasta que el abdomen de la mujer se agranda, y para entonces a menudo es demasiado tarde. Para detectar la enfermedad en fase temprana, las mujeres necesitan un examen físico cuidadoso de un ginecólogo y posiblemente un ultrasonido de sus órganos reproductivos para eliminar la sospecha de cualquier problema. Incluso entonces, me explicó mi doctor, descubrir la enfermedad es cuestión de suerte. Después de todo, mi tumor no había sido visible durante mi ultrasonido diez semanas antes.

Abrumada con la revelación, sonreí y froté mis ojos, abrazando a todos los que tenía a la vista. Después, cuando mi familia fue a la cafetería del hospital a comer un refrigerio, caminé sola a la sala de maternidad para ver a los nuevos bebés. Hasta entonces, había evitado el lugar. No quería ver esas caritas por miedo a que nunca pudiera tener a mi bebé. Ahora, parada con mi bata y mis pantuflas, miré fijamente a través del cristal la fila de recién nacidos que dormían. Estaba parada con una mano en mi estómago y lloraba.

Eventualmente volví a mi trabajo como reportera de televisión. Los espectadores me vieron un poco más redonda cada día. Pronto la nieve se derritió en las montañas, y los narcisos comenzaron a brotar de la tierra. Estaba lista para convertirme en madre.

Cuatro meses después de mi cirugía, parí a una sana niña de tres kilos. La llamamos Mariel, que significa niño deseado. Tiene ojos inquisitivos, grandes y azules, y quizá algún día será reportera como su mamá.

Llamo a Mariel mi pequeño ángel. Sé que todas las madres adoran a sus hijos, pero ¿cuántos pueden decir: "Debo mi vida a mi bebé"?

Elisa Kayser Klein

Un regalo de amor

No hay ninguna dificultad que el amor no conquiste.

Emmet Fox

Dos años después de un embarazo ectópico y de un diagnóstico sombrío sobre cualquier oportunidad de concebir, mi marido y yo decidimos adoptar a un bebé. Rodeada siempre por familias con niños en abundancia, comprendimos que no importaba cómo llegara nuestro bebé a este mundo. Sólo sabíamos que nuestras vidas no estarían completas sin niños para compartir el amor que teníamos para ofrecer. Una vez que se tomó la decisión, actuamos de inmediato y nos registramos en varias agencias de adopción. Desafortunadamente, las agencias ofrecieron poca esperanza, y sabíamos en nuestros corazones que nuestra única oportunidad verdadera de adoptar a un bebé sería por medio de la adopción independiente.

Contratamos a un abogado en adopción y, siguiendo su consejo, comenzamos a colocar anuncios en periódicos a través del estado. Instalamos una línea telefónica separada con una máquina contestadora, y luego a esperar. Al principio, teníamos poca respuesta, pero después de algunas semanas de publicidad constante, empezamos a recibir llamadas. Nuestro abogado nos había dado una lista de preguntas que podríamos hacer cortésmente, que resultaron muy útiles pues me ponía tan nerviosa siempre que el teléfono sonaba que apenas podía recordar mi nombre, olvidando preguntar cualquier cosa significativa. A lo largo de varios meses, lidié con llamadas obscenas, y algunas posibilidades remotas, sin superar nunca las palpitaciones del corazón y los temblores con cada llamada telefónica. Al final, hablé con Julia.

Julia tenía cuatro meses de embarazo, era soltera, joven y pobre. Nos invitó a su casa en una ciudad cercana, y agradecidos aceptamos la invitación. Al subir a los escalones hasta la puerta desvencijada, recuerdo haber respirado hondo y pensado que mi futuro entero dependía de los siguientes instantes. Cuando ella acudió a la puerta, casi lloré. Era tan hermosa. El cabello largo, trigueño, enmarcaba su cara, sus ojos azules chispearon con curiosidad, y apenas se podía distinguir el leve abultamiento de su estómago. Nos reunimos con su madre y su abuela, y conforme tres generaciones de mujeres nos interrogaban sobre nuestros principios y creencias, oré en silencio que nos encontraran dignos de su precioso regalo.

Después de tres interminables horas, nos abrazaron en la puerta cuando nos marchamos. Estaba tan feliz durante el viaje a casa que no podía parar de hablar. "¿Viste su naricita?" Pregunté a mi marido, que rió inmediatamente puesto que nuestras propias grandes narices eran casi una manzana de la discordia. Los meses siguientes, con nuestro abogado como mediador, ayudamos a Julia con los costos relativos a su embarazo. Pagamos sus revisiones con el doctor y las ropas de maternidad, y cada noche tenía conversaciones con Julia sobre su salud y bienestar. Sentía como si ella fuera mi hermana, vinculadas de una manera que era enriquecedora para ambas. Lo cual resultó increíblemente devastador cuando en su octavo mes, Julia decidió conservar a su bebé. La pérdida fue tan profunda como lo había sido mi embarazo ectópico; peor quizá porque fui mucho más lejos en este embarazo. Me quedé en mi cama los tres días siguientes, siendo apenas capaz de comer, llorando constantemente, renuente a hablar con cualquier persona excepto mi marido. Estaba de luto, y necesitaba desesperadamente desahogarme.

Aunque era muy difícil, continué colocando anuncios, mirando los meses transcurrir sin respuesta y poca esperanza de que mi sueño se cumpliera alguna vez. Dos semanas después de Navidad mi abogado me llamó al trabajo para preguntar si podía ir en una hora al norte del estado y reunirme con la mujer que había dado a luz un bebé dos semanas antes. Áurea era de las Filipinas, soltera y estaba de visita con los amigos de la familia. Ella necesitaba regresar, pero no había manera de que llevara a su bebé con ella. El ser madre soltera era una deshonra en su país, y ella no podría mantener a su niño por sí sola. Había contestado al anuncio de otra pareja, clientes de mi abogado y que, como judíos ortodoxos, no podían adoptar un bebé filipino. Puesto que Áurea había hecho el contacto inicial con mi abogado, era totalmente legal para él notificarme de Áurea y su niño. En dos horas, mi marido y yo nos habíamos reunido con la tímida y dulce Áurea y su hermoso bebé. Cuando ella me lo pasó, nuestros ojos se encontraron, y vi la esperanza mezclada con el dolor, la sonrisa en su cara sólo para ofrecerme apoyo. Lo mantuve cerca, oliendo su precioso olor a bebé, no deseando parecer demasiado agresiva, pero apenas capaz de reprimir mi entusiasmo. Permanecimos con ellos una hora. Cuando nos fuimos, habíamos convenido que Áurea dejaría a su bebé con nosotros. Ella sólo necesitaba un poco más de tiempo para decirle adiós.

La siguiente semana fue una auténtica pesadilla. Hicimos examen de conciencia, intentando desesperadamente confirmar que podríamos amar y criar a un niño de otra raza. La parte relativa al amor no fue ningún problema, pero no éramos bastante inconscientes para pensar que educarlo sería sencillo. No nos preocupamos. El adagio "el amor lo conquista todo" debía ser nuestro lema futuro. Durante la misma semana, Áurea había cambiado de parecer. No sobre nosotros; ella simplemente no deseaba desprenderse de su hijo, y ¿quién podía culparla? Me sentía diferente esta vez. No experimenté amargura o ira. Entendía.

Pero antes del fin de semana, ella dijo a mi abogado que venía. Nevaba ese día. Se había anunciado una tormenta, pero nada nos detendría. Cuando llegamos, Áurea había vestido a su bebé con sus mejores ropas. Ella le dio a mi marido una bolsa de plástico llena con los artículos que había adquirido para su niño las últimas tres semanas. Puso al bebé en mis brazos y me abrazó, susurrando en mi oído: "Por favor, cuida de mi bebé". "Siempre", le susurré, sollozando mientras la dejaba llorando en la cocina y caminaba a mi coche. Mi marido, con las lágrimas cayendo por su cara, volvió a la calzada. Nos dirigimos a casa, los tres, con nuestros corazones plenos de amor y gratitud, mezclados con la pena por el dolor de Áurea.

Nunca cambiamos el nombre de nuestro hijo. Sentimos que era el mejor regalo que podríamos darles a él y a Áurea. Él ahora tiene doce años, y el acto de generosidad de Áurea vive diariamente en nuestros corazones y nuestras almas.

Phyllis DeMarco

A mi hijo

Los niños son el propósito de la vida. Alguna vez fuimos niños y alguien cuidó de nosotros. Ahora es nuestro turno de cuidar.

Cree Elder

Puedo sentirte patear con impaciencia y moverte de un lado a otro. No puedo verte ni saber tus pensamientos. Cuando voy a dormir, paseo o cuando despierto estás allí. Debes preguntarte por qué en esa cápsula donde estás hay tanta turbulencia. Debe sonar como un aguacero cuando las gotas de agua de la ducha están golpeando mi vientre. Sé que estás enterado de mis emociones. Cuando estoy tranquila, también pareces tranquilo. Cuando estoy llorando o muy fatigada de la tensión, tus patadas y movimientos bruscos parecen más fuertes que nunca. Como si dijeras: "Vamos, mamá, aguanta, porque si no lo haces, yo no puedo".

Para ser muy honesta, no sabía que ibas a suceder; me sorprendiste. Sin embargo, eres una persona muy amada y acepta-

153

da por mí, y por mucha otra gente. Conjeturo que ahora estás acostumbrado a mi voz. Me dicen que puedes oír cosas en tu pequeña cápsula de gestación. ¿Puedes? No has oído la voz de tu padre. ¿Te preguntas por qué? Sólo sábete que él también te ama. Cuando desperté esta mañana yo estaba tendida con mi panza desnuda y observando cómo empujabas mi estómago con tus pies. Desearía haber compartido esta inolvidable experiencia con alguien. Dios te sonrió; recuerda que él no crea accidentes. Mi deseo de haber concebido en una situación regular de matrimonio es muy fuerte, con todo eso no te hace menos persona, ni nos despoja del increíble amor y lazo que tengo contigo.

Me disculpo si alguno de los alimentos que como para nosotros dos no es lo que tú quieres. Si supiera cuál es tu alimento preferido, te juro que lo comería. Oh sí, y mi música: sé que debes oírla. Amo la música como seguro habrás notado. ¿Eres admirador de Bing Crosby o eres un bebé del *rhythm-and-blues*?

Sé que después de que nazcas y te cargue y te cuide, estaré aún más enamorada. Cuando vea que te asemejas a mí, mis padres o incluso tu padre, ese lazo se intensificará. Por eso cuando te entregue a tus nuevos padres, sin una duda será la cosa más difícil y dolorosa que tenga que hacer nunca. Sé que en mi cabeza y a los ojos de Dios es lo mejor para ti. Si te conservo para mí sería egoísta. Todo lo que hago, lo estoy haciendo porque te quiero con todo mi corazón.

Seré siempre tu madre biológica y tú serás siempre mi hijo biológico, aunque nunca pudiera verte otra vez. Y si lo hiciera, nunca te rechazaría. Te amo.

Heather James

Cómo Bubba Lukey
consiguió su nombre

A nuestro primer hijo le pusimos Sam. Lo amamos tanto que decidimos tener otro. Cuando mi esposa, Leah, entró en el segundo trimestre, nosotros comenzamos a hablar de nombres. Ambos deseábamos algo bíblico, pero era en lo único en lo que estábamos de acuerdo.

Una tarde después de la cena mencioné algunas posibilidades. "¿Qué te parece Moisés?" pregunté, medio en serio. "Podríamos llamarlo 'Moi' para acortarlo."

A Leah no le agradó.

—¿Qué te parece Nimrod? —pregunté—. Nimrod el cazador poderoso.

Ella entornó los ojos y se alejó. Pero después, ella propuso algunos nombres: "¿Jacobo?"

—No. Demasiado popular.

—¿Matthew?

No. Casi le pusimos así a nuestro primer hijo. No podríamos utilizar las sobras para nuestro nuevo hijo.

Entonces un día, sentados juntos en un estudio de la Biblia, nos topamos con el nombre de Simeon: "...cuando ella dio a luz a un hijo... ella lo llamó Simeón "(Gen. 29:33). "Ella" en el pasaje es Leah, y según la historia, Simeón fue el seguno hijo de Leah. Había una clase de simetría nítida sobre todo el asunto.

—Oye —dije, dando un codazo a Leah —¿qué te parece Simeón?

—¿Qué te parece Simón?"

Suficiente. Teníamos un nombre, o eso pensé.

Algunos días después mi esposa vino y dijo: "Nada de Simön".

—¿Por qué? —pregunté. —¿Qué tiene de malo Simón?

—La gente se reirá de su nombre. Lo llamarán el simple Simón.

—Pero ¿qué hay sobre el asunto bíblico del segundo hijo de Leah? —pregunté.

—Te propongo algo —dijo mi esposa. —Le ponemos Simón, pero lo llamamos de otro modo. Simón no tiene que ser su primer nombre. Puede ser su segundo nombre

Así que regresé a los libros de nombres. Intentamos Aarón y Zacarías, Jack y Shaq, Moby y Toby. Ninguno de ellos funcionaban.

Mientras tanto, el vientre de mi esposa se hizo más redondo. Una tarde de sábado de otoño mientras veía el fútbol, vino hacia mí y dijo: "¿Qué te parece Luke?"

—Luke —dije en voz alta. Lo repetí varias veces. Sonaba bien.

—Y la mejor parte —dijo ella —es que nadie puede reírse de él.

—Es a prueba de insultos —dije. —Luke Simón Doughty.

En eso convenimos.

Hasta el domingo, por lo menos. Veía otro juego de fútbol cuando entró mi esposa y dijo: "No funcionará".

Sabía inmediatamente a qué se refería.

—¿Cuál es el problema ahora?

—Su monograma: Luke Simon Doughty es igual a LSD. No puedo hacer que las iniciales de mi hijo sean un alucinógeno importante.

—Mira —dije, apagándole al juego de fútbol—. Es un poco tarde para tontear con nombres otra vez, ¿no te parece?

Mi esposa se quedó ahí sacudiendo su cabeza. "No puedo hacerlo. Mi hijo no tendrá las iniciales LSD."

Entonces tuve la respuesta. "¿Y si lo llamamos Simon Luke Doughty, pero lo llamamos por su segundo nombre?"

Ella pensó por un momento, y luego asintió. "Sí, Simon Luke Doughty, pero nosotros lo llamaremos Luke. Para mí está bien." Aliviado, volví a mi juego.

El jueves siguiente, Leah dio a luz a nuestro bebé, un descarado de tres kilos y pico, un encanto justo como su hermano. El sábado, trajimos a casa al bebé Luke, y la familia y los amigos vinieron con regalos y cazuelas tapadas, esperando dar una ojeada al nuevo hermano. El hermano mayor Sam estaba tan emocionado como todos. "¿Puedo cargar al bebé?", preguntó toda la tarde.

Cuando las cosas se habían serenado, llevé arriba a Sam para que durmiera. Nos arrodillamos para orar al lado de su cama, y Sam agregó a las "bendiciones de Dios": "Bendice a mamá y papá, bendice a Sammy y —¿por qué no lo vi venir?— "y bendice a Luke el Excéntrico."

Del Doughty

La boca que ruge

No podía esperar a que mi hijo hablara. Esas primeras palabras doradas, esa primera oración descompuesta: "¡Más comida, mamá!" y después comprendí qué poco control tenía sobre lo que él diría, y cuándo lo diría. Poco después de que Sam cumplió tres años, un nuevo guardia de seguridad apareció en la guardería. Era un hombre mayor con escaso cabello; para compensar, peinaba los pocos pelos restantes esparciéndolos por su cuero cabelludo. No lo noté hasta que Sam me llamó. "¡Mamá, mira! Ese hombre tiene el pelo roto!" Me paralicé. Sam lo repitió, más alto. "Oiga, señor. Usted tiene el pelo roto!" Mientras la cabeza entera del hombre se tornaba roja, hice una mueca, me encogí de hombros como diciendo "los niños dicen las cosas más descabelladas" a modo de disculpa, y metí de prisa al señor Observador en el coche.

Era un lugar tan bueno como cualquiera para comenzar a enseñarle diplomacia. "Creo que lastimaste los sentimientos del hombre", dije suavemente. "Él sabe que no tiene mucho pelo." Paré en el semáforo y comprobé en el espejo retrovisor para ver si me estaba dando a entender. Sam me miró inexpresivamente. "De acuerdo", continué. "Si alguien dijera, '¡Cielos! ¡Qué graciosos se ven tus dientes!' Eso te incomodaría, ¿cierto?"

Silencio en el asiento de atrás. Y entonces...

—¿Mamá?

—¿Sí, amor?

—¡Tienes dientes graciosos! —canturreó, y rió nerviosamente todo el camino a casa.

Comencé a ver a lo que me enfrentaba. Y nada de preguntarse: ¿No habíamos animado a Sam a que observara el mundo alrededor de él? "¡Mira qué gatito tan bonito!" "¡Mira esa luna enorme!" ¿Y no nos habíamos jactado sobre las sinceras apreciaciones de Sam? Algunas semanas antes del incidente del pelo roto, en un restaurante italiano, pedimos un alimento para niños, los palillos de mozzarella. Sam mordisqueó uno y empujó lejos el plato. Un camarero se acercó más tarde y preguntó a Sam si le había gustado su espagueti. "Sí", dijo él, después señaló su desdeñado aperitivo. "¡Pero ésos son terribles!"

Por semanas reímos sobre Sam, el niño crítico: ¡Sí, los palillos de mozzarella eran terribles! ¡Qué gran pequeño paladar!

Él era espontáneo, brillante, abierto: todo lo que celebramos en los niños. Solamente entonces vi cómo eso nos había conducido a la humillación de un hombre con entradas. Enseñamos a nuestro hijo a ser observador; lo que no le habíamos mostrado era cuándo y por qué guardarse sus observaciones.

Y por tanto nos andamos con cuidado en público con Sam, una bomba de tiempo hablante y andante. ¿Qué desencadenaría después? Un día saludó a un par de mujeres mayores. "Les gustaría mi abuela", aseguró. "Ella es también vieja." En otra ocasión gritó a un fumador: "Hey, ¡vas a morir!"

En cada una de esas ocasiones, balbuceamos una disculpa y nos llevamos a Sam para una charla. Explicamos que no, que no se dice a la gente que es vieja o que fumar la matará. Puede ser verdad, pero decírselo solamente la hará sentir mal. Al cabo todo lo resumimos en: "Si no puedes decir algo agradable, no digas nada". Desafortunadamente, "agradable" resultó ser un término relativo.

Lo descubrimos justo después del cuarto cumpleaños de Sam, cuando mi marido invitó a un viejo amigo a cenar: un hombre cordial, corpulento cuya circunferencia Sam encontró obviamente fascinante. A pesar de nuestros intentos por divertirnos, Sam lo miró fijamente hasta que no pudo aguantar más tiempo. Finalmente, él se acercó y golpeó ligeramente al hombre en el vientre. "Muchacho", le dijo, con genuina admiración, "¡eres gordo!"

Me quedé viendo fijamente mi vino, deseando poder ahogarme en él, mientras nuestro huésped (sin hijos) intentaba valerosamente tomárselo a broma. No fue hasta el postre que recuperamos nuestro equilibrio.

El día siguiente, le dimos otro sermón. "No decimos a la gente que son gordos, viejos o calvos", dije. Esta vez, cuando miré a escondidas en el espejo retrovisor, vi un destello de comprensión. Caí en cuenta que el niño de cuatro años estaba lidiando con una idea que el de tres años no había descifrado: que las palabras pueden avergonzar o lastimar. "Lo siento", dijo retorciéndose.

Vi lo claro que le había quedado a Sam semanas después, cuando lo llevé a mi club deportivo para nadar. Mientras estaba en la escaladora, un conocido llamó mi atención. Era un hombre amable y bien parecido cuyo brazo izquierdo terminaba justo abajo del hombro. Sonreí, o intenté hacerlo, apretando mis dientes mientras imaginaba lo que opinaría Sam. Conforme lo jalé adelante, sus ojos se ensancharon, pero no dijo nada.

Al día siguiente, felicité a Sam en su recámara.

—¿Recuerdas al hombre que vimos en el club deportivo, que tenía solamente un brazo?

Sam estaba ocupado desmontando un dinosaurio de Lego, pero asintió.

—Estoy muy orgullosa de ti. Notaste que algo era diferente, pero no dijiste nada. ¡Eso es formidable!

—Él sabe que tiene un brazo, mamá —respondió, pacientemente—. No quería lastimar sus sentimientos.

—Eso está muy bien. —¡Por Dios, lo entendía! Y entonces...

—¿Mamá? ¿Podríamos tomarle una foto?

Quizá tenemos que trabajarlo más.

Barbara Hoffman

Lágrimas

*Las lágrimas son la válvula de seguridad
del corazón cuando se acumula
demasiada presión.*

Albert Smith

"No puedo encontrar un latido del corazón." El doctor Deasy
dijo estas palabras sin muestra de emoción. Su pelo canoso estaba un poco desordenado, pero era totalmente profesional mientras deslizaba su estetoscopio por mi abdomen lustroso (y ya
hinchado). Ajustó sus gafas, como si ver más claramente pudiera
ayudarle de alguna manera a oír un corazón batiente con más
nitidez. Comencé a sentirme un poco nerviosa pero no demasiado aprensiva todavía. Con seguridad él no había encontrado
el punto preciso aún. Si continuaba intentando, encontraría el
latido del corazón del bebé. Sabía que un bebé estaba a veces
en una posición que dificultaba que el estetoscopio captara el
sonido de su corazón.

162

—Está un poco más grande de lo que debería estar para catorce semanas. Hay una posibilidad que tengas una placenta que crece a un ritmo anormal, sin ningún feto real adentro.

—¿Qué?

—Podría ser un embarazo "falso". O es posible que estuvieras embarazada, pero el niño no sobrevivió. En ese caso, tu cuerpo pudo haber reaccionado sobreproduciendo las hormonas necesarias para sostener un embarazo, creando la apariencia de un estado más avanzado de gestación.

Ahora estaba definitivamente aprensiva. Mi marido, al lado mío, apretó mi mano. Todos los sentimientos antiguos regresaron. Tres veces antes había perdido a bebés por un aborto temprano. Tres veces había afrontado la pérdida de unos pequeños que nunca conocería. Pero la intensidad de esa pena había sido borrada cuando llevé con éxito a dos bebés a término.

No pienso que quienes amamos sean "sustituidos" por alguien. No obstante, conforme entablamos otras relaciones, el dolor de la pérdida disminuye. Mis dos hijos sanos (ahora de uno y dos años) me habían dado tanta alegría que el dolor por mis pérdidas anteriores había sido superado, aunque no olvidado. Y ciertamente mis embarazos "exitosos" me habían dado confianza de que los viejos problemas eran cosa del pasado.

Ahora estaba aquí, haciendo frente a viejas sensaciones otra vez. ¡Qué rápido brotaron las lágrimas! Para alguien que nunca ha experimentado un aborto, puede ser difícil relatar la dura prueba que enfrentaba. Sé que muchas de mis amigas no la entendían en ese entonces. Nunca supondrían que la angustia que experimentaba estaba cerca de la de una madre que pierde a un niño que ella ha tenido para conocer y amar. Dudo seriamente que algo pudiera igualar ese tormento. Pero hay una conexión única entre la madre y el niño que se establece mucho antes que se encuentren cara a cara. El amor comienza a crecer mientras la madre está cada vez más consciente de la vida minúscula que lleva dentro de ella. Cuando esa vida se corta de golpe, la pena experimentada es tan verdadera como la de cualquier otra pérdida.

Dejé el consultorio del doctor ese día atónita por la incredulidad. Tenía una cita para tomarme un ultrasonido esa tarde, pero faltaban varias horas. Puesto que el consultorio del doctor estaba más cerca de la casa de mi mamá que de la nuestra, fuimos allá a esperar las largas horas antes de que pudiéramos ir al hospital para un ultrasonido, y la confirmación de nuestra pérdida. Mis padres estaban fuera de la ciudad, pero tenía una llave, así que pudimos entrar. Me senté en la cama para hacer llamadas telefónicas, y las lágrimas comenzaron a fluir. Llamé a mi tía y a la esposa de mi pastor para pedirles que oraran. Ellos me consolaron, me prometieron su amor y sus oraciones, así como que llamarían a otros para orar mientras esperábamos. Steve me abrazó, y ambos abrazamos a los niños, dándonos consuelo y fuerza unos a otros.

Mientras las horas de espera pasaban lentamente, me fui deslizando en la depresión. Toda la confianza de mis dos embarazos exitosos desapareció. Intenté apoyarme contra la pérdida que estaba afrontando poniendo vallas al dolor. Cuando caminé por el hospital esa tarde, estaba emocionalmente preparada para lo peor. Había derramado todas mis lágrimas y estaba lista para aceptar las noticias que más temía. Un nudo se formó en el hueco de mi estómago por la tensión que había descargado allí. Sabía que podía haber ganado control sobre mis emociones, pero mi cuerpo continuaría sintiendo dolor, resistiéndose a ser dominado por mis lágrimas.

Ya que teníamos dos niños con nosotros, Steve no podía entrar en el cuarto conmigo mientras me tomaban el ultrasonido. Me enderecé en la mesa fría y dura, y esperé a que la técnica comenzara. Ella era amistosa y compasiva, pero algo "seria" en su eficacia, y comenzó el procedimiento. Como técnica, la ley no le permitía darme diagnóstico alguno, pero no pasó mucho antes de que fuera fácil leer su comportamiento. Pasó de tener una actitud reservada y profesional a una relajada y positiva. Aunque no podía hacer un diagnóstico, podía dejarme ver la pantalla mientras deslizaba la cabeza del ultrasonido sobre mi abdomen. No tuvo que decir palabra, en la pantalla enfrente de mis ojos, vi claramente los movimientos del niño pequeño dentro de mí. Podía incluso ver a esta criatura minúscula (solamente catorce semanas desde su concepción) chupando su pulgar minúsculo mientras flotaba libremente alrededor del líquido amniótico en mi cuerpo. Me inundó el alivio. Creo que no sabía hasta ese momento cuánto en verdad había temido la pérdida de ese niño. Entonces las lágrimas, que pensé que estaban bajo control, comenzaron a fluir otra vez. Esta vez eran lágrimas de alegría y consuelo. En ese momento pensaba que nada podría hacerme más feliz que la alegría de tener a un niño sano dentro de mí. Pero estaba equivocada.

Cuando la técnica acabó su trabajo, salió del cuarto para elaborar su informe al radiólogo. Tuve que esperar para recibir las buenas noticias oficialmente de él. Cuando entró en el cuarto, me preguntó cómo estaba. "Bien", dije. "Fabuloso, de hecho, ahora que he visto al bebé."

—¿Qué bebé vio?

Pensé que era una pregunta algo tonta.

—El mío, por supuesto.

—Pero ¿a cuál vio?

—¿Cómo? ¿Qué quiere decir? Vi el que está dentro de mí.

Él sonreía abiertamente, como si participara en cierta clase de conspiración.

—Pero hay dos dentro. ¿No lo notó? ¡Usted está embarazada de gemelos!

No. No lo había notado. Incluso no se me había ocurrido que la técnica había estado moviendo por mi panza la cabeza del ultrasonido y me había estado mostrando primero un bebé y luego otro; estaba tan emocionada y aliviada de ver a un bebé vivo y en movimiento, que no lo había notado. Ella nunca me mostró ambos a la vez, y yo supuse que era el mismo bebé.

Steve oraba pacientemente afuera en el pasillo con los niños, y entonces se le pidió que entrara en el cuarto. El radiólogo nos mostró ambos bebés en la pantalla, que miramos con asombro.

El camino a casa desde el hospital fue un contraste drástico con el que nos había llevado antes ese mismo día del consultorio del doctor a casa de mis padres. De nuevo, estábamos conmocionados y esforzándonos por asimilar las noticias. Pero nuestra pena y miedo habían sido barridos y substituidos por la alegría y la esperanza. Todavía había largos momentos de silencio, pero ahora subrayados por la risa, el asombro y la maravilla. Obviamente, había una nueva clase de aprensión en mí. Hacía frente a un nuevo e imprevisto desafío. Pero las únicas lágrimas ahora eran de alegría.

Bonnie J. Mansell

Nene milagroso

La esperanza pone a la fe a trabajar cuando dudar sería más fácil.

E. C. McKenzie

Cuando Sara Sieber tenía dieciséis semanas de embarazo, ella y su marido, Tim, fueron al consultorio de su obstetra para un ultrasonido de rutina. La pareja tenía ganas de saber si su bebé sería un niño o una nena. El sonograma mostró que Sara portaba un hijo, el cuarto. Pero no había tiempo para celebrar las noticias felices, porque la exploración también reveló un defecto grave.

El diafragma del bebé de Sara, la fina pared de músculo y tejido fino conectivo que separa el abdomen del pecho no estaba formado correctamente. Ese padecimiento se conoce como hernia diafragmática congénita. Los casos más leves se pueden reparar generalmente mediante un procedimiento quirúrgico poco después del nacimiento. Pero toda la mitad izquierda del diafragma del bebé de Sara faltaba. Su estómago e hígado minúsculos eran empujados hacia la cavidad de su pecho, dejando a sus pulmones de finos tejidos sin espacio para crecer.

—Su bebé virtualmente no tiene pulmones —explicó el neonatólogo cuando repasó un segundo grupo más detallado de ultrasonidos—. Me temo que no hay esperanza. Recomendaría que usted termine el embarazo inmediatamente.

—¡No puedo hacer eso! —Sara gritó, tomando la mano de Tim en un apretón desesperado.

—Si usted lleva a su bebé a término, casi con certeza él se sofocará hasta la muerte al nacer —dijo el neonatólogo con tristeza—. Hay una pequeña oportunidad de que pudiéramos mantenerlo vivo por varios meses en un ventilador, pero luego moriría de todos modos.

"Sentí como si el mundo entero se me viniera encima", recuerda Sara. "Antes había sufrido dos abortos, pero ocurrieron temprano en mis embarazos. Esto era diferente. Podía sentir a este bebé moverse dentro de mí. Estaba ya enamorada de él, y ahora el doctor me decía que nunca lo tendría en mis brazos."

Mientras Sara y Tim se levantaban para irse, ambos llorando, el doctor recordó algo que había leído en una revista médica reciente. "Hay un cirujano en California que está intentando operar a bebés en este estado mientras están todavía en la matriz. Es altamente experimental, y no creo que tenga mucho éxito, pero puedo hacer algunas llamadas, por lo menos."

Sara no tenía muchas esperanzas. "Para cuando nos fuimos a casa, realmente estaba acongojada por la pérdida de mi bebé" dice. "No quería que naciera, porque tan pronto como naciera sabía que iba a perderlo."

Cuatro días después, el doctor llamó por teléfono con un nombre: el doctor Michael Harrison del Centro de Tratamiento Fetal de la Universidad de California en San Francisco. Sara y Tim decidieron que tenían poco que perder, así que en febrero de 1996, la pareja voló de Carolina del Norte a California para una evaluación. Mientras los bebés se desarrollan dentro del útero, el fluido se forma en sus pulmones y fluye fuera de sus bocas, contribuyendo al líquido amniótico que amortigua y protege el feto en crecimiento. El doctor Harrison proponía utilizar este mismo líquido para ayudar a que los pulmones del bebé crecieran más. El cirujano cerraría temporalmente la tráquea del bebé. El líquido entonces se acumularía dentro de sus pulmones, y la presión creciente podría hacerlos expandirse como globos inflados.

Durante los dos años y medio previos, el doctor Harrison aplicó el procedimiento en once bebés. Solamente uno sobrevivió. Pero en diez de estos casos, Harrison había abierto el útero de la madre para operar el feto, precipitando un parto prematuro antes de que los pulmones del bebé tuvieran tiempo de crecer.

Más recientemente, Harrison había ideado técnicas nuevas, menos intrusivas. En vez de abrir con un corte el útero de la madre, Harrison ahora se preparaba para realizar la cirugía ortoscópicamente. Hasta ahora sólo había probado las técnicas mejoradas en un bebé, que posteriormente murió.

—Usted es una excelente candidata a la cirugía, pero no voy a darle falsas esperanzas —dijo Harrison a los Sieber.

Durante su visita Sara y Tim también consultaron con un obstetra del hospital y un trabajador social. Ambos aconsejaron con vehemencia a la pareja que no accedieran.

—Hemos visto por lo que pasan estas madres, emocional y físicamente, y sus bebés mueren, de todas formas —argumentó un obstetra.

El trabajador social recordó a Sara que en su hogar la esperaban tres niños: Timmy, ahora de nueve, Ryan, de siete y Jacob, de cuatro. "Usted tendría que trasladarse a San Francisco por lo menos seis meses. Imagínese cómo los afectaría esa larga ausencia".

Durante el vuelo de regreso, Sara se decidió. "No me voy a echar para atrás", le dijo a Tim. Desde el principio, la preocupa-

ción primaria de Tim había sido la salud de su esposa. Pero hasta
el momento todas las madres habían sobrellevado la cirugía sin
complicaciones de consideración. "Ésta es la única oportunidad
que tenemos para ayudar a que nuestro bebé viva", él le recordó
a Sara. "Quizá debemos pensarlo más, platicarlo con nuestro
doctor de vuelta a casa."

No había mucho tiempo. Sara tenía ya veinticuatro semanas
de embarazo. Para que la cirugía tuviera éxito tenía que hacerse
por la semana treinta, porque después los pulmones del bebé
comenzarían a producir cada vez menos del líquido vital.

Sara y Tim oraron sobre su decisión. Consultaron a su obstetra, que les dijo: "He visto muchos bebés asfixiarse hasta la
muerte porque simplemente no tienen suficientes pulmones para
dar su primera aspiración. Si es lo único que pueden hacer, no
importa lo remotas que sean las posibilidades…"

El ministro de los Sieber convino. "Les han dado el conocimiento de que existe esta cirugía. Ustedes tienen que hacer todo
lo que puedan, y después confiar en que Dios haga el resto."

"Yo todavía no estaba muy esperanzada", recuerda Sara.
"Pero pensé, tal vez el doctor podría aprender algo que pudiera
ayudar eventualmente a algún otro bebé a sobrevivir."

La pareja dejó a sus tres hijos con los padres de Tim, y antes
de volver a California, le pusieron Samuel a su hijo sin nacer.
"Le damos ese nombre en honor de la historia bíblica de Ana,
que dedicó la vida de su hijo a Dios", dijo Sara.

El doctor Harrison comenzó la operación de cuatro horas haciendo una incisión transversal en forma de C en el abdomen de
Sara. Un técnico en ultrasonido lo ayudó a poner suavemente al
bebé boca arriba dentro del útero y a suturar una sola puntada a
través de su barbilla para sostener su cuello en su lugar.

Después, Harrison hizo tres agujeros pequeños en el útero y
el saco amniótico de Sara con los trocares quirúrgicos —tubos
huecos a través de los cuales él manipuló sus instrumentos: una

bomba salina para mantener limpio el líquido amniótico y una cámara para supervisar cada uno de sus movimientos—. Con lenta precisión el cirujano dirigió un par de tijeras ortoscópicas de largo mango hacia el cuello del bebé e hizo un pequeño corte que dividió la piel, y después utilizó un cierre especial, de titanio, para cerrar la tráquea del bebé.

"Eso debe bastar", anunció Harrison a su equipo mientras se preparaba para cerrar. La operación había marchado excepcionalmente bien, y el cirujano se sentía cautelosamente optimista.

El doctor Harrison esperaba que Samuel siguiera dentro del útero de la madre hasta que alcanzara su trigésima quinta semana, a cinco semanas de que llegara a término. Pero cuando Sara se recuperó de la anestesia se sentía pegajosa y húmeda.

—¿Cuál es el problema? —preguntó aturdida a la enfermera.

—Su fuente acaba de romperse —respondió la enfermera, y se apresuró a buscar al doctor. A pesar de los mejores esfuerzos del doctor Harrison, el trauma de la cirugía había cobrado su cuota. El saco de Sara se había roto, y el parto prematuro era inminente. No era infrecuente que un bebé prematuro de veintiocho semanas y media sobreviviera con la ayuda de camas calientes y respiradores. Pero no Samuel. Sin tiempo para que la pinza de la tráquea hiciera su trabajo, el bebé de Sara parecía predestinado a morir.

Pero entonces algo notable sucedió. De alguna manera, el bebé cambió de posición dentro del saco, y su cabeza minúscula contuvo la filtración. Lentamente, el líquido amniótico comenzó a recuperarse. La presión dentro de los pulmones de Samuel también continuó elevándose, y en algunos días los sonogramas revelaron un crecimiento significativo del pulmón.

"Dios había intervenido, y estaba convencida de que todo iba a salir bien", dice Sara. Pero doce días después de la cirugía, se presentó una segunda complicación.

La mañana en que Sara estaba programada para salir del hospital a una Casa de Ronald McDonald cercana ella sufrió una dolorosa infección que puso su vida y la del bebé en riesgo. Esta vez no había más plazos. Era cosa de vida o muerte: Samuel tenía que nacer.

El doctor Harrison efectuó un corte parcial en forma de C, extrayendo solamente la cabeza y el cuello del bebé. Quitó la pinza de titanio y suturó la piel. Puso un tubo de respiración conectado con un respirador de alta frecuencia que liberaba más de trescientos suaves soplos de aire cada minuto. Sólo entonces el cirujano completó la operación y cortó el cordón umbilical.

A Samuel le faltaban todavía nueve semanas, y pesó apenas kilo tres cuartos. "Llegó hasta aquí. Tiene que ser una buena señal", insistía el doctor Harrison, pero otros miembros del personal del ICU neonatal no estaban ni de lejos tan esperanzados.

—Usted necesita prepararse. Él no va a vivir —les dijo sin rodeos más de un doctor a los Sieber.

"Mantuvieron a Samuel tan sedado durante las dos primeras semanas de vida que realmente no podía decir si estaba vivo", recuerda Sara. "Oramos y oramos, pero sin importar qué pasara, Tim y yo convinimos en que habíamos tomado la decisión correcta al intentarlo."

Hora tras hora, día tras día, el pequeño Samuel desafió las probabilidades y se aferró tenazmente a la vida. Cuando tenía una semana de nacido, el doctor Harrison efectuó una cirugía para instalar un injerto Gore-Tex para substituir la mitad izquierda que faltaba de su diafragma. Siguieron otras dos operaciones: la primera para reparar una hernia bilateral y la otra para corregir una obstrucción del intestino.

Cuando Samuel tenía cinco semanas de nacido, Sara finalmente pudo cargarlo en sus brazos por primera vez. Ahora ella comenta: "Su piel era tan translúcida que podía seguir el mapa de los vasos sanguíneos a través de su cuerpo minúsculo". "Le dije cuánto lo amaba, y todo sobre sus tres hermanos que no podían esperar para que lo lleváramos a casa."

Incluso a los dos y medio meses, los médicos del NICU todavía decían a Sara: "No abrigues demasiadas esperanzas. Él todavía no está fuera de peligro." Pero los pulmones de Samuel continuaron desarrollándose y haciéndose más fuertes.

Entonces, una tarde, Sara y Tim recibieron una llamada telefónica en su cuarto de hotel. "Vuelvan al hospital", les dijo una enfermera. "Hemos quitado el tubo de respiración. Samuel está respirando por sí mismo."

"Sus débiles gritos sonaban como un gatito perdido", Sara recuerda vívidamente. "Después de doce largas semanas de oración y angustia, no podía imaginar un sonido más dulce."

Dos semanas después, Samuel estaba lo suficientemente fuerte para volar a casa a Carolina del Norte. Miembros de la iglesia de los Sieber los recibieron en el aeropuerto portando un gran letrero: "¡Bienvenido a casa, Samuel! ¡Te amamos!" Los pasajeros que los acompañaron y que habían oído la historia aplaudieron y vitorearon mientras Sara desembarcaba del avión con su carga preciosa acunada cómodamente en los brazos.

Eso fue en julio de 1996. Hoy, más de dos años después, el hijo menor de Sara se ha convertido en un niño feliz y activo que ama montar en su triciclo y jugar en el patio trasero con sus tres hermanos.

El pulmón derecho de Samuel ha alcanzado el tamaño normal para su edad, aunque su pulmón izquierdo es solamente cerca de un cuarto del tamaño normal. "El injerto Gore-Tex necesitará ser substituido conforme crece, pero no ha tenido los muchos problemas que pensaron que tendría", dice Tim Sieber.

"Estamos muy contentos con la forma en que Samuel ha evolucionado", dice el doctor Harrison. "Ha sido una inspiración para nuestro trabajo en curso." De hecho, desde el nacimiento de Samuel, Harrison y su equipo han utilizado sus refinadas técnicas quirúrgicas para operar a once infantes más con hernias diafragmáticas congénitas, y ocho han vivido y evolucionan bien. Alguien particularmente conmovida por el éxito de Samuel fue la trabajadora social del hospital que había intentado originalmente disuadir a Sara de la cirugía. "El día antes de que me llevara a Samuel a casa ella vino y me preguntó si podía cargarlo", relata Sara. "Había lágrimas en sus ojos, y decía repetidas veces: 'No eres sino un milagro. No eres sino un milagro.'"

Bill Holton

Lección de valor

El nacimiento es la abertura repentina de una ventana a través de la cual admiras una estupenda perspectiva.

William Dixon

Aturdida, caminé a través de la unidad de cuidado intensivo neonatal.

—Está pasando por muchas cosas —suspiré mientras miraba fijamente a mi pequeño hijo en su incubadora—. ¿Cuanto tiempo puede continuar con esto?

—Es un luchador —me habían dicho los doctores. Pero en mi corazón, no podía encontrar el valor para tener esperanza. Poco me imaginaba que sería este pequeño luchador quien me enseñaría el significado del valor....

Mi marido Jon y yo nos regocijamos mientras mirábamos con atención una prueba positiva de embarazo en casa.

—¡Un bebé hermano; o hermana! —gritaron Samantha, de cuatro, y Emma, de tres.

Entonces una noche, cuando tenía apenas veinticuatro semanas, un dolor agudo y un chorro del líquido me despertaron. "Algo anda mal", me aterré.

—Hay un pequeño rasgón en tu saco amniótico —dijo el doctor. Él esperaba que la medicación retrasara el parto hasta que los pulmones del bebé pudieran desarrollarse. Pero una semana después, las contracciones comenzaron.

—Tienes una infección uterina —dijo el doctor—. ¡Tenemos que sacar ahora al bebé, o podríamos perderlos a ambos!

—¡No! —sollocé—. ¡Es demasiado pronto!

Abrazándome, Jon me tranquilizó: "Todo va a estar bien. Él va a ser un luchador, como tú. Ya verás".

Pero por dentro sabía que él se equivocaba respecto a que yo era una luchadora, porque con cada contracción, el miedo me traspasaba. ¿Cómo puedo perder a este bebé?, me angustiaba.

Siete horas después, Sean Eric Fox, pesando apenas medio kilo, vino al mundo con apenas un pío y fue llevado de inmediato a cuidados intensivos antes de que pudiera cargarlo.

El día siguiente, cuando lo vi por primera vez, me llené de desesperación. A diferencia de los bebés sanos y rosados que habían sido sus hermanas, Sean tenía la piel roja como de langosta. Sus ojos estaban cerrados. Y como tenía muchos tubos, no podía encontrar un lugar en su cuerpo para tocarlo.

—¿Se salvará? —balbuceé.

—Estamos haciendo nuestro mejor esfuerzo —respondió su doctor. Él explicó que debido a que Sean fue tan prematuro, sus pulmones estaban muy subdesarrollados, había posibilidad de ceguera, daños al cerebro, muerte. "Mucho dependerá de Sean", agregó. "Si es un luchador, hay una oportunidad."

Pero apenas oí sus palabras.

—¡Vamos a perderlo! —lloré.

—¡No! —insistió Jon—. ¡Se va a salvar!

De vuelta a casa, intenté continuar como si todo estuviera bien.

—¿Cuándo viene Sean a casa? —preguntaron las niñas.

Cómo podía explicar que su pequeño hermano tal vez nunca podría venir a casa. Sentada junto a la incubadora de Sean, mi corazón golpeaba cada vez que un monitor se apagaba para indicar que su nivel del oxígeno había bajado. ¿Qué pasa si no pueden ayudarle? Me aterraba cuando las enfermeras se acercaban de prisa.

Y cuando, a las tres semanas, las enfermeras finalmente me permitieron cargar a Sean, estaba muy asustada de que pudiera lastimarlo. No obstante lo asustada que estaba, Sean parecía no temer nada. Incluso cuando sus pulmones funcionaban tan mal que sus uñas se tornaron azules, él doblaba las manos en un puño minúsculo y las sacudía furiosamente como si dijera: "¡No me estoy rindiendo!".

Estoy tan orgullosa de él, pensé a menudo. Pero en el fondo, me preocupaba cuánto tiempo podría seguir luchando. ¿Lo vería otra vez? Lloré cuando los doctores dijeron que necesitaba cirugía para reparar una hernia que estrangulaba sus intestinos.

Aunque salió airoso de la operación, mi corazón me dolía de preocupación. Y cuando su nivel del oxígeno cayó otra vez, como muchas veces antes, no podría contener mis lágrimas. "No está mejorando", lloré. "Nunca va a venir a casa." Pero esa tarde cuando me senté en la unidad de cuidado intensivo mirando cómo Sean pateaba con todas sus fuerzas a la enfermera mientras lo cambiaba de ropa, yo no podía ayudar sin sonreír. "Supongo que realmente es un luchador", reí entre dientes.

—Por eso es que ha llegado tan lejos —dijo la enfermera—. Cuando la vida se le escapa, él contraataca con todo lo que tiene. Por eso los bebés como Sean lo logran.

Oyendo sus palabras, sentí una pequeña punzada en mi corazón. ¡Ella tiene razón! Tragué saliva. No importa cuántas veces cayó su nivel de oxígeno, no importa cuánto le subió la fiebre, no importa cuánto dolor ha tenido, Sean nunca se rindió. Oh, sabía que los doctores y las enfermeras habían luchado duro para mantenerlo vivo, pero detecté algo más que mantenía a Sean. ¡Él no sabe que las probabilidades están contra él! Comprendí. Todo lo que sabe es que está vivo y que va a continuar luchando: pateando con esas piernas, batiendo esos brazos, agarrando con esos dedos minúsculos.

Si un bebé prematuro de seis semanas puede luchar tanto, ¿por qué yo no puedo? Pensé, apartando una lágrima. Pensar constantemente en lo peor que puede suceder no va a ayudar a nadie: ni a Sean, ni a mi familia, ni a mí. Y aunque no estaba segura cómo, sabía que, de alguna manera, tenía que parecerme más a Sean.

—No va a ser fácil que una vieja preocupona como tu mamá cambie sus costumbres —susurré. —Sólo te prometo, Sean, que si continúas luchando, yo lo intentaré también.

Como si entendiera cada palabra, Sean apretó mi dedo con todas sus fuerzas.

Hasta entonces, había estado demasiado asustada de que pudiera lastimar a Sean para aprender cómo darle el cuidado especial que necesitaba. Ahora, razoné, cuanto más aprendiera, menos intimidante sería. "¿Podría mostrarme cómo trabajan sus monitores?", pregunté a su enfermera.

En casa al día siguiente, cuando miré a escondidas en el cuarto de niños vacío, en vez de sentir pena por mí, me dije que imaginara a Sean en mis brazos mientras lo arrullaba.

Cuando las niñas preguntaran: "¿Cuándo vendrá Sean a casa?", en vez de hundirme en la desesperación, diría, "Está creciendo más cada día: ¡ganó un gramo entero ayer!"

Algunas semanas después, cuando llevé a Samantha y Emma a ver a su hermano bebé por primera vez, mi corazón se llenó de alegría mientras lo arrullaban sobrecogidas. Para mi asombro, no dudé más que Sean subiría un día al gimnasio de selva en nuestro jardín con sus hermanas mayores. Lentamente, dejé que la esperanza llenara mi corazón, y para mi asombro, descubrí una fuerza que nunca había conocido.

Y como si Sean detectara mi espíritu renovado, parecía luchar incluso más duro. ¡Y después de doce semanas, finalmente llegó a casa pesando un considerable kilo y tres cuartos!

—¡Te dije que era un luchador! —dijo Jon cuando llevé a Sean a su cuarto por primera vez—. ¡Como su mamá!

—Gracias —sonreí—. Pero aprendí todo lo que sé sobre ser una luchadora de mi hijo.

Hoy, Sean es un niño sano que ama las paletas de agua y jugar cucú con sus hermanas. Siempre me inspiraré por el espíritu guerrero que vi en él esos primeros días difíciles; y que me enseñó todo lo que sé sobre valor y esperanza.

Ami Fox según se lo contó a *Dianne Gill*
Extraída de *Woman's World*

Los papás serán papás

Mientras estaba embarazada de mi primer niño, abochornada durante los interminables meses ardientes del verano en los cuales los tobillos se me hincharon y el sudor corrió profusamente, sólo quería una cosa: dar a luz.

—No puedo esperar hasta que este niño esté fuera —jadeaba de frustración.

Mi marido me tranquilizaba cariñosamente diciéndome que el bebé llegaría en la fecha prevista. Que cierto día estaría libre de la carga del peso adicional y de los dolorosos tobillos hinchados. Sin embargo, me sentía como si el niño hubiera encontrado una residencia permanente.

—Suponte que al niño le gusta donde está y no desea dejarlo —diría.

—Muy improbable, querida. El bebé estará aquí antes de que te des cuenta —insistía, con sus pies firmemente puestos todavía en la tierra, mientras los míos se elevaban constantemente.

Resulta que cuando mi fuente se rompió esa tarde fatal, fui obligada a entrar en la realidad. Nuestra primera hija dejó el útero y entró en la atmósfera. Incluso llegó tres semanas antes. Cuando Mary nació, yo no cabía de gusto. No sólo era un alivio cargar su cuerpo minúsculo en mis brazos, sino que era una belleza pelirroja. Incluso cuando tenía minutos de nacida, sentí que nosotros teníamos un afecto único. Y lo teníamos, porque ella había sido parte de mí. Sin embargo, lo que no preví fue lo difícil que sería dejarla ir.

Por esos nueve meses que parecieron una eternidad, el bebé había sido mío... todo mío. Estaba unida a mí y dependía solamente de mí para la supervivencia. Aunque Tom podía sentir su patada a través del útero mientras crecía, por lo general tuve que notificarle que ella se movía. Él dependió de mí para decirle lo que hacía el bebé. La comunicación que Mary y yo teníamos era de nosotras solas. Ahora, ella estaba en el mundo y tuve que compartirla con otros, incluyendo su papá.

Bueno, no es que no confiara en él. Mi marido es un esposo y un padre dedicado. Es sólo que él no hace las cosas de la manera en que yo las hago.

Él cargaba al bebé en forma diferente. Yo la acuné cerca, demostrándole mi amor maternal. Él la cargó viendo hacia fuera de modo que tuviera una visión del mundo. Él la transportó de modo diferente. La llevé en mis brazos de una habitación a otra mientras arreglaba las cosas. Él la colocó en el cochecito y la paseó alrededor de modo que él pudiera poner cosas lejos y aun así vigilarla. Él la consoló de manera diferente. La acuné serenamente para calmarla; él la hizo brincar. Incluso la alimentó de otra forma. Yo le doy pecho a las 2:00 de la mañana. Él le da biberón a las 2:00 p.m. (De acuerdo, no se puede esgrimir la biología contra el pobre todavía.) Es sólo que era difícil aceptar que alguien pudiera relacionarse con Mary de otra manera. Sin duda, yo era muy insegura, y compartirla fue difícil. Incluso con su papá. Por supuesto, había veces que estaba abajo en la oficina del sótano mientras trabajaba por un rato en un proyecto. Era tiempo de papá para vigilar a su pequeña niña. Cuando llegué al último de los escalones después de acabar mi trabajo, él preguntó:

—¿Dónde está Mary?

—¿Qué quieres decir con dónde está Mary? —grité.

—Pensé que tú la tenías —dijo despreocupadamente—. No te preocupes, yo la encontraré.

Él la había colocado en el piso de la sala de estar por un momento y después le había dado la espalda inadvertidamente. Comenzamos nuestra búsqueda allí. Resultó que ella había gateado hasta el ventanal y se ocultaba detrás de las cortinas. La encontramos riendo nerviosamente de placer por los pájaros en el jardín de enfrente y los coches que pasaban cerca. Fue la primera vez que ella gateó. Raramente la ponía en el piso, pero a Tom le gustaba para que tuviera lugar para estirarse y jugar. No se hizo ningún daño, de hecho ocurrió lo contrario. Nuestro bebé había alcanzado un nuevo punto en su vida porque mi marido, su papá, le había permitido ampliar sus horizontes.

Durante todos esos meses de embarazo mientras me quejaba, nunca imaginé lo difícil que sería dejarla ir una vez que ella naciera. Para mí, fue la primera prueba de la maternidad: deja a papá ser papá. Darme cuenta que algún otro podría enriquecer a mi hija a su manera. Y darme cuenta que lo que él tenía que darle, yo no podría dárselo.

Ésa es la belleza de la paternidad. Que cada madre y cada padre tienen una contribución única. Que nuestros bebés necesitan el amor y el cuidado distintos que cada de nosotros tiene que ofrecer. Y vale la pena. Para cuando nuestro segundo niño estaba en camino, Mary tenía dos años. Ella y su papá tenían una relación maravillosa forjada por la variedad de las experiencias que ellos solos habían compartido.

Después de que llegó nuestro hijo menor, Kristi, pude dar más libertad a mi marido —y espacio— para sus técnicas paternas distintivas. Yo también había crecido. Y había aprendido de su estilo de paternidad, así como él había aprendido del mío. Después de todo, éramos un equipo.

—Bueno, son todo tuyos —declaré un día al llegar a la oficina.

—¿No estás un poquito preocupada? —me embromó.

—No, sólo recuerda buscar detrás de las cortinas si el bebé desaparece —me reí—. Además —agregué— tienes todo bajo control.

Susan M. Lang

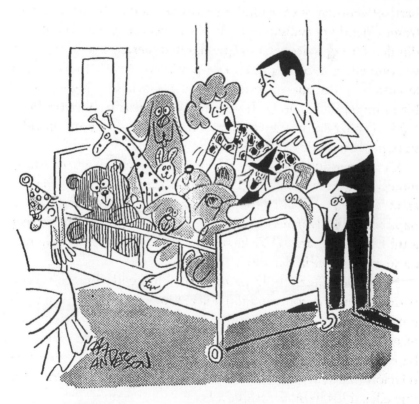

"¿Estás SEGURO que la pusiste en la cama?"

Decisión de vida o muerte

Amber Brittingham estaba parada en el umbral del cuarto de niños y las lágrimas fluían por sus mejillas. Dentro, su mamá estaba sentada en la vieja mecedora de madera cantando "Jesús te ama" y meciendo a la pequeña hija de Amber, Rachel, para que durmiera. Ésa debería ser yo sentada allí cantando a mi bebé, pensó Amber con amargura. Pero Amber tenía instrucciones terminantes del doctor de no tocar a su propio bebé, o incluso pararse demasiado cerca.

Amber agradecía toda la ayuda de su mamá, pero Rachel era su bebé, después de todo. No quiero mirar a Rachel desde lejos, sollozaba en silencio. "Quiero alimentarla y ponerla en la cama y todas esas cosas que he esperado hacer toda mi vida."

Desde que era una niña pequeña, Amber había soñado con el día en que ella comenzaría una familia propia. Apenas pudo contener su alegría cuando ella y su marido, Jonathan, se enteraron de que esperaban a su primer hijo. Pero la alegría de Amber pronto se convirtió en dolor y desesperación. Durante una revisión de rutina al principio de su cuarto mes, el doctor de Amber descubrió un bulto del tamaño de un haba en su glándula tiroides. Un cirujano hizo la biopsia, y los llamó la tarde del sábado para darles los resultados.

Amber y Jonathan habían planeado salir esa noche a celebrar su vigésimo séptimo cumpleaños. En vez de eso, ella llamó a su mamá. "Tengo cáncer en la tiroides", lloró. "No sé qué voy a hacer."

Anne y Bob Marchant condujeron dieciséis horas desde Oklahoma, a Colorado Springs donde estaba Jonathan acantonado con el ejército. El lunes por la mañana acompañaron a su hija y su yerno al consultorio del doctor. Escucharon con atención cómo el cirujano aseguró a Amber que su pronóstico era excelente, pero tenían que programar la cirugía cuanto antes.

Amber tenía una sola pregunta para el doctor.

—¿Cómo afectará la operación al bebé?

—Podría causar un parto prematuro —aceptó el cirujano—. No podremos pararlo.

Amber tocó su hinchado vientre. El bebé sólo tenía cuatro meses y medio. Si naciera, ella sabía que nunca podría sobrevivir.

—Tengo que esperar —decidió ella inmediatamente—. No puedo arriesgarme a lastimar al bebé.

Jonathan apoyó su decisión, pero los parientes de Amber querían que fuera operada enseguida.

—Tú eres nuestro bebé. Sólo queremos lo mejor para ti —le suplicaron.

—Puedo ser su bebé, pero por favor entiendan que ahora éste es mi bebé por el que estoy luchando —respondió Amber.

El doctor le advirtió que si esperaba, había posibilidades de que el cáncer se propagara en sus nódulos linfáticos. Pero la mente de Amber tenía la idea fija. "Si no me hubiera embarazado puede ser que nunca hubiera descubierto el cáncer a tiempo. Este bebé salvó mi vida, y ahora yo voy a hacer lo que sea para salvar su vida."

Amber dejó el consultorio del doctor convencida de haber tomado la decisión correcta. "Puedo hacer esto", dijo Amber a su familia y a las otras mujeres en la escuela donde trabajaba como profesora. Pero cada mañana Amber despertaba aferrada a su marido, paralizada por el miedo. "¿El cáncer se está propagando?", se preocupaba. "¿Voy a vivir o a morir?"

Un día durante su sexto mes, Amber conducía a casa desde su trabajo cuando el bebé comenzó a patear. Amber puso una mano en su vientre, y repentinamente no pudo contener las lágrimas. "¿Y si no sobrevivo y alguien más tiene que criar a mi hijo?", se aterró. "Si no estoy allí para acostarla por la noche, o ayudarla a vestir para su primer día en la escuela?"

Durante su octavo mes, los doctores hicieron un ultrasonido de la tiroides de Amber. Ahora, en vez de un solo nódulo canceroso había cinco. El cáncer crecía, pero Amber estaba determinada a aguantar un último mes. "No importa lo que me pase, con tal de que mi bebé sobreviva", se consoló.

En la fecha programada los doctores de Amber indujeron el parto y recibieron a una nena sana. "Lo logré", Amber se regocijaba contando los dedos de manos y pies. "Mira", le dijo a Jonathan, "nuestro bebé es perfecto."

Amber llevo a su bebé a casa, pero ella tenía poco tiempo para disfrutar el ser una nueva mamá. Era hora de que Amber comenzara su tratamiento contra el cáncer; y de rogar a Dios que no fuera demasiado tarde.

Los padres y el marido de Amber dieron vueltas en el cuarto de espera en tanto la tiroidectomía de dos horas se alargaba hasta las cinco. "El cáncer era incluso peor de lo que pensamos", explicó el cirujano cuando Amber despertó en la sala de recuperación. El cáncer se había extendido peligrosamente cerca de las cuerdas vocales de Amber, y ahora ella no podía decir palabra. "Hay probabilidades de que el daño a sus cuerdas vocales sea permanente", les informó sombríamente el doctor.

La mamá de Amber pidió permiso en el trabajo para cuidar a Rachel mientras convalecía su hija. Pero la cirugía había dejado a Amber tan débil que apenas podía salir de la cama. Cuando Anne entró con la bebé, Amber no tenía fuerzas para cargarla, o la voz para decir "te amo".

¿Cantaré alguna vez canciones de cuna a mi bebé?, se preguntaba Amber con ansiedad. Eventualmente, Amber comenzó a recuperar la voz. Pero entonces, todo demasiado pronto, era hora de que la nueva mamá regresara al hospital para su radioterapia.

En un hospital de Denver, Amber recibió la dosis más fuerte de radiación que un ser humano puede soportar y todavía vivir. Luego pasó una semana en un cuarto minúsculo de aislamiento sólo con una fotografía de Rachel para ayudar a sobrellevar las horas sola. La dosis era tan fuerte, que nadie podía estar cerca de Amber sin exponerse también a radiación peligrosa. Y los niveles de residuos persistirían mucho después de que Amber llegara a casa.

—No puedes acercarte a tu bebé hasta que la radiación se disperse —ordenó el doctor de manera contundente.

Amber se sintió desolada. "La única cosa que quiero en el mundo, y usted me dice que no puedo", se angustió.

En casa, Amber también tuvo que comer en platos separados y sentarse al otro lado del comedor respecto al resto de la familia en una manta que después tendría que ser destruida. Ella se sentía como si hubiera muerto y regresara como fantasma: siempre asomada al borde mismo de la vida feliz de la familia.

Cada día Amber miraba a través del cuarto mientras su mamá alimentaba a su bebé, le cambiaba los pañales y la cargaba cuando Rachel lloraba. "Rachel piensa que mi mamá es su madre" sollozó, mientras miraba a su preciosa pequeña arrullada en brazos de Anne. Pero Amber guardó bien adentro su dolor. Mi mamá ha sido tan maravillosa, pensó. No podría soportar si ella se sintiera culpable para ayudar.

Pero parada en la puerta del cuarto de niños escuchando a su mamá cantarle a Rachel para que durmiera, Amber recordó vívidamente el día en su coche cuando el bebé había comenzado a patear. Es como si mi peor pesadilla se hubiera hecho realidad, pensó. Alguien más está criando a mi niño.

Días después, Amber tuvo que luchar para contener las lágrimas cuando Rachel dijo su primera palabra. "Mamá", dijo, pero se lo dijo a su madre en vez de a ella. Ha sido tanto tiempo. ¿Mi bebé recordará que soy su madre?, se preguntaba Amber.

Amber sentía como si hubiera pasado media vida, pero finalmente llegó el momento cuando el doctor le dijo que podía cargar a su bebé otra vez.

Pronto Anne volvió a casa. "Gracias, mamá, por todo", dijo Amber mientras Jonathan metía las maletas de Anne en el coche para llevarla al aeropuerto.

Amber permaneció en casa con Rachel para que ella y su bebé pudieran familiarizarse. "Ven con mamá", dijo, pero en el momento que levantó a Rachel en los brazos, Amber pudo decir por la manera que se movía nerviosamente y apartaba su cabeza que su bebé se había olvidado de ella. "Finalmente cumplo mi sueño de ser mamá, y mi bebé no sabe quién soy", sollozaba.

Amber estaba decidida a recuperar a su bebé. Cada día durante un mes ella se tendió en la alfombra de la sala y jugó al cucú con Rachel. Cada noche ella le cantó para dormir con una voz todavía áspera por su cirugía. Durante el día la abrazaba y le decía una y otra vez cuánto la amaba. "Eres el mundo para mí", dijo, y, lentamente, Rachel comenzó a responder.

Un día cuando Rachel lloraba en su corral, Amber corrió a consolarla. Y esta vez cuando ella tomó a su bebé sintió la diferencia. "Mamá", dijo Rachel, y a Amber se le soltaron lágrimas de felicidad.

—¡Sabe que soy su mamá! —rió feliz.

Hoy, cinco años después, Amber ya está libre de cáncer. Y

no sólo es mamá de Rachel, actualmente son las mejores cama-
radas. Se peinan entre ellas y se pintan las uñas. Amber todavía
canta a Rachel para que duerma con su propia canción de cuna
cada noche, y este otoño uno de los sueños más acariciados de
Amber se volvió realidad. "Ayudé a mi pequeña a alistarse para
su primer día en el jardín de niños."

Heather Black

Lindo, mimado, y tiene la última palabra

Nada de lo que he hecho jamás me ha dado más alegría y recompensa que ser un buen padre para mis hijos.

Bill Cosby

¿Qué harías si alguien te dijera que un matón exigente, ilógico, egoísta y tosco iba a meterse en tu hogar y a tenerte como rehén por el resto de tu vida?

¿Cómo te prepararías para la llegada de una persona que representa la forma más básica de vida humana: un patán gruñón, babeante y gritón sin respeto alguno por la propiedad o la higiene personal?

Cualquier persona con un gramo de sentido común llamaría a la policía, quizás al grupo antiterrorista entero.

Pero nadie lo hace. Por el contrario, nos preparamos para estas sanguijuelas humanas con zapatitos y suéteres de punto, solicitando regalos, y abriendo cuentas bancarias para ellos. Algunas personas remodelan y equipan cuartos para ellos. Otros se mudan

190

a casas o apartamentos más grandes. Cuando hay que dar la bienvenida a un nuevo bebé, no hay gasto en tiempo o dinero demasiado grande para ser justificado o racionalizado, aunque ese bebé va a hacernos esclavos dispuestos a su bienestar eterno.

Si parece que tengo una actitud algo negativa hacia la paternidad, he dado la impresión equivocada. Amo tener hijos.

Pero no pienso que una persona deba meterse en ese brete sin el conocimiento completo de sus consecuencias así como de sus beneficios.

Y según un estudio que leí al respecto esta semana, mucha gente está haciendo justo eso. El estudio, publicado en la edición de febrero de la revista Baby Talk, dice que 52 por ciento de los padres que están esperando no creen que un nuevo bebé cambiará su forma de vida. Otro 25 por ciento dice que la paternidad será fácil.

Ellos están por llevarse una sorpresa. Porque cualquier persona que no piensa que un bebé cambiará su forma de vida es más ingenua que el infante.

La vez última que oí tal declaración, vino de una colega que tenía cerca de siete meses de embarazo. "Tener un bebé no cambiará nuestras vidas tanto", insistió. "No lo permitiremos."

¡Ajá! Pensé. Ésa sí que es buena; la suposición de que puedes "dejar" o "no dejar" que un bebé afecte tu vida. Porque una vez que el bebé nace, veremos qué "deja".

El bebé te deja dormir o no, te deja salir por la tarde o no. El bebé decide si puedes comer tu cena en paz o mirar las noticias u otros programas de televisión, así como dónde, cuándo y si tomarás vacaciones.

De hecho, las necesidades del bebé y tu propio sentido de responsabilidad por el niño influirán en casi cada movimiento y decisión que tomes a partir del día del nacimiento del bebé.

Ahora que su bebé tiene dos años, mi amiga está dispuesta a admitir lo absurda que fue su predicción prematernal.

—Cuando finalmente me siento a las 9:30 o 10:00 de la noche —dice— Estoy demasiado cansada incluso para pensar en hacer algo para mí.

Pero ella todavía no conoce todos los hechos. Porque como muchos otros antes que ella —incluyéndome—, está funcionando según la ilusión de que de alguna manera, algún día, "será más fácil". No lo es. De hecho, se vuelve más difícil. Olvídate del todo de la libertad que vas a recuperar "cuando vaya a la escuela" o "cuando sea bastante grande para manejar" o "cuando se marche a la universidad".

En vez de ello, harás la tarea, asistirás a reuniones de la sociedad de padres y sufrirás por las obras de grupo y otras formas de tortura. Puedes volverte un guía de niños exploradores, un entrenador, un papá de la banda, un padre del escenario o uno de tantos subconjuntos paternales.

Lo que es más, te costará caro todo eso, no solamente en tiempo sino en efectivo.

Y según lo que he escuchado y leído últimamente, no te libras del problema ni aun cuando se gradúan de la universidad o se casan. La última tendencia —quizá debido a la economía— es que los hijos adultos se muden de vuelta con sus padres.

La mera idea de que un niño no cambiará tu forma de vida —inmediata, drástica y permanentemente— es para carcajearse. Porque el hecho es que nunca te dejan solo.

Por lo menos, no si los educas bien y tienes la suerte de tu lado.

Ray Recchi

5

ENTREGA ESPECIAL

*Los bebés son pizcas de polvo de estrellas soplados desde
la mano de Dios. Afortunada la mujer que conoce las
punzadas de dolor del nacimiento pues ha alcanzado
una estrella.*

Larry Barretto

Amor confiable

Conforme ponía los últimos artículos en mi maleta, podía oír el radio resonando en nuestro cuarto de baño. Mi marido, Mark, escuchaba las noticias mientras se afeitaba cada mañana. "Hay informes de bombardeos a tres millas de los límites de ciudad de Saigón." Mark entró en el dormitorio. Nos miramos fijamente a los ojos, incapaces de retirar la vista, incluso incapaces de hablar. Él dio la vuelta y salió del cuarto. Cuando estuve de acuerdo en ser la siguiente voluntaria para escoltar a seis bebés de Vietnam a sus hogares adoptivos en Estados Unidos, la guerra no se había recrudecido en muchos meses. No obstante, la decisión de dejar a Mark y a nuestras dos pequeñas niñas rechonchas y mofletudas por dos semanas era difícil en el mejor de los casos. Cuando pregunté a Mark qué pensaba que debería hacer, dijo solamente: "Tienes que hacer lo que debes hacer, corazón". Pero yo sabía que las palabras, "Por favor, ¡no vayas!", gritaban dentro de él.

Consideré cómo la información de primera mano sería provechosa para el capítulo local de Amigos de los Niños de Vietnam. Mark y yo habíamos solicitado la adopción de un hijo por medio del FCVN y lo esperábamos en dos o tres años. Pensé que podía significar algo para nuestro hijo saber algún día que su mamá había estado en su patria. Cada llamada que hicimos al Departamento de Estado nos dio el mismo pronóstico alentador: no se esperaba que la guerra arreciara. Después de mucho orar y pensar, dije que lo haría. Una semana después, comenzó una ofensiva feroz del Vietcong. Dudo que hubiera cumplido mi promesa de ir si no hubiera tenido la poderosa experiencia, que reafirmara mi fe, el Domingo de Pascua, un día antes de irme. Sabía que estaría segura porque Dios me cuidaría.

Durante el camino de treinta minutos al aeropuerto de Cedar Rapids, Iowa, Mark y yo apenas hablamos. Era extraño no poder hablar de todo esto. Siempre nos habíamos enorgullecido de nuestra capacidad para comunicarnos. Mark no era solamente mi marido, sino también mi confidente, mi mejor amigo. No había nada que no pudiera discutir con él, hasta ahora. En el aeropuerto, antes de abordar el avión pasamos la mayor parte del tiempo uno en brazos del otro. Cuando se escuchó la llamada final para abordar, me demoré un poco más esperando que su amor y su confianza por mí fueran mayores que sus miedos.

—Supondré que estás bien a menos que tenga noticias de la Cruz Roja —dijo Mark, sabiendo que la comunicación por teléfono desde Vietnam era imposible.

—Estaré bien —le aseguré. No obstante, mientras caminaba a través de la explanada para subir al avión, me resistía a volverme y ver el dolor que sabía que se reflejaba en su rostro.

Una vez a bordo, me forcé a mirar por la ventana y mandarle un beso. Él me lo devolvió, intentando sonreír. Me recliné contra el respaldo y permití que fluyeran las lágrimas.

Días después en mi destino final, el aeropuerto del Tan San Nhut, la vista de los jets camuflados que se alineaban en la pista trajo de vuelta mis preguntas y dudas. Hasta que Cherie, directora de FCVN de Saigón, me saludó. "¿Has oído las noticias?", exclamó. "¡El presidente Ford ha aprobado un puente aéreo gigante para los huérfanos! ¡En vez de llevarse a seis bebés, usted ayudará a llevar fuera a trescientos si somos afortunados!"

Todas las preguntas fueron respondidas; todas las dudas, borradas. Mientras conducía por las calles atestadas y caóticas, Cherie explicaba cómo traían a docenas de bebés al centro de FCVN para prepararlos para la evacuación. A pesar de mis años como enfermera pediátrica, no estaba lista para lo que estaba a punto de atestiguar allí. ¡Cada centímetro del suelo estaba cubierto con una estera y cada centímetro de la estera cubierto con bebés! Pasamos todo el primer día ayudando a los trabajadores vietnamitas a poner pañales y alimentar decenas de infantes balbuceantes y llorones. Esa noche nuestro sueño fue interrumpido por el sonido de armas de fuego; inofensivo, nos aseguró el personal. No obstante, aunque alegre por participar en esa misión, estaba impaciente por terminar y regresar con Mark y las chicas. Así que cuando supe el día siguiente que al FCVN se le había asignado la primera posición para partir, luché por el derecho de tomar el primer avión de huérfanos a Estados Unidos. Pero sin éxito. Con la decepción en nuestros corazones, cargamos a los bebés destinados a nuestra delegación en Australia. Con veintidós bebés a mi alrededor en el piso de una furgoneta de Volkswagen, nos dirigimos al aeropuerto. Allí vimos una nube negra enorme al final de la pista. Oímos el rumor: el primer avión de huérfanos, en el que había rogado estar, se había estrellado después del despegue, muriendo la mitad de los adultos y de los niños a bordo. Conmocionados, subimos a los bebés al avión de pasajeros australiano, después volvimos al centro del FCVN donde nos confirmaron el rumor. La oficina estaba inundada por la pena. Miraba mi reloj, aún con el tiempo de Iowa. Las chicas estaban desayunando en sus pijamas desteñidas. Mark se estaba afeitando y escuchando la radio. Oiría las noticias y se aterrorizaría pensando en que yo estaba en ese vuelo. Y no había manera de llamarlo y ahorrarle ese horror y angustia. Caí sobre un sofá de ratán y sollocé sin control. Varias horas después, el teléfono sonó.

—LeAnn, es para ti —dijo Cherie. Casi reí. ¿Quién me llamaría en Saigón? Un reportero de *Associated Press* estaba en la línea. Un reportero de Iowa había hecho una serie de llamadas a través del Pacífico a reporteros que cubrían la guerra, llegando eventualmente a él, para saber si yo había estado en el choque fatal.

—Siento decírtelo —dijo el periodista— el periodista de Iowa despertó a tu marido de un sueño profundo para preguntarle si estabas en el avión que se estrelló. Tu marido no había oído todavía las noticias de la mañana. Le informaremos que estás bien. Comencé a llorar otra vez, en parte de dolor por la pena que causaba a Mark, y en parte de alegría porque él sabría que todo estaba bien. Entonces, con energía, fe y la confianza renovadas, me reuní con los trabajadores que preparaban a los bebés para nuestro vuelo, fuera cuando fuera. El día siguiente en el desayuno, Cherie se sentó junto a mí.

—LeAnn, tú y Mark adoptarán a uno de esos bebés de la habitación de al lado. Todo el papeleo está aquí y en orden. Puedes esperar a que te asignen un hijo desde un escritorio en Estados Unidos, o puedes entrar allí ahora y elegirlo tú misma.

Sin decir nada, entré en el cuarto brincoteando a través del mar de bebés. Entonces un pequeño, que vestía sólo un pañal, se arrastró por el piso hasta mis brazos y mi corazón. Al abrazarlo, acomodó su cabeza en mi hombro y parecía abrazarme. Lo cargué por el cuarto, mirando y tocando a los otros bebés. Susurré una plegaria por la decisión que estaba a punto de tomar, sabiendo que cambiaría muchas vidas para siempre. "Oh, Mark, quisiera que estuvieras aquí." Gemí. "¿Cómo elijo?" El pequeño en mis brazos respondió acariciando mi cara.

—Lo sé, hijo —susurré. —Ya te amo, Mitchell.

Dos días después, era nuestro turno de irnos. Los trabajadores nos ayudaron a subir a los bebés a un autobús que los llevaría a su vuelo a la libertad. Nueve voluntarios cuidamos cientos de bebés, colocando tres o cuatro en una caja de cartón. A pesar de la tensión, era un trabajo agradable darles incontables biberones y cambiar pañales empapados de diarrea. Seis horas después, aterrizamos en las Filipinas donde la Cruz Roja estadounidense nos recibió. "No hay acceso al teléfono para usted aquí", dijo un voluntario canoso, "pero nosotros llamaremos a su marido para notificarle que usted está segura." ¡Él se aterrará si recibe una llamada de la Cruz Roja!, me preocupé. Acariciando mi mano, la amable señora me prometió que le hablarían de una manera que lo tranquilizara. Confié en que ella lo hiciera así. Con un avión más grande y más voluntarios, continuamos la etapa siguiente de nuestro viaje a Hawai. Allí, sacaron a todos los niños del avión mientras lo reaprovisionaban de combustible. Finalmente, pude llamar a Mark. El ruido alrededor de la cabina de teléfono era tal que tuve que gritar las instrucciones al operador. Mascullé para mí, "Mark ni siquiera sabe que tenemos un hijo. No tiene idea que lo llevo a casa". Había ensayado la manera en que le daría las maravillosas noticias, pero cuando oí su voz en el teléfono, sólo se me escapó, "Amor, soy LeAnn" y comencé a llorar. Podía oírlo repetir mi nombre mientras él sollozaba también. Intenté rehacerme para poder hablarle sobre Mitchell, pero no podía recobrar el aliento. Entonces, aún gritando, dijo: "Sólo dime si estás trayéndome a nuestro hijo". "¡Sí! ¡Sí! Sí!", grité mientras mi corazón casi estallaba de entusiasmo y amor. Cuando nuestro viaje a casa finalmente terminó, cargué a Mitchell a través de la pista de despegue del aeropuerto de Cedar Rapids. Adentro, me abrumaron multitudes de reporteros con sus reflectores cegadores y sus flashes que estallaban. Entonces Mark caminó entre el resplandor, Mitchell y yo nos derretimos en sus brazos. En Saigón temí que nunca sentiría su abrazo otra vez y ahora no quería dejarlo ir. Finalmente retrocedí para que Mark pudiera echar una mirada en su hijo. Mitchell abrió los brazos y se los dio a su papá. Las lágrimas llenaron los ojos de Mark mientras lo abrazaba. Entonces Mark me atrajo dentro del abrazo. "Gracias", susurró.

LeAnn Thieman

Por qué nuestro hijo se llama Fox

Estábamos en febrero de 1968 y esperábamos a nuestro primer niño. Ése es un momento un tanto tenso en cualquier familia, pero nuestras preocupaciones se agravaron: mi marido Gerry Seldon acababa de ser enviado a Vietnam.

En junio de 1967, cuando supe por primera vez de mi embarazo, estábamos rebosantes de alegría. Deseaba tener un parto natural, así que asistimos fielmente a las clases de Lamaze, aprendiendo a respirar a la hora de la verdad, mientras mi circunferencia aumentaba y mi espalda comenzaba a dolerme, Gerry estuvo allí con una almohada justo cuando la necesitaba. La guerra estaba presente en la mente de todos, pero sucedía en otra parte; ¡yo estaba mucho más interesada en qué sucedía dentro de mí!

Y entonces ocurrió lo impensable: Gerry recibió su notificación de la junta de reclutamiento; tenía que reportarse en una semana al campo de entrenamiento. ¿Qué iba a ser de mí? Al principio parecía que probablemente su reclutamiento sería diferido porque yo estaba embarazada, pero el conflicto se recrudecía, y como resultado de la terrible ofensiva de Tet, se requerían más hombres en el frente.

—No te preocupes, amor, sabes que siempre estoy contigo; y te apoyaré cuando el bebé llegue.

Pero no podía deshacerme de la sensación de desastre. ¡Todas esas horas de entrenamiento y aprendizaje de cómo contar y respirar correctamente! ¡Todas las veces que había reído sobre cómo Gerry iba a entrar valerosamente en la sala de partos y después a desmayarse en cuanto viera un poco de sangre! ¿Cómo podría pasar por esto sin él?

Entonces repentinamente me di cuenta de algo: no era la única que afrontaría una prueba dura en ciernes; y la mía era probablemente mucho más segura que la suya.

Hey, ¿cómo puedo estar asustada cuando he tenido tan buen entrenador? ¡No te preocupes, estaré bien!

Los siguientes días pasaron como un torbellino. Fiestas, visitas a su mamá y a la tía Louisa y haciendo el equipaje. Y volviendo a hacer el equipaje. Pondría algunos pares adicionales de calcetines en su mochila, y él los devolvería furtivamente a su cajón. Después hice un poco de dulce de azúcar e intenté congelarlo para que se lo llevara. Eso incluso hizo que no pasara más allá de la puerta del dormitorio. Finalmente él me atrajo a su regazo en la cama, riendo. "¡Van a darme las ropas de la milicia de todos modos, tonta!" Él prometió solemnemente que escribiría tan pronto como estuviera allí. En su último día en casa salimos a cenar, y él me embromó mientras bailábamos por última vez: "No parece que estemos tan cerca como solíamos estarlo, amor."

Y entonces, de repente, se fue.

Sus cartas desde el campo de entrenamiento estaban llenas de historias hilarantes sobre su sargento instructor, que parecía ser un estereotipo ambulante, y los errores que él y algunos de los otros hombres de su pelotón cometieron durante el tiempo de instrucción. Sabía que eso de la preparación de los hombres para la guerra no podría ser toda diversión y juegos, pero Gerry nunca dejó que algo triste trasluciera.

Cuando el campo de entrenamiento acabó, volé para reunirme con él por un fin de semana en San Francisco; luego se fue otra vez.

Sus cartas eran mucho menos frecuentes ahora, pero su tono seguía siendo el mismo. No fue sino hasta mucho después que aprendí que los diez hombres originales de su patrulla "Fox" se habían reducido a ocho, y Gerry mismo había estado cerca de ser una de las pérdidas. Nombres como Saigón, Da Nang, Long Binh-I no recibían mucha atención en las noticias. Pero Gerry había estado en Long Binh cuando el campamento de Bear Cat, kilómetro abajo por el camino, había sido atacado y destruido por el Vietcong.

Intenté imitarlo: todas mis cartas para él las llené de descripciones del nuevo móvil que la tía Louisa nos había dado para colgar sobre la cuna del bebé, y las pequeñas camisas de dormir y vestidos que mi hermana me dio en el baby shower. O la vez que una madre se disculpó torpemente conmigo en la fila de una caja del supermercado después de que su hijo de seis años me miró con curiosidad y preguntó (en tono muy fuerte): "¿Cómo se puso esa señora tan gorda, mamá?" Le dije a Gerry cuán voluminosa me estaba poniendo, pero nunca le mencioné cómo despertaba en la noche cuando el bebé me pateaba y yo rodaba para enseñárselo, sólo para sentir la cama fría y la almohada vacía.

Hubo momentos preciosos en que el pelotón de Gerry estaba en un lugar seguro, y se permitía a los hombres llamar a su casa. Los nueve minutos que asignaron a cada hombre se iban como nueve segundos, pero su voz nos reunía siempre e hizo parecer como si estuviera realmente a mi lado.

Con Gerry lejos, mis suegros hicieron esfuerzos extraordinarios para hacerme sentir segura, pero no era igual, por supuesto.

Cuando mi labor de parto comenzó a la mitad de una noche helada de febrero, los llamé.

—Siento despertarte, papá: creo que es tiempo de que vengas. Estoy muy bien, pero también estoy segura de que debo ir al hospital.

Él estaba allí tan rápidamente que sospecho que se iba a la cama con sus ropas puestas y sus llaves del coche en la mano; y por primera vez en su vida, mi suegro excedió el límite de velocidad. Cuando él me dejó al cuidado de la enfermera en el área de recepción, casi pude oír su suspiro de alivio.

A partir de ese momento, las cosas se pusieron confusas. Las horas pasaron, y las figuras en ropas de colores brillantes seguían diciendo animadamente: "Lo estás haciendo muy bien". Correcto. Todo lo que podía pensar era: "Quiero a mi marido". El doctor decía: "Ahora respira, recuerda, justo como lo hiciste en clase". Intenté, pero sin Gerry para entrenarme y para sostener mi mano, no podía hallarle el modo. El bebé parecía sentir su ausencia también, porque a pesar de todos nuestros esfuerzos, parecía muy renuente a nacer.

Y entonces sucedió el milagro. Una enfermera vino hasta la mesa con un teléfono, y lo sostuvo junto a mi oído. ¡Era Gerry! Sabiendo que era la fecha programada, él llamó a casa, y mi suegra le dio el número del hospital. Incluso mientras mi cabeza giraba por la emoción de oír su voz, una pequeña vocecita en mi interior decía: "Sólo tienes nueve minutos; sólo nueve minutos. Él va a colgar pronto, y estarás sola otra vez".

Pero hice mi mejor esfuerzo en esos nueve minutos. "Respira", decía Gerry, y respiraría y pujaría mientras que él contaba. "Respira." El doctor O'Connell parecía muy contento.

¡Quizá lo estaba haciendo muy bien! De repente tuve la extraña sensación de que la voz de Gerry se había multiplicado y amplificado un poco. ¿Y ciertamente habían pasado más de nueve minutos? Lancé una mirada a las manecillas del reloj que colgaba en la pared. Había pasado más de una hora desde que Gerry llamó. ¡Debo estar alucinado! Eché un vistazo a la cara de la enfermera, y ella estaba sonriendo, pero también llorando. ¿Qué sucedía? Cuando comprendí la verdad, prorrumpí en risas.

Cada uno de los hombres de la patrulla Fox había entregado sus nueve minutos de modo que Gerry pudiera estar conmigo cuando nuestro hijo naciera, pero solamente con la condición de que podrían participar. En vez de tener un marido apoyándome en el parto, tenía ocho entrenadores que gritaban "¡Respira! ¡1-2-3-4...!" en el teléfono!

"Muy bien, puja más fuerte." Estaba muy cansada, pero mientras me rehacía para otro esfuerzo, la orden del doctor O'Connell era repetida por todos los hombres de la patrulla Fox, y cuando mi hijo hizo su entrada en el mundo, las cálidas felicitaciones del personal de la sala de partos fueron ahogadas por aclamaciones y gritos del otro lado del mundo.

Nuestro impulso inicial fue nombrarlo Gerald Luis Tyrone William Javier Chico Sung Li Carl Seldon, por todos los hombres que habían ayudado a traer a nuestro hijo al mundo. Entonces el sentido común se impuso, y nos compadecimos del niño que tendría que escribir su nombre completo muchas veces en su vida.

Y por eso nuestro hijo se llama Fox.

Mary Jane Strong

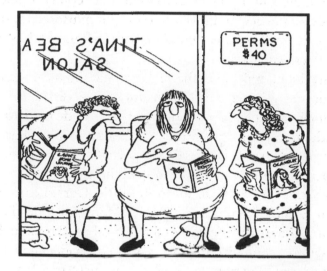

"No es nada, tengo una amiga que estuvo en el parto sesenta y siete horas, ella no podía tomar ninguna medicina porque es alérgica, y para colmo el personal completo de maternidad estaba en huelga y su bebé tuvo que ser recibido por un portero."

Bebé a bordo

*Todos nacemos por una razón, pero no todos descubrimos por
qué. El éxito en la vida no tiene nada que ver con lo que ganas
en la vida o logras por ti mismo. Es lo que haces por otros.*

Danny Thomas

Sandy y Theresa de Bara de Greenfield Park, Nueva York, decidieron llevar a su hija de tres años, Amanda, a Disney World.
Querían darle un regalo especial antes de la llegada de su nuevo
bebé, que nacería en dos meses.

La mañana en que debían irse a Orlando, Theresa llamó a su
doctor para quejarse de "indigestión y de una poca de presión".
Pero él le dijo que probablemente fuera falsa alarma, como la
que había experimentado con Amanda.

Poco después de que el avión despegara, Theresa se doblaba
de dolor. Ella sabía que no era ninguna indigestión. Esto era el
parto. Sandy detuvo con señales a la asistente de vuelo Meg Somerville, y una vez que Somerville se diera cuenta de qué suce-

día, despejó una fila de cinco asientos para que Theresa pudiera acostarse.

Entonces Somerville habló por el altavoz y dijo: "Tenemos una mujer en trabajo de parto. Si hay un médico a bordo, por favor acuda a la fila veintiocho".

Steven Rachlin, médico internista del Old Brookville, Nueva York, que también llevaba a su familia a Disney World, llegó al lado de Theresa. Él había recibido un bebé sólo una vez trece años antes.

Después de un rápido examen, vio que Theresa sangraba. "Veo que la cabeza comienza a aparecer", anunció a Somerville. "¡Esta señora está teniendo el bebé ahora!"

Mientras los asistentes de vuelo se escabullían para conseguir mantas, el piloto se comunicaba por radio con los controladores aéreos del aeropuerto internacional Dulles, cerca de Washington, D.C., para decirles que necesitaba hacer un aterrizaje de emergencia. Sandy se apartó impotente, rogando que su esposa y el bebé se salvaran. Una mujer que viajaba con sus propios niños pronto se hizo cargo de Amanda, que estaba sollozando y preguntaba si su madre iba a morir.

Mientras el avión comenzó su descenso de emergencia, Theresa dio a luz. Pero el bebé, un niño, tenía el cordón umbilical enredado alrededor de su cuello. Él se había puesto azul y no respiraba.

Rachlin comenzó un procedimiento de reanimación dando masajes con dos dedos en el pecho del recién nacido y gritando: "¡Respira, bebé, respira!"

—Dios —gimió Theresa —¡por favor salva su vida!

Entonces, otros dos pasajeros, James y Jen Midgley de Chelmsford, Massachusetts, que eran paramédicos así como marido y esposa, se ofrecieron a ayudar al bebé. La especialidad de Jen es el procedimiento respiratorio infantil. Ella se volvió hacia los asistentes de vuelo y dijo: "¡Necesitamos un popote!"

"No llevamos a bordo", respondió uno de los miembros de la tripulación. Pero la asistente Denise Booth había traído un jugo con ella; éste tenía un popote al lado.

Mientras Rachlin continuó con la reanimación, Jen dirigió cuidadosamente el popote por la garganta del bebé. Entonces succionó el líquido fuera de los pulmones del infante. Finalmente, después de cinco minutos de tensión, el bebé comenzó a llorar. Una agujeta donada por un pasajero se usó para atar el cordón umbilical. Conforme el llanto del bebé llenó la cabina, todos a bordo aplaudieron y vitorearon.

Una vez que el avión aterrizó, los paramédicos que esperaban llevaron a la madre y al bebé al cercano Reston Hospital Center. Mientras sacaban a Theresa, los pasajeros le dieron una ovación de pie. Sandy abrazó a Steven Rachlin, y todos ovacionaron otra vez.

Después de una hora en tierra, el avión despegó para Orlando con bebidas gratis para todos los pasajeros. Antes de que llegaran, el capitán anunció que el bebé —de nombre Matthew Dulles, por el lugar de aterrizaje de emergencia— resistía en la sala de cuidados especiales para niños del hospital. Theresa también se recuperaba.

Pero resultó que Matthew tenía problemas respiratorios. Permaneció en el hospital por tres semanas antes de que permitieran que fuera a casa.

"No tengo más que palabras de agradecimiento a todos", dijo Sandy después a los reporteros. "La gente en Virginia nos invitó a sus casas, cuidaron de Amanda, incluso se ofrecieron a lavar nuestra ropa. Y un equipo de hockey envió un uniforme a Matthew. Dijeron que cualquier persona que podía sobrevivir a ese nacimiento es lo suficientemente fuerte para jugar su juego."

Amanda era demasiado joven para entender mucho de lo que había sucedido. Todo lo que ella sabía era que durante el vuelo su mamá había tenido un dolor de vientre, Matthew había nacido y mucha gente corría alrededor.

Pero la pequeña niña sacó una conclusión interesante de todo el episodio. "Ahora sé de dónde vienen los bebés", dijo después.

—¿De dónde? —le preguntaron.

—¡De los aviones!

Allan Zullo y John McGran

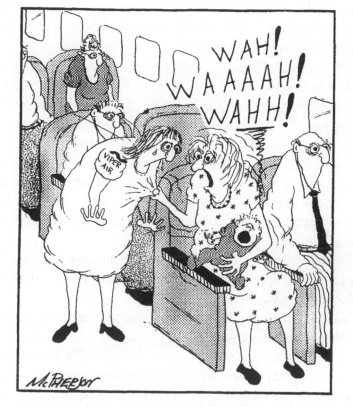

"¡No creo que me entienda! ¡El chupón se cayó
en alguna parte allá en el aeropuerto! Diga al
piloto que dé vuelta al avión. Ahora."

Centro comercial de bebés

Mi marido llevó a nuestros tres pequeños hijos por el largo pasillo de la sala de maternidad, deteniéndose brevemente en cada umbral para que saludaran a las nuevas madres que abrazaban a sus bultitos. En mi cuarto, él les hizo señas para que entraran y les presentó a su nuevo hermano.

Katrina, de cinco años, cautelosamente tocó el grueso pelo rojo del bebé que la enfermera había cepillado y enroscado en un grueso rizo hacia arriba. Examinó sus pequeños pies, admiró sus orejas minúsculas, y le plantó besos en su codo con hoyuelos. Pero las caricias pararon cerca de su muñeca.

Echándose para atrás, ella señaló la pulsera de identificación y frunció el ceño: "Mira, mamá. Le dejaron puesta la etiqueta del precio!"

Carol McAdoo Rehme

Pre-paternidad

Esperamos a la trabajadora social algunas horas. Básicamente estamos listos. Es decir, hemos limpiado esta casa como nadie. Y hemos puesto sal de roca sobre toda la calzada para que ella no derrape. Iba a hacer compota de manzanas para que la casa tuviera el cálido, hospitalario, olor de la canela. Pero ahora estoy pensando que mejor debo hornear un pan. ¿Y qué hay del fuego en la chimenea? El olor del fuego dice definitivamente: hogar.

¿Pero cuál es el olor del padre? Más específicamente, ¿cuál es el olor del material del buen padre? La trabajadora social viene para evaluarnos. Ella está camino de nuestra casa hoy para hacer un "estudio socioeconómico", el primer paso en el procedimiento de adopción.

Alex y yo hemos decidido adoptar a un bebé de China. Bueno, no hemos decidido decidido, sino que estamos de lleno en el proceso de decisión. Cuanto más profundo vas, más comienza a latir el corazón.

Hay mucho que puedes hacer antes de comprometerte. Quedan atrás montones de papeleos. Así que ahora estamos en esto.

211

Ésta es nuestra manera de decidir, de proceder con cautela, de abrir la puerta a lo desconocido.

—¿Crees que debemos tener el olor del pan horneado flotando a través de la casa? —le pregunto a Alex.

—Puede ser poco ingenioso —dice—. Nunca cocemos el pan al horno.

—¿Está bien la compota de manzanas?

—No hacemos eso tampoco —dice.

—La hice en el séptimo grado —apunto—. Fue lo primero que cocinamos en la cocina integral de la casa.

—De acuerdo —dice. Él sabe rendirse cuando la tensión me está dominando.

—Pero, ¿irá el olor a la sala? —pregunto—. ¿Traemos un ventilador aquí o algo, y apuntamos el aroma hacia atrás de la casa?

—No —dice—. No debemos. Él sabe hablar clara, terminantemente, cuando estoy saliéndome de mis casillas.

Estoy nerviosa. Nunca he tenido un estudio socioeconómico antes. Nunca he tenido que poner a mi yo doméstico en revisión. No es mi yo más desarrollado. Mi Martha Stewart interna no es lo que tú llamarías una identidad completamente actualizada.

No ayuda que esté lloviendo. Que el hielo afuera está cediendo lentamente el lugar a un jardín que parece sopa. "¡Bienvenida al día más feo en nuestra granja!", me imagino diciéndole cuando ella se acerque. Pero entonces ella puede pensar que quiero decir que es feo porque ella está aquí, así que no, mejor no ir por allí.

Estoy nerviosa. Quisiera que esto saliera bien. Estoy pelando manzanas. Estoy limpiando la mesa repetidas veces para demostrar lo buena limpiadora que soy. Estoy espolvoreando la canela en las manzanas, cantidades de ella para cerciorarme de que el aroma de mi propia domesticidad, de mi promesa como madre, es inequívoco.

Podría, por supuesto, ser insultada. Quiero decir, quizá ésa es la dirección emocional más fuerte que me puede guiar ahora. ¡El ultraje! ¿Un estudio socioeconómico? ¿Por qué debo probar mi potencial como madre a una completa desconocida? Cualquier demente con conocimientos de plomería puede convertirse en padre. Sin formatos que completar. Sin historia por revelar. Ninguna pregunta sobre cómo enfrentar los conflictos. ¿Por qué yo? Pobre de mí. No es justo. La vida no es justa. Lo cual, por supuesto, es solamente la mitad de la historia. La vida sólo parece injusta cuando te pone piedritas. Pero qué distinto es cuando está enviando esos igualmente raros lanzamientos perfectos, un buen trabajo, un buen marido, un hogar feliz, una familia que apoya, un bebé que necesita una mamá. En China, nos dijeron que sería niña.

Muy bien, aquí viene un coche. Un coche blanco. En camino de ser un coche blanco fangoso. Oh, debía haberla preparado. Se acerca a la calzada, se queda allí por algunos minutos. Ella está volteando papeles, anotando cosas. Ella nos está asignando malas calificaciones por el fango. Sólo eso puedo decir. Me estoy mordiendo las uñas. Me paseo de un lado a otro.

—Sólo sé tu misma —dice Alex. Él tiene un paraguas. Sale por ella.

—¡Buena jugada! —digo—. ¡Llevarle un paraguas! ¡Ciégala con caballerosidad!

—Está lloviendo —dice.

Cuando entra en la casa comienzo mis disculpas. Por la lluvia. Por el cielo gris. Por los surcos en el Wilson Road. Porque no hemos remozado todavía la cocina. Por el foco inservible fuera en el pórtico. Por la manera en que el gato duerme en la antena del satélite a pesar de que le he provisto de una buena cama para gato.

—Pareces nerviosa —me dice, sonriendo—. No lo estés por favor. Esto no es una investigación. Es algo más informal

y amistoso. ¿Sabes? Estoy aquí para ayudarte a traer a tu hija
a casa.

¿Mi…. qué? ¿Disculpa? Ésta es la primera vez que oigo esa
palabra utilizada de ese modo. ¡Qué palabra! "Hija." "Mi hija."
"Nuestra hija." Eso suena bien. Alex me mira. Él está sonriendo.
Estoy sonriendo. La trabajadora social está sonriendo. Tres personas disfrutando de la misma música. Las decisiones son como
música. Nuevas canciones que tú pruebas. Cuanto más hermoso
el sonido, más corazones comienzan a latir.

Jeanne Marie Laskas

Trabajos de amor

El parto es difícil, pero cargar al niño hace que el dolor valga la pena.

Marianne Willamson

No estoy segura, pero estoy casi segura, de que soy la primera mujer en dar a luz. Por lo menos eso sentía el pasado mes de septiembre, cuando Catlyne nació.

Incluso la palabra "hija" me llena del más grande sentimiento de orgullo. Y aunque hay centenares de millares de hijas allá fuera, no puedo dejar de sentir que tuve a la primera "verdadera". La verdad es que se abrió una puerta emocional que nunca supe que había. Sin embargo, no hubieras podido convencerme de esto durante el parto.

¿Cómo es que todas las mujeres en mi vida que tenían incontables historias tan graciosamente compartidas sobre el aumento titánico de peso, la acidez, la hinchazón de pies, las náuseas y otros encantadores efectos secundarios del embarazo nunca me

215

hablaron sobre el parto? Si alguien me hubiera dicho cuánto me iba a doler, me habría retirado del negocio mientras todavía había tiempo.

La clase de Lamaze, de la que nos reímos repetidamente, se volvió una fuente invaluable de información cuando el parto comenzó.... Sabía qué clase de anestésico pedir (o exigir en este caso), cuál definitivamente pedir (exigir) para el momento en que llegué al ala de partos. El problema es, sin embargo, que no te dan anestésicos hasta que no te has dilatado cinco centímetros (para todas las que han experimentado este "milagro de la vida" no consigues el premio hasta que no has llegado a diez). Estaba segura que con todo el dolor que padecía, yo debía haber alcanzado por lo menos ocho. Una enfermera me informó con una sonrisa divertida que tenía uno.

Deseé golpearla. Duro.

Esperé casi diez horas, y durante ese tiempo comencé a pensar. Dicen que hay una razón para todo, incluso para las cosas más dolorosas de la vida. Sé que esto es verdad, y durante el dolor tuve una revelación divina: Dios no es mujer.

Ninguna mujer haría que otro ser humano pasara por esa clase de tortura. Ella habría diseñado el cuerpo de una mujer de una manera más concienzuda. Por lo menos ella tendría que haber ideado una experiencia igualmente atroz para los hombres, para emparejar las cosas.

Ya sabes, los nueve meses de embarazo no eran demasiado malos. Tres meses los pasé con sensación de vómito, una cintura que desaparecía y olvidándome de dormir sobre mi espalda si quería respirar al mismo tiempo. No importaba la cerveza precedente (bien, quizá un poco), o cualquier cosa que es mala para ti pero sabe bien. Embalé lejos mis lindas tangas de bikini en trueque por la ropa interior que llegaba a mi barbilla y compré un sujetador "bonito" de algodón cuarenta y siete veces más grande que el mío de lacitos. Me imaginaba que todo valía la pena.

Pero no el parto. Es decir, hasta que vi su cabeza.

Nadie habría podido prepararme para el torrente abrumador de emoción que sentí cuando vi a este ser humano pequeñito. Nunca amé a nadie tanto como la amé a ella. Cualquier inconveniente o malestar parecía tan pequeño e insignificante comparado con el milagro que miraba.

Es gracioso. Nadie en el mundo habría podido convencerme de que sentiría maravilloso al tener un bebé. Soy de la generación de mujeres de treinta y tantos determinadas a tener carreras y vidas diferentes de nuestras madres. De ninguna manera me quedaría en casa a cuidar cuatro niños y un hombre el resto de mi vida. Me negué a aprender cualquier cosa que sintiera remotamente doméstica. Matrimonio y niños no evocaban sino sentimientos de entrampamiento. Me gustaba ser soltera, trabajar, viajar y cuidar de mí.

Cuando pensé en tener niños, estaba preparada para las botellas, los pañales sucios, los llantos y una vida de responsabilidad. Pero me olvidé de la parte humana. Nunca se me ocurrió que un niño podría traer amor a tu vida y la responsabilidad de cuidar de ella sería un placer. Es agradable cuidar de alguien más para variar.

Catlyne nos ha afectado a todos nosotros. El padre es más feliz y se está cuidando mejor de modo que pueda enseñarle cómo jugar softbol. Mi hermana prácticamente se ha mudado con nosotros con la esperanza de que si permanece bastante tiempo, ella conseguirá la custodia del bebé basándose en los derechos de patrimonio familiar. Todos sonreímos más, reímos más, nos amamos más. ¿Cómo nadie me dijo lo estupendo que sería esto?

Y ante ello, ¿qué es un poco de dolor?

Claire Simon Laisser

MATERNIDAD

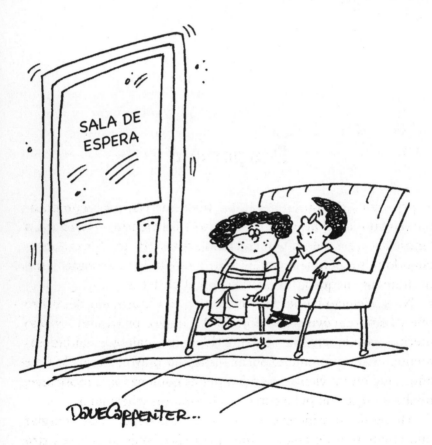

"Vaya que esa cigüeña sabe gritar."

Dos por uno

A principios del otoño de 1983, mientras las hojas comenzaban a cambiar, el aire se tornaba frío y mi vientre comenzaba a "mostrar" a mi quinto hijo creciendo dentro de mí; fue entonces cuando mis esperanzas de dar a luz a este niño se desvanecieron durante un chequeo de la rutina con el obstetra.

No se detectó latido del corazón, y un ultrasonido demostró que yo tenía un óvulo deteriorado. Mi doctor programó legrado uterino para la semana siguiente. Elegí mis palabras cuidadosamente, cuando intenté explicar a mi hija mayor, Elisa, de siete años, que en mi vientre, donde apenas comenzaba a mostrarse, no iba a crecer un bebé como sus hermanos y hermana.

Me sentía muy incapaz y vacía ese invierno, pero las energías que emanaban de cuatro niños pequeños, más la prima extra de algunas nevadas intensas, me tuvieron ocupada levantando barreras contra la nieve y por supuesto, "ángeles en la nieve". No obstante, deseaba embarazarme otra vez cuanto antes.

Justo después del Año Nuevo, mi doctor confirmó lo que había sospechado por varias semanas: sí, esperaba otra vez. Me en-

vió a casa con una fecha programada a mediados de septiembre
e indicándome que tomara las cosas con calma.

Llegué a casa de la cita de mi doctor, impaciente por decir a
los niños las buenas noticias, y todo lo que pudo salir de mi boca
fue "¿Adivinen qué, chicos?"

Antes de que pudiera decir cualquier cosa, Elisa intervino:
"¡Vas a tener un bebé!" Ella continuó con los ojos muy abiertos
por el entusiasmo, "pero vas a tener dos bebés, ¡porque Dios se
llevó el último al cielo!"

—¡Caramba –dije— ¡Contrólate! Las cosas no funcionan de
esa manera. No hay gemelos en nuestra familia.

—Pero, mamá —insistió— ¡acabo de saber que vas a tener
dos bebés y que serán niñas rubias y se parecerán!

Bueno, no había manera de persuadirla de otra cosa, además
de que convenció muy bien a sus hermanos y hermana.

Pensé que lo que ella había dicho era muy lindo, así que reí
y bromeé al respecto con la familia y los amigos, y mi vientre
creció y creció.

Pronto, estos amigos que habían reído conmigo estaban diciendo: "¿Sabes?, quizá ella tiene razón; ¡realmente te estás poniendo enorme!" Pero yo decía siempre: "No, no, el doctor dice
que solamente hay uno dentro".

Debido a que mi vientre estaba "realmente grande" mi doctor programó un ultrasonido, pensando que quizá yo había cal-
culado mal, y quizás mi fecha de parto estaba más cercana de lo
que pensábamos originalmente.

6 de julio de 1984, una vez que me tendí en una camilla lista
para estallar después de beber cinco vasos de agua, la técnica comenzó a explorar mi vientre montañoso. "Bueno, aquí está una
cabeza, un brazo, una pierna, y este bebé tiene un buen latido
del corazón", me dijo, pero ella estaba sólo en el lado derecho de
mi estómago. Un poco ingenuamente me preguntó: "¿Pero que
tenemos aquí?" y flemáticamente añadió: "Veamos al siguiente."

Ella debe haber notado la mirada de conmoción en mi cara, porque dijo: "¿No sabía que esperaba gemelos?"

¡Estuve a punto de caerme de la cama! Mientras ella continuaba explorando, señalando varias partes del cuerpo, y finalmente diciendo que probablemente eran niñas y muy posiblemente idénticas, seguía oyendo a Elisa en mi cabeza que decía: "¡Ves, te lo dije!"

Es innecesario decir que cuando anuncié las "noticias" a mi esposo esa tarde, él trazó un sendero en la alfombra (justo como pensé que lo haría). Y justo como sabía que ella haría, Elisa saltaba de arriba abajo diciendo, "¡Ves, te lo dije! ¡Lo sabía!"

Pasamos las siguientes semanas observando. Mi vientre creció fuera de control, y los bebés se ejercitaban y meneaban, buscando una posición cómoda en mi atestado útero, lo que se convirtió en la fuente principal de entretenimiento cada tarde.

Al final, el 24 de agosto de 1984, un par de semanas antes de que llegara la fecha prevista, llegaron las gemelas idénticas, Sarah y Julia.

La primera vez que Elisa las vio, mientras frotaba suavemente sus caras y sostenía sus pequeñas manos, dijo con su vocecita: "¡Ves mamá, te lo dije! Dios se llevó a ese otro bebé al cielo, y sabía que él iba a darnos dos bebés que se parecieran, ¡y aquí están!"

Han pasado quince años desde su nacimiento, y todavía cuento esta historia sobre cómo llegaron las gemelas. Y sí, supongo que las gemelas realmente son de la familia, ¡porque Elisa ahora es también madre de gemelos de dos años! ¡Ves, Elisa, te lo dije!

Elisabeth Sartorius

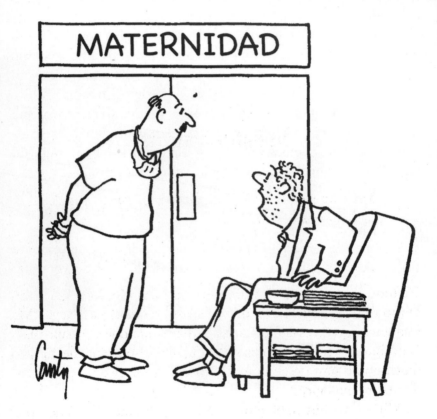

"No, ella no tomaba medicinas para la fertilidad. ¿Por qué?"

Nuestra historia

Nadie ha medido nunca, ni siquiera los poetas, cuánto puede soportar el corazón.

Zelda Fitzgerald

Cuando entramos en el restaurante, mi marido, Mike, me preguntó cuál era "ella". Con mi voz siempre amorosa, le dije: "Me imagino que ella es la muchacha embarazada que se sienta allá". Entrábamos en el que podía ser el día más importante de nuestro matrimonio hasta ese punto. Íbamos a conocer a un prospecto de madre biológica.

Mike y yo nos habíamos casado y habíamos "tratado" por varios años. Amigos y conocidos nos habían dado su consejo para embarazarme. Habíamos intentado y fallado con varios doctores de fertilidad. Nos dijeron que nos relajáramos, nos moviéramos de esta manera y de esta otra y —mi favorito— ¡nos acostáramos bajo un pino! Imaginémos relajados, con agujas de pino por todas partes, y una erupción, ni siquiera cerca de la fertilidad. Es innecesario decir que ningunas de estas ideas nos condujo al embarazo.

Una noche, nos sentamos y discutimos qué era importante para nosotros. Juntos, sabíamos que deseábamos ser una mamá y un papá de alguien a quien pudiéramos amar incondicionalmente. No importaba cómo llegara el niño al mundo sino lo que haríamos después de que estuviera aquí. La adopción parecía la opción perfecta para nosotros, y pensamos que lo único era tomar la decisión. ¡Qué equivocados estábamos!

Comenzamos nuestro viaje a la adopción con un consejero de adopción. Él consejero nos pidió que hiciéramos un folleto fotocopiado de nuestra familia junta y escribiéramos una carta para la cubierta sobre nuestro deseo de adoptar. La carta tenía que comenzar: "Querida madre biológica".

Era difícil encontrar la manera perfecta de redactar la carta. Sabíamos que se requiere una fuerza y un amor asombrosos para que una mujer considere la adopción. Una mujer que hace eso desea lo mejor para su hijo, no necesariamente lo mejor para ella. Nos fue imposible poner nuestros sentimientos y deseos abrumadores en una carta de una página. Nos tomó semanas compilar nuestros pensamientos y escribir una carta con la que nunca estuvimos satisfechos completamente.

Después de que terminamos nuestro papeleo inicial, nuestro consejero de adopción nos citó con una muchacha con varios meses de embarazo. Ella tenía una hija y vivía en su casa con su madre. Dijo que la adopción sería lo mejor para todos. Me engatusaron, pero Mike estaba receloso. Pasamos horas hablando por teléfono y escribiéndonos por carta. ¡Éramos la pareja para ella!

Su hija nació el 11 de abril y el 12 cambió de parecer. Estábamos devastados, pero entendimos.

Un sábado, fui a una reunión de infertilidad. Una mujer de una agencia de adopción estaba allí y presentó su organización cristiana no lucrativa. Esta representante dijo que la agencia permanecía con los padres adoptivos hasta que colocaban a un niño en el hogar. Cuando volví a casa, Mike y yo hablamos de la agencia y decidimos darle otra oportunidad a la adopción.

La nueva agencia nos exigió que termináramos un estudio socioeconómico que implicó montones de papeleo y varias visitas. No fue la aterradora invasión de la intimidad de la que habíamos oído. Preparamos un folleto y una carta de portada con esta agencia también. Nuestro nuevo viaje en pos de la adopción comenzó y nos condujo con una llamada telefónica al restaurante.

Caminando hacia la mesa, sentía que se me doblaban las rodillas. Minutos antes, moría de hambre, pero ahora no quería ya comer, Mike y yo nos sentamos frente a una embarazada joven y bonita y a su trabajador social. Intercambiamos nombres, entablamos una pequeña charla y pedimos el almuerzo.

La muchacha nos preguntó acerca de convertirnos en padres. Recuerdo que me invadió tanto la emoción con la palabra padres que comencé a llorar. Ella se incorporó, dijo que volvería en un minuto y se fue. Mi marido me miró de reojo como si dijera: "¿Tenías que llorar?" En unos minutos que parecieron horas, ella volvió con dos sonogramas. Nos dijo que quería que fuéramos los padres de su hija. No sé cómo se siente alguien cuando gana la lotería y piensa que sus sueños pueden volverse realidad, pero puedo imaginármelo.

Camino a casa, pregunté a Mike qué pensaba. Él me dijo que sonaba maravilloso, pero tendríamos que esperar y ver. El bebé nacería en un mes. El mes pasó lentamente. Esperamos al lado del teléfono la llamada de la agencia de adopción. Cuando la agencia llamó, nos dijeron que el bebé se había dado vuelta y que se efectuaría una cesárea el viernes. Era lunes. ¡Seríamos padres dentro de unos días!

El viernes, mi madre nos llevó al hospital. Mi padrastro se quedó en casa con nuestro perro. Recuerdo mi estado de incredulidad despreocupada. En realidad no estaba en mis manos.

Entramos en el cuarto del hospital, vimos al bebé reposando apaciblemente en el estómago de su madre biológica. Inmediatamente nos preguntó si deseábamos cargarla. El bebé era la criatura más hermosa que hubiera visto. Su cabeza era perfectamente redonda, su cuerpo pequeño y no lloró cuando la acuné en mis brazos. Cargándola, pensé que la madre biológica cambiaría de parecer. Como si supiera lo que pensaba, la madre biológica dijo: "Si usted está pensando lo que yo pienso que está pensando, no por favor. No cambiaré de parecer".

El bebé debía ser dado de alta el domingo. La madre biológica deseó pasar tiempo con su hija. Todos pensamos que no era buena idea porque ella cambiaría de opinión. Pensé que era una petición muy pequeña para lo que ella permitía que hiciéramos el resto de nuestras vidas. La madre biológica lloró, cargó y amó al bebé ese fin de semana. En un momento, ella llamó a la enfermera principal para hablar. Nos dijimos que eso era una señal segura de que deseaba criar al bebé ella misma. La madre biológica y la enfermera principal conversaron durante lo que parecieron horas.

La madre biológica nunca dudó en su decisión. La tarde del domingo, mi mamá, Mike y yo salimos lentamente del hospital y una enfermera nos dio a nuestra hija. ¡Qué momento tan increíblemente feliz!

Mike y yo hemos sido padres por más de seis años. Nunca supimos cuánto se llenarían nuestros corazones con el amor por un niño. Ser padres es la manera más satisfactoria de vivir. Nunca olvidamos el amor que nos envió a nuestro viaje paternal: el amor de una madre biológica por su hija que nos permitió que fuéramos padres. Se lo agradecemos en nuestras oraciones y en una historia que compartimos con nuestra hija sobre su nacimiento. Las madres biológicas son en verdad las personas más valerosas y más cariñosas que conocemos. Hay una en particular que mantenemos en la más alta estima.

Judy Ryan

Dejando ir

Sólo las madres pueden pensar en el futuro, porque le dan nacimiento en sus hijos.

Máximo Gorki

Cuando descubrí que iba a tener gemelos, mi esposo y yo nos emocionamos. Sentimos que Dios había escuchado nuestras oraciones. Por eso cuando comencé a entrar en trabajo de parto solamente veinticuatro semanas después, estaba devastada. Me encerré para proteger a los dos niños tan pequeños. Obedecí las instrucciones del doctor. Permanecí en cama veinticuatro horas al día. Cuando me hospitalizaron, recé todos los días. Intenté meditar en un estado de paz al cual los bebés responderían, y quizás retrasar su llegada al mundo. Estaba decidida a evitar que esos niños incurrieran en la equivocación de venir al mundo demasiado pronto.

Así que cuando quedó claro que el parto era inevitable, que nada podría hacer para evitar que los bebés llegaran, caí en pá-

227

nico. Mi cuerpo se sacudió con el dolor de la culpabilidad y el arrepentimiento. Me culpé. ¿Cómo podría cuidarlos como niños cuando mi cuerpo no pudo cuidarlos como fetos? ¿Cómo podría crear un ambiente para ellos donde no serían lastimados, donde estarían seguros siempre?

Dormité por intervalos durante la primera parte del parto. Soñé con un visitante que entró y salió del cuarto. El visitante tomó mi mano, frotó ligeramente mi frente y me habló. Sentía lágrimas que lastimaban mis ojos mientras el visitante hablaba, pero reconocí inmediatamente la verdad de lo que decía. Desperté sola en el cuarto, los monitores titilaban mientras contaban los latidos dobles de los corazones de mis bebés.

Actualicé mi diario y comencé rápidamente a escribir una carta a mis hijos por nacer. En ese momento, les di libertad para hacer lo que necesitaran hacer. Les dije que los amaba, que esperaba que desearan permanecer cerca de nosotros, y que haría lo que fuera para ayudarles durante sus vidas. Las lágrimas fluyeron libremente mientras les leía la carta en voz alta. Les dije, en un torrente de palabras, que la vida estaba ahora en sus manos, no en las mías. Los liberé de mis necesidades, mis esperanzas y mis sueños por ellos. Podían elegir qué hacer. Estaba destrozada y jubilosa cuando hablaba, impaciente por verlos, aterrorizada de perderlos. Pero era su elección.

Una extraña paz me inundó al terminar de hablar. Mis manos se agitaron suavemente sobre mi vientre hinchado mientras me despedía de mis pequeños que había llevado durante siete meses. "Está bien, lo que elijan está bien. Los quiero. Los quiero."

Momentos después, una intensa contracción me recorrió en una onda de energía pura. La fuerza de los dolores de parto se incrementaba, y sabía que no había retorno. Sentí al visitante silencioso cerca de mí otra vez, sosteniéndome, ayudándome mientras las enfermeras iban y venían. Mi marido llegó, y permaneció cerca de mí, silencioso y adusto. "Amor", dije, "está bien, ahora depende de ellos". Él asintió, sin entender realmente, y sujetó mi mano con más fuerza.

Se llevaron rápido a los niños a cuidado intensivo tras su llegada al mundo. Permanecieron allí, luchando por su vida, dos meses. Los ayudé, los animé, los amé. Me senté por horas, diciéndoles cómo podía ser la vida con nosotros, aquí en la Tierra. Esperaba que escucharan. Rogué por que escucharan. Pero incluso entonces era claro que dependía de ellos. Todo lo que podía hacer era esperar y mirar cómo se desenvolvía el drama de sus vidas.

Al escribir esto, de nuevo me enfrento con el dolor de dejarlos ir. Por supuesto, el regocijo está allí, también. Estoy alegre por la presencia confortante de mi guía silenciosa pues ahora miro a mis hijos de un metro ochenta recibir sus diplomas de la preparatoria. Las lágrimas fluyen libremente mientras me pregunto si están listos, si he hecho bastante para prepararlos para sus vidas. Michael se está preparando para hacer trabajo de servicio a la comunidad en Fiji. ¿Estará bien? Jack va a estudiar música; él ha estado tocando guitarra clásica desde que tenía cinco años. ¿Encontrará un empleo? Mi marido aprieta mi mano. Lee mi mente. Se inclina y me susurra: "Amor, está bien, ahora depende de ellos." Asiento, sin entender realmente, y aprieto más su mano.

Pasan de largo junto a mí, riendo y susurrando el uno al otro de la manera que solamente los gemelos pueden. Finalmente, atrapo su atención. "Hola, mamá", dice Michael, levantando su diploma en celebración. "¿Pensaste alguna vez que lo lograríamos?" Jack ríe y lo agarra del hombro mientras salen a reunirse con sus condiscípulos.

"Sí", pienso. "Oh, sí. Siempre supe que lo lograrían."

Kate Andrus

6

PEQUEÑO MILAGRO

Ama el momento, y la energía de ese momento se esparcirá más allá de todos los límites.

Hermana *Corita Kent*

Benditas risas

Sarah dijo: "Dios me ha hecho reír, y cualquiera que me oyere, se reirá conmigo".

Génesis 21:6

Había sido una tarde inusualmente tranquila en nuestra unidad de obstetricia. Después de semanas de numerosos partos y actividad sin parar, se habían marchado la última de nuestros pacientes posparto y su recién nacido. Sin pacientes, nuestros ayudantes de enfermería habían acudido a otras áreas donde se les requería, Karen y yo, la otra enfermera de planta, éramos las únicas que permanecíamos en nuestro departamento.

Gozábamos, para variar, de la tranquilidad cuando el teléfono sonó.

—Era Cindy de Urgencias —dijo Karen, cuando colgó el teléfono—. Dice que están enviando a alguien que *podría* estar en labor de parto. —Ella hizo una pausa, con una amplia sonrisa.

—¿Qué? —presioné.

—Bueno, Cindy dijo que la mujer y su marido ¡ni siquiera sabían que estaba embarazada!

Levanté mis cejas inquisitivamente, pero antes de que mi compañera encontrara palabras para responder, las puertas de la sala de maternidad se abrieron de golpe. Una camilla de la sala de urgencias, llevando a una mujer corpulenta en sus cuarentas, empujada por una enfermera de urgencias, se dirigió rápidamente del vestíbulo hacia nosotras. Un hombre de más edad trotaba al costado, sosteniendo su mano. Ambos tenían el rostro encendido y jadeaban pesadamente, ella para retrasar el parto, él en un intento por continuar.

Nos abalanzamos y la trasladamos rápidamente a una cama de labor mientras la enfermera de urgencias retrocedía precipitadamente. Una revisión rápida de la mujer probó que de hecho estaba embarazada y en plena labor de parto. Ella había avanzado al punto de estar completamente dilatada y sentía ya el impulso fuerte de empujar. Al no saber que estaba embarazada, no tenía obstetra. Así, mientras acabé de prepararla y enseñarle técnicas de respiración, Karen llamó a Urgencias para pedir prestado a uno de sus doctores residentes para asistir en el parto. ¡Si no, pronto estaríamos nosotras teniendo el honor!

Menos de media hora después, la mujer dio a luz a una nena vigorosa, gritona, aunque muy pequeña.

Después de que el doctor residente declaró sana a la nena, la limpié y le puse un pañal. Entonces devolví al bebé envuelto a sus padres, y Karen y yo finalmente teníamos tiempo para descubrir cómo la madre había podido ignorar que estaba embarazada. Ésta fue la historia de Ellen y de Jake:

Ella y Jake habían ido a jugar boliche esa tarde. Mientras ella tomaba su turno, sintió repentinamente lo que ella describió como "calambre abdominal intenso". Intentó no hacerle caso al principio, pero aumentó de intensidad, persistiendo al punto que se convenció de que ella tenía un ataque de vesícula biliar.

Síntomas similares habían aparecido en menor grado en los meses previos. Al principio, su doctor creía que era acidez. Luego, propuso otros problemas digestivos; le prescribió antiácidos y la alentó a vigilar sus niveles de tensión y a reducir los alimentos grasos. Finalmente, el doctor atribuyó el problema recurrente a cálculos biliares.

—Pero, ¿por qué no se pensó que era embarazo? —preguntó Karen audazmente.

Ellen rió entre lágrimas, frotando ligeramente la blanda mejilla de querubín de su flamante hija. "Lo intentamos por más de quince años. Cada examen que hay, me lo practicaron. También a Jake. Nos dijeron simplemente que era imposible, que no podríamos tener bebés."

Su marido, ya con entradas, aún conmocionado y sin habla, sacudía su cabeza y sonreía mientras acariciaba el suave cabello rubio en la cabecita de su hija con su gran nudillo correoso.

—Y entonces —continuó—, cuando mis reglas pararon, me imaginé, bueno, el cambio, usted sabe. Después de todo, soy lo bastante grande para eso. Mi doctor también lo pensó. Y Jake y yo finalmente aceptamos que no era lo que parecía ser.

Los ojos de Ellen brillaban mientras mecía suavemente a su bebé, entonces se inclinó para besar la cabeza perfumada de su hija. "¡Oh, Señor, gracias, gracias! ¡Cuánto hemos deseado un bebé por todos estos años, y ahora nos has bendecido con uno!" Ella alzó la vista hacia su marido. "¡Jake, tenemos un bebé! ¡Y mira lo hermosa que es!"

El resto de ese turno, Karen y yo reímos y lloramos con los nuevos padres, compartiendo su inesperada alegría. Eso fue hace unos veinte años, y aún puedo oír la alegre risa de Jake y Ellen. Puedo aún oír su entrañable agradecimiento al Señor por su regalo bendito de amor para ellos.

Como un padre terrenal, con un centelleo en su ojo, que se deleita en sorprender a sus hijos con un regalo muy especial, así

Dios había sorprendido a esta humilde pareja con el don más extraordinario.

Y, desde esa tarde, además de creer más que nunca que Dios todavía realiza milagros, también creo sinceramente esto: Dios tiene el mayor sentido posible del humor. Después de todo, Ellen y Jake sólo pensaron que ¡salían a una noche de boliche!

Susanna Burkett Chenoweth

El regalo precioso del abuelo

Quería un bebé con todo mi corazón, pero no conseguía embarazarme. Esperé, oré, lloré y fui con mis padres cuando no podía encontrar más valor dentro de mí. Con su amor y apoyo, sobrellevé... los exámenes, la inseminación artificial, la fertilización in vitro y la vida en general.

Pasaron unos cuatro años. Entonces, el 8 de marzo de 1997, un día que nunca olvidaré, mi cariñoso padre pasó a mejor vida. Él era nuestro líder. Él creyó en nosotros más que nosotros mismos. Él creyó en milagros. Nuestra familia se sintió perdida sin él. Mi mamá, mis hermanos y yo luchamos, intentando mantener nuestros espíritus en alto sin papá a nuestro lado. Todo el tiempo seguí buscando un bebé, inútilmente. Finalmente puse toda mi confianza en manos de Dios para encontrar cierta paz en mi corazón. En un programa de televisión, mi mamá vio a un locutor que sugirió escribir una carta a sus seres queridos que habían muerto para ayudar a curar tus heridas. Sin que yo lo supiera, ella probó hacerlo, lo que pareció ayudarle inmensamente. Después de cinco largos años de intentar concebir, finalmente ocurrió. ¡Estaba embarazada! La fecha programada de mi bebé era el día anterior al cumpleaños de mi papá. Pero ese día vino y fue. ¡Mi nena, Samantha, decidió nacer justo en el cumpleaños sesenta y uno de su abuelo! Qué maravillosa sorpresa adicional. Cuando parecía que una puerta en mi vida se cerraba, de alguna manera ésta se volvía a abrir.

Cuando Samantha tenía cerca de seis meses, continuaba maravillándome con el milagro de esperanza que me había dado el cielo. Fue entonces que mi mamá me contó sobre su carta a papá. Aquí está la parte que ella escribió sobre mí. "Sharon y Ron todavía no han tenido suerte en tener niños. Quizá pudieras pedirle a Dios que les dé cierta ayuda!" Esa carta fue escrita dos meses antes de que me embarazara.

Estoy escribiendo esta carta a mi mamá, a papá y, por supuesto, a Dios, en agradecimiento por mantener mi corazón lleno de amor, de esperanza, de confianza y de fuerza para creer en milagros. También, agradezco a Samantha, el precioso regalo del abuelo.

Sharon Crismon

Las lágrimas de mi padre

Mi papá fue siempre del tipo taciturno y fuerte. Mientras yo crecía, rara vez lo vi enojado, o incluso levantar su voz en una discusión. A menudo se sentía muy mal por las alergias, pero no se desahogaba con nosotros. Nunca me dijo que me amaba, no era su estilo. Esto fue difícil para mi maduración.

Recuerdo una vez que lloré y lloré. Finalmente mi madre extendió los brazos y me consoló. Entonces mi padre dijo "las palabras." Cuando tienes que armar todo un alboroto para oír a alguien decir "te quiero", eso hace que las palabras se sientan vacías y de poco consuelo.

Con todo, enterrada profundamente y oculta dentro de mí estaba la certeza de que él me amaba. Aunque era difícil para él darse a conocer, recuerdo haber encontrado la llave para abrirlo un poco. Solamente cuando se trabajaba a su lado, hablaba más libremente. Durante todos esos años, nunca lo vi llorar.

Años después, nació mi primer hijo, su primer nieto. Él nació en las primeras horas oscuras y frías de una mañana de ventisca de invierno. Todavía agotada y asustada, llamé a mis padres. Con la tormenta todavía rabiando, podrían "intentar llegar" el día siguiente. Mi marido y yo éramos estudiantes y muy pobres. No teníamos medios para pagar el hospital, así que tuve una estancia muy breve. Agotada y entumecida por las ondas emocionales de éxtasis y desesperación, anhelaba permanecer más tiempo.

Por la tarde del día siguiente, mi compañera de cuarto se fue para una caminata y un refrigerio. Tenía al bebé durmiendo conmigo. Intenté dormir, pero no pude. Me asusté al oír el sonido. La enfermera se asomó.

—Sé que no son horas de visita —dijo— pero es un visitante especial. Entonces ella desapareció.

Era mi papá, parado en el umbral y con aspecto de estar totalmente fuera de lugar. Me traía un clavel azul en un florero blanco pequeño atado con una cinta azul. Supuse que lo había elegido en la tienda de regalos del hospital. Todavía usaba su viejo chaquetón sucio para trabajar. La suciedad en sus manos y cara me dijo que venía directo del trabajo.

Me miraba con timidez mientras se movía sigilosamente por el cuarto. Mis ojos se toparon con los suyos.

Vi una lágrima en uno de sus ojos, que rodó suavemente por su mejilla. Y luego otra. Y otra.

Nunca vi que mi padre llorara antes: la emoción silenciosa era abrumadora. "¿Quieres ver a tu nieto?", se me escapó, tratando de ocultar mi propio sentimiento de incomodidad. Pero fue inútil. Las lágrimas brotaron también de mis ojos.

Enseguida estábamos ambos bañados en lágrimas, mientras cautelosamente se acercó y me dio el clavel. Se estiró lentamente para dar una ojeada al bebé, manteniendo su distancia. Permaneció sólo unos minutos y luego se fue. Aunque dijimos pocas palabras durante su visita, me tocaron profundamente. Sabía más allá de cualquier duda que mi padre me amaba, y estaba orgulloso de mí. Esas lágrimas estarán por siempre en mi corazón.

Robin Clifton

Milagro de vida

Los últimos años en el Día de la Madre me dio por pensar en una mujer que conocí solamente por breve tiempo cuando era muy joven, pero que dejaría una impresión duradera para mí y mi familia.

La historia comienza cuando tenía once años. Vivíamos en la ciudad de Albany, Nueva York, y en ese entonces mis padres alquilaban el piso superior de una de esas viejas casas típicas de tres aguas de la ciudad, unida por muros en ambos lados y formando filas de edificios de ladrillo como figuras recortadas o clones, a ambos lados de largas calles. Había un "piso", como se llamaban los apartamentos, debajo de nosotros y otro en el sótano.

Los dueños vivían en el sótano. Eran una pareja ya mayor de italianos encantadores con algunos hijos mayores. Uno de sus hijos se había casado recientemente y él y su esposa vivían en el departamento de en medio de la casa.

Mi trabajo ese verano era cuidar de mi pequeño hermano Joey, entonces de tres años de edad. Podría llevarlo al parque

cercano durante el día, pero no podía permanecer lejos demasiado tiempo. Mi madre se ponía nerviosa si no nos veía después
de un par de horas. Así que traía a Joey a casa y lo dejaba jugar
en su triciclo yendo arriba abajo por la acera paralela a la casa
donde vivíamos.

Buena parte del tiempo me aburría atrozmente, pero en esos
días de padres autoritarios y de hijos obedientes, sabía que era
mejor no quejarse. Una cosa que ayudó mucho fue poder pasar
cierto tiempo con mi vecina en el segundo piso, una joven feliz
próxima a convertirse en madre.

La llamaban "Catuzza" que significaba, me dijo mi padre,
pequeña Catherine. El "... uzza" era un diminutivo que los italianos ponen al final de un nombre cuando un niño fue particularmente dulce y lo sigue siendo de adulto. Y ella era, de hecho,
dulce. También era hermosa y me agradaba estar cerca de ella.

Aquel verano el embarazo de Catuzza estaba muy avanzado,
y era evidente que estaba a menudo sola. Ella sabía muy poco
inglés y durante el día extrañaba mucho a su marido. Él era
zapatero y trabajaba largas horas para proveer a su floreciente
familia. Ella gozaba de mi compañía y de la de Joey. Mi pequeño
hermano tenía rizos de oro que ella trenzaba alrededor de sus
dedos. Su sonrisa siempre me hacía sentir que ella se maravillaba
por su propio niño, en su vientre.

A veces cuando el bebé pateaba, ella me dejaba tocar su estómago. Una vez Joey estaba cerca y también él le puso su mano
sobre el vientre, a pesar de que ella se sintió incomoda. En esos
días, se suponía que los niños no debían saber que los bebés estaban en la panza de una madre.

Conforme el verano se acercaba a su fin, hicimos planes para
mudarnos a otro piso en otra área de la ciudad. Mi madre, que
siempre se aburría de donde vivíamos, simplemente decidía mudarse casi cada año según recuerdo. Nunca vi a Catuzza otra vez
hasta apenas hace algunos años.

Mi hermano Joe creció hasta alistarse en el ejército de Estados Unidos, ir a la universidad, hacer carrera en el Departamento del Trabajo del estado de Nueva York, y contraer una enfermedad que ponía en riesgo su vida a la edad de treinta y cinco años. Nunca olvidaré el día: estaba muy ocupada en la universidad en donde trabajaba en Long Island a finales de 1972. Pensé en mi "casa" todo el día y, finalmente, a las 4 de la tarde, tomé el teléfono y llamé a mi hermana Rosemary. "¿Cómo supiste?", me preguntó. "¿Cómo supe qué?", respondí.

Ese día mi hermano Joe había estado en el cuarto de operaciones desde la mañana temprano mientras los doctores extirpaban un bazo de treinta pulgadas, y poco después, en vista del grado de malignidad, no quisieron pronosticar cuánto tiempo viviría. Alguna vez después de eso, cuando visité a Joe, me dijo que había tenido una experiencia extraña. "Vio" el interior de su cuerpo, y todo a través de él eran pequeñas cerdas, como las de un cepillo.

Esto no tuvo mucho sentido hasta que los informes de laboratorio llegaron y el doctor de Joe le dio las noticias. Tenía una enfermedad fatal llamada leucemia de células pilosas, y el doctor, para explicarle lo que significaba, le mostró a Joe lo que "había visto" ya en su extraña e inexplicable visualización: células como pelo debajo del microscopio.

Entonces comenzó la batalla, y Joe estaba decidido a vivir a pesar de las probabilidades en contra. Sería imposible hablar de los momentos cercanos a la muerte que nosotros, como familia, compartimos con Joe. Pero había un fuerte rayo de esperanza en el doctor que eventualmente encontró: un hematólogo de nombre Frank Lizzi, el más respetado en el hospital de St. Peter en Albany. Era un nombre familiar para mí y un día cuando visitaba a mi hermano en el hospital, le dije que cuando él era pequeñito, habíamos vivido en una casa en Irving Street donde nuestro arrendador se llamaba Lizzi.

Joe estaba enterado de eso. De hecho, dijo, nuestro arrendador de entonces era abuelo de su doctor Lizzi. Fue como si una
luz se encendiera. ¿Sería posible que su padre fuera zapatero y
su madre se llamara Catuzza? Sí, dijo Joe. Eran sus padres. Y no
sólo eso, sino que el doctor Lizzi era apenas tres años más joven
que él mismo, y al decir esto mi hermano, caímos de inmediato
en la cuenta de algo: ¡El bebé de Catuzza, todavía sin nacer, debía ser el doctor que un día salvaría la vida de Joe! El Dr. Lizzi
hizo eso, manteniéndolo vivo con cada nueva medicina y terapia
que apareció, hasta que ocurrió el milagro por el que habíamos
orado: el interferón, eficaz para la forma de cáncer que tiene Joe,
leucemia de células pilosas.

El año pasado vi a Joe y al doctor Lizzi en la televisión mientras
participaban en un teletón para la investigación de la leucemia.
Codo a codo pidieron dólares para mantener a los científicos
trabajando para buscar descubrimientos que, como el interferón
para Joe, salven vidas.

Lo que vi por un momento no fue a dos hombres atractivos
en sus cincuentas tempranos. Vi a un niño de cabello dorado
con su mano en la panza de una futura madre algo ruborizada,
y me maravillé por el misterio de las conexiones. Nunca ninguno
de nosotros hubiera podido imaginar que el bebé nonato un día
devolvería esa caricia, llevando la vida con ella.

Y por eso, ahora, en el Día de la Madre, y muchas otras veces,
pienso en Catuzza, y digo: "¡Gracias!"

Antoinette Bosco
Litchfield County Times

Amor, amistad y milagros

Los años enseñan mucho de lo que nada saben los días.

Ralph Waldo Emerson

Tengo una amiga muy querida a quien conozco desde hace veinticinco años. Debbie y yo fuimos a la preparatoria juntas, e incluso después de mudarnos, seguimos en contacto y nos visitábamos siempre que podíamos. Ella y yo éramos cercanas y compartimos algo especial que no comprendí hasta el verano pasado. La visitaba en Florida con mis dos niños. Ella vivía allí con su marido de veinte años y sus dos gatos. Parecía que lo tenían todo, pero después de tres abortos, comenzaba a pensar que quizá no todo. Era una pareja maravillosa y cariñosa que deseaba un niño y merecía un niño. Ese verano ella se derrumbó y me dijo de su pérdida reciente, por tercera vez, y de la prueba siguiente, que demostró que ella era incapaz de tener un niño. No vacilé en ofrecerme para ser madre sustituta y dije que necesitaba consultarlo con mi marido. Él me apoyó, y ellos estaban felices.

Comencé el tratamiento en una clínica de fertilidad cerca de mi hogar en Maryland, y comenzamos las inyecciones y los parches de hormonas para regularnos y sincronizarnos. El gran día llegó cuando aterricé en Florida para el implante. Era un día muy feliz para todos nosotros; aunque me perdí el cumpleaños de mi hija, sentía de alguna manera que éste en verdad iba a ser el "cumpleaños" de otra persona también. Los días de espera de los resultados fueron una agonía, pero me sentía segura de que había funcionado. ¿Por qué negarían a esta buena gente algo tan precioso? Llegó la llamada del doctor, y fue devastadora por decir lo menos. No les creí al principio; debe haber un error: ¡algunas veces las pruebas de embarazo están erradas! ¿Por qué no podía esto funcionar para ellos? Eran quizá ya tan felices como lo puede ser cualquier pareja. Una casa estupenda, buenos trabajos, gran familia y los amigos, ¿qué más podían pedir? ¿Pedían quizá demasiado? Yo no entendía nada de esto.

Durante los meses de preparación para el procedimiento, sólo hablé con mi colega en la escuela para explicar mis numerosas ausencias, y luego compartí la experiencia con una amiga muy querida, Lori, que era como una hermana pequeña. Habían pasado un par de meses cuando Lori vino de visita. Dijo que estaba embarazada y que había decidido dar al bebé en adopción. Ella era ya madre soltera de uno, con problemas financieros, y el padre no se responsabilizaba de su actual condición. Ella me dijo que quería que mis amigos tuvieran ese bebé; conociendo lo que hice por ellos, sabía que eran gente especial que apreciarían este regalo. Me tomó cierto tiempo recuperar el aliento, discutirlo con ella y llamar a mis amigos. Ningunos de nosotros podía creer la cadena de acontecimientos... el círculo de amistades. No sorprende por qué no pude tener a su bebé; estaban destinados a ayudar a Lori.

Comenzaron los procedimientos en Florida, y apoyé a Lori en Maryland. Fue tranquilizador darse cuenta de lo segura que estaba de haber tomado la decisión correcta. Cuando su fecha de parto estaba a una semana, la llevé al aeropuerto. Todo fue de maravilla hasta el nacimiento, ¡y fui la primera a quien hablaron cuando llegó el bebé! Un chico había nacido sano y bendecido ya con una familia extendida de amor. No creo que él llegue a saber la conmoción que causó en tantas vidas. El bebé Derek va a cumplir un año en julio próximo.

Debbie Graziano

Libro de sueños

Un sueño es un deseo que formula tu corazón.

Walt Disney

La luna llena brillaba en el cielo mientras Lorianne Clark salió de la cama, demasiado impaciente para dormir. Andando de puntillas hasta la cocina, abrió su diario.

—*Querido Sueño*, —escribió—. *¡Pronto estarás en nuestras vidas; basta con que nos concedan un milagro mañana!*

Lorianne creció en Niagara Falls, Ontario, y llevaba una muñeca de nombre Ginger dondequiera que fuera. Y de adolescente detenía a las madres que empujaban cochecitos para admirar a sus pequeñitos.

—¿Cómo te llamas? —preguntó una tarde a un chiquito de ricitos.

Su madre sonrió. "Su nombre es Sueño", dijo. "Porque después de años de intentar y soñar, vino a nosotros".

Haría cualquier cosa para ser mamá, pensó Lorianne, conmovida por la historia de la mujer.

Y el sueño de Lorianne nunca cambió al enamorarse de Rich. Poco después dijeron "acepto", y comenzaron a intentarlo.

Pero después de dos años... nada.

—¿Sucederá algún día, verdad? —preguntó Lorianne a su ginecólogo.

Frunciendo el ceño frente a la gráfica en que observaba sus periodos irregulares y dolorosos, sugirió que se sometiera a una laparoscopia exploratoria, la cual reveló endometriosis, enfermedad en la cual el tejido crece fuera del útero.

En cirugía, los doctores quitaron 80 por ciento del tejido. Pero luego, hubo noticias graves.

—Usted tiene endometriosis de la etapa tres —le advirtió el doctor—. El tejido puede crecer de nuevo y bloquear sus trompas de Falopio. Sus oportunidades de concebir no son muchas.

Al principio, su advertencia fue tan desalentadora que Lorianne se resistió a creerla. Por todas partes adonde miraba parecía haber crueles recordatorios de lo que ella nunca tendría: bebés en los anuncios de pañales, el vientre embarazado de su cuñada...

—No puedo dejar de intentarlo, no importan las probabilidades —lloraba con Rich.

Pero mes tras mes, Lorianne se doblaba de dolor. *Supuse siempre que podría tener un bebé,* lloraba en silencio. *Y ahora, me siento traicionada, por mi propio cuerpo.*

Pero de alguna manera, sabía, tendría que encontrar una manera de aferrarse a la esperanza. Ella comenzó a llevar un diario.

Sueño querido, garrapateó una mañana. *Tengo todas las esperanzas de que este libro será especial para ti algún día...* Finalmente, el doctor sugirió la fertilización in vitro. "Pero primero usted necesitará otra laparoscopia, porque estoy seguro de que las adherencias han vuelto", dijo.

Estoy en el hospital, escribió Lorianne la noche del procedimiento. *¡Pero haré lo que tenga que hacer, tantas veces como sea necesario, hasta tenerte, Sueño!*

Pero durante el procedimiento, los doctores encontraron que Lorianne estaba ahora en la etapa cuatro de la endometriosis, y estrangulaba sus trompas de Falopio.

—Usted puede continuar con el in vitro si desea —le dijo su doctor—. Pero en este punto, sus posibilidades de concebir son de pocas a nulas.

—Entonces ésas son las posibilidades que tendré que tomar —replicó Lorianne.

La noche antes del in vitro, ella se sentó en su cocina, y sus pensamientos retornaron a la mujer con el pequeño de rizos. Ella esperó por años su milagro pero sí llegó, recordó Lorianne. Levantando su pluma, escribió: *Todavía estoy asustada de alimentar mis esperanzas. Tenemos que orar...*

De modo que eso hicieron mientras Lorianne y Rich condujeron a la clínica, donde un equipo de la fertilidad cosechó siete óvulos, que después mezclaron con el esperma de Rich. De los seis que crecieron hasta ser embriones, tres fueron implantados en el útero de Lorianne, los otros tres fueron congelados para un segundo intento.

Por favor, Dios, Lorianne oró cada noche. *¡Deja que nuestro sueño se haga realidad!* Un mes después, sus rezos fueron escuchados: "Serán padres para Día de Brujas", anunció la enfermera.

"¡Pellízcame!", cantó Lorianne mientras Rich llamaba a todos sus conocidos.

Y el 22 de octubre de 1993, Sueño Marie Clark —con una melena negra— fue puesta en el pecho de su mamá. "Te quiero, Sueño", Lorianne se ahogaba mientras Rich abrazaba a "sus chicas".

Y aunque dormía poco y a menudo tenía tapioca en su pelo, Lorianne atesoró cada momento de su "Sueño": bailando con ella cuando estaba inquieta por cólicos, animándola a dar sus primeros pasos. Y cuando Sueño comenzó a hablar, la pequeña muchacha acunó a Ginger —la misma muñeca con la que Lorianne había jugado una generación antes— y soñó su propio sueño.

"¡Quiero una hermana!" gritó Sueño.

Lorianne y Rich intercambiaron miradas. A menudo imaginaron un hermano para Sueño. *Pero nos fue otorgado ya un milagro,* pensó Lorianne. *¿Nos atrevemos a esperar otro?*

Entonces, en su siguiente revisión, Lorianne supo que la endometriosis probablemente se estaba propagando. "La única manera posible de pararla es una histerectomía", le dijo el ginecólogo.

¡El tiempo se acaba!, Lorianne tragó saliva. Ella y Rich cruzaron los dedos mientras los embriones eran descongelados e implantados en su útero. Pero esta vez, no funcionó.

Nosotros tres seremos los suficientes, se dijo Lorianne. Y aunque rompió su corazón, ella se deshizo del cochecito y la silla alta de Sueño.

Entonces, en el primer día de escuela de Sueño, Lorianne tuvo una revisión. "¿Su última regla?", preguntó la enfermera, y Lorianne calculó: "¿Finales de julio?"

"Está retrasada", contestó ella. "Quizás usted está embarazada." "¡Eso es imposible!" exclamó Lorianne. ¡Pero una prueba de embarazo lo confirmó!

—Dios nos escuchó —sonrió Rich—. Es el destino.

Esa noche, Lorianne escribió en su diario: *Queridos Sueño y Destino: pronto tendré dos ángeles. ¡No puedo esperar!*

Y tampoco pudo Destino Anne: ella vino al mundo dos semanas antes, justo la víspera del Día de la Madre. "¡Qué regalo!", sollozó Lorianne.

Hoy, a menudo detienen a Lorianne jóvenes admiradas cuando ella empuja el cochecito de Destino, con Sueño junto a ella. "¿Cómo se llaman?" preguntan.

—Sueño —dice la niña de cinco años—. ¡Y ésta es Destino!

—Debe haber una historia detrás de esos nombres —dicen inevitablemente las transeúntes.

—Claro que la hay —replica Lorianne. Entonces, sonriendo, comparte el cuento de cómo la bendijeron dos veces, inspirando a otra persona para que crea en milagros.

Barbara Mackey
Extraído de *Woman's World*

El bebé más enfermo en la Unidad de Terapia Intensiva

Erik llegó un amanecer claro y frío de octubre: cuatro kilos, sano y sin problemas. Mi esposo, Jim, y yo lo llevamos a casa el día siguiente. Comió, durmió y se instaló. En Halloween nuestra hija de tres años, Katie, pensó que él le sonreía a su linterna de juguete.

Entonces al cumplir una semana de vida, Erik no despertó para comer. Cuando cambié su pañal, su piel se puso muy colorada. Llamé al doctor. Los recién nacidos son criaturas divertidas, me dijo. Erik está muy bien.

Esa noche soñaba que una linterna de calabaza se volcaba y prendía el tapete del pasillo. Incluso despierta olía la calabaza chamuscada. Busqué a Erik en la cuna al lado de nuestra cama. Desperté a Jim, y tomamos la temperatura de Erik: 40 grados.

Camino al Hospital Infantil de Boston, Erik reposaba inmóvil en mi regazo. "Respira, Erik", gritaba, sacudiéndolo. Estaba aterrorizada de que muriera en mis brazos.

En la sala de urgencias, una enfermera envolvió alrededor del brazo de Erik un manguito minúsculo para medir la presión sanguínea. La máquina no registraba. "Probablemente está rota", dijo. "Consigamos otra." Pero la siguiente máquina no funcionó, y ni la otra que usaron después.

"¡Por favor consiga ayuda!", la instó Jim. Un doctor vino, trayendo un monitor portátil de corazón. Adhirió unos electrodos al pecho de Erik y accionó un interruptor. Un número destellaba en el indicador digital, 278, cerca de dos veces el ritmo cardíaco infantil normal.

Un equipo cardiaco irrumpió, tres mujeres y cuatro hombres en batas salpicadas de sangre. Erik dormía mientras lo llevaron a la sala de tratamiento tres puertas adelante, pero oímos sus gritos durante una punción lumbar y, luego, cuando intentaron dar una sacudida eléctrica a su corazón desbocado.

Erik estaba medio despierto cuando lo trajeron de nuevo con nosotros. Comencé a llorar cuando tuve que darlo a uno de los doctores: ¿estaba renunciando a él para siempre?

Ataron con correas a Erik a una camilla, cargaron sus monitores y las bombas de infusión intravenosa en un carro y desaparecieron dentro del elevador de la manera en que habían venido, en un confuso estruendo de taconeos y ruedas.

Pronto nos dijeron a Jim y a mí que nuestro hijo tenía miocarditis severa, una inflamación del músculo del corazón que ponía en riesgo su vida. En los recién nacidos como Erik, un virus de Coxsackie causa a menudo el padecimiento. No hay medicamentos para tratar el virus; un tercio de los niños que lo contraen mueren.

El doctor Edward Walsh, nuestro cardiólogo, y el doctor David Wessel, director de la Unidad de Terapia Intensiva, colocaron a Erik en la unidad de soporte vital y le administraron medicamentos para incrementar su presión arterial, apoyar el corazón y retardar su metabolismo. Ninguna de estas medidas mejoró su condición. Los primeros días, Erik reposó en una camilla, pequeño y desnudo debajo de un amasijo de tubos intravenosos y cables eléctricos. El monitor cardiaco sobre su cabeza mostraba apresurados garabatos de picos y valles. Yo miraba fijamente, hipnotizada, la lectura digital: 281, 262, 212, 289.

El segundo día se mezcló con el tercero, el tercero con el cuarto. El corazón encarrerado de Erik nunca bajó de 200. Cada día, se debilitaba más. Entonces, en su sexto día en la Unidad de Terapia Intensiva (UTI), Erik parecía un poco mejor. Su ritmo cardiaco y su presión arterial se estabilizaron. Y en el séptimo día, intentó respirar por sí mismo. Esa tarde, el doctor Wessel nos dijo a Jim y a mí, "Creo que Erik está ganando. Mi predicción es que en tres años, él estará jugando fútbol".

A las ocho, cuando llegó la enfermera de la noche, Erik dormitaba, indiferente a los zumbadores y las campanas de la docena de máquinas. Miré mientras ella besaba a mi hijo en la frente. "Se ve mejor", dijo. Asentí. También me había acostumbrado a los pies azul negros y los labios hinchados de Erik, a las puntadas en su cuero cabelludo e ingle, incluso a la respiración falsa, silbante, del respirador. No obstante, me sentía inquieta. "Voy abajo por un rato", dije a la enfermera.

Una intensa lluvia de noviembre golpeaba en la azotea de la capilla del hospital. Me senté en una banca posterior e intenté orar. Delante de mí un hombre lloraba, con la cabeza entre sus manos. Lo reconocí del sexto piso. Su hija de cinco años había recibido un trasplante de corazón. Él se dio vuelta y me sonrió a través de sus lágrimas. Entonces las puertas de la capilla se abrieron. Apareció la silueta de un hombre. "Las cosas están muy mal", oí que decía mi marido. "Quieren vernos."

Corrimos a los elevadores al final del pasillo. Al acercarnos, presioné mi boca con mi mano para no gritar. *El Dr. Walsh no nos defraudará*, pensé mientras nos llevaba hacia la sala de padres. *Ha estado con nosotros desde del comienzo y ha pasado muchas noches sin dormir por nuestro hijo.*

Aparecía un letrero de "No molestar" en la puerta del salón. "No podemos entrar allí", dije, entonces nos dimos cuenta que el letrero quería decir que se excluía a todos excepto a nosotros. El doctor Walsh cerró la puerta. "Erik tuvo un fallo cardiaco hace treinta minutos", nos dijo. "No hemos podido resucitarlo. Lo siento." Jim y yo nos sentamos con las manos juntas, pero recuerdo que me sentía separada de mi cuerpo. No vi al doctor Wessel correr a través de los pasillos en smoking, convocado por el radiolocalizador para una cena. Ni vi al Dr. Walsh regresar con el equipo de resucitación que, contra toda esperanza, todavía bombeaba el corazón de Erik. Yo sólo estaba sentada allí, incrédula.

En la cabecera de Erik, el doctor Wessel buscó en metros de cintas de lectura, estudiando patrones, anhelando una respuesta. Finalmente, alguien apagó el monitor cardiaco, y en ese momento el doctor Wessel pidió una jeringa. Quizás, razonó, el líquido se había acumulado en el saco que rodea el corazón e impedía los latidos. Él deslizó la aguja profundamente en el pecho de Erik y jaló. El líquido fluyó en el tubo. El corazón de Erik empujó y luego bombeó.

El doctor Walsh volvió quince minutos después a la sala de padres. Estaba llorando. "Ha habido un cambio importante", dijo. "Es increíble. Erik está vivo."

Volví a mi cuerpo. "¿Podemos verlo?", preguntó Jim. "Necesitamos verlo."

El Dr. Walsh aclaró su garganta.

—Hay algo que deben saber —dijo—. No estamos obteniendo ninguna respuesta neurológica. Hay posibilidades de daño cerebral.

Cuando Jim y yo vimos a Erik una hora después de que el doctor Wessel salvara su vida, su pecho estaba pinchado y sangrante, con su boca abierta como en un grito. Pero lo que me asustó más fueron sus ojos: las pupilas imperturbables, dilatadas de par en par. Miraba en esos ojos vacíos y sentía horror. *Está peor que muerto*, pensé. *Está perdido.*

Jim salió del cuarto, y me quedé sola con mi hijo. La enfermera había apagado las luces: solamente los indicadores digitales iluminaban la cara de Erik. Las mangueras del ventilador gorjeaban quedamente. La pantalla del monitor parpadeaba: 134, 132, 133, constante, constante.

Pensé en desconectar el ventilador y tirar de cada tubo intravenoso. Quise tomar a Erik en mis brazos y dejarlo morir. Estaba convencida de que él sólo sufriría, que había sido terriblemente violado. Pero no pude hacerlo. Rodeé mi pulgar con sus dedos hinchados y comencé a cantarle.

En ese momento sabía que la vida de Erik estaba en un curso inalterable para las manos humanas. Entendiendo eso, en la más terrible de las noches, me sentí libre.

Tres mañanas después de que su corazón había parado, Erik abrió los ojos. Llené una palangana de agua y lo limpié con esponja, retirando restos de sangre y pegamento. Su piel se sentía como goma, sus músculos sin tono.

Lo trasladaron desde cuidados intensivos hasta un ala médica el 23 de noviembre, a un día de sus cuatro semanas. Los efectos del virus se habían reducido, pero no antes de consumir casi toda la fuerza de su corazón. La que quedaba en éste podía mantenerlo vivo, pero era insuficiente para crecer.

Durante las siguientes tres semanas, Erik volvió lentamente en sí. Sonrió: primero a Jim, a mí, después a cualquier persona que mirara. El doce de diciembre el doctor Walsh quitó el tubo de alimentación. Esa noche amamanté a Erik, que miraba fijamente en mis ojos, como si recordara el poco tiempo que habíamos tenido antes de que él enfermara. Me sentía dichosa; era mío otra vez. Con todo cada día luchamos con la posibilidad de perderlo, amándolo y dejándolo libre. Nadie sabía cuánto tiempo viviría Erik. Sus doctores hablaron de un trasplante.

La mañana de la alta de Erik, el doctor Walsh lo tomó para un sonograma. Esperamos en el cuarto de nuestro hijo, escuchando el sonido de las ruedas de la cuna en el piso de linóleo. Cuando vinieron, lo hicieron rápidamente, la tapa de cristal de la cuna traqueteaba ruidosamente. El doctor Walsh golpeó la puerta abierta. Su cara estaba sonrosada. "¡Ochenta por ciento!" gritó. "¡Ochenta por ciento!" ¡El corazón de Erik funcionaba en un ochenta por ciento!

Jim zafó a Erik de sus monitores y lo levantó en el aire. Las enfermeras y los residentes se apiñaron en el cuarto. Alguien trajo globos y pastel. Pusimos música y tuvimos una fiesta.

Los doctores lo llamaron milagro, y lo fue. Pienso en eso cuando Erik se acurruca contra mí por la mañana, cuando juega con sus coches en el piso, cuando monta con Katie en su triciclo de dos asientos. Pienso en el milagro más en la noche, cuando lo arrullo y le canto, y él también canta.

Dos veces al año volvemos para ver al doctor Walsh. Todos en el Hospital Infantil de Boston conocen a Erik como uno de los bebés más enfermos que haya salido de la UTI. Una muchedumbre se reúne para mirarlo jugar con sus bloques de construcción en el salón de juegos.

En la actualidad Erik tiene cuatro años. Es rápido para reír y lento para llorar. Es más travieso que su hermana. Pone a flotar los tenis en el inodoro y garabatea en los libros. Ama al pajarote de Plaza Sésamo y las excavadoras grandes y odia bañarse.

No hay muestras de daño en el cerebro. Su fuerza del corazón está en 90 por ciento. Fuera del hospital Erik se ve como cualquier otro niño. En el parque donde juega, por lo general corre hacia los columpios, pero algunas veces un charco de fango atrapa su atención. Pisotea y salpica. El agua chapotea por arriba de sus botas; gotas de lodo puntean su cara. Parece cualquier otro niño, pero sé que es un milagro.

Cindy Anderson

7

MOMENTOS MEMORABLES

Los momentos más felices de mi vida han sido los pocos que he pasado en casa en el seno de mi familia.

Thomas Jefferson

Generaciones

Acunando mi vientre embarazado, me dejo caer en el columpio del pórtico como un saco de patatas, y levanto mis hinchados pies sobre el apoyabrazos. Me relajo y siento el calor del verano mezclarse con el aire más fresco del crepúsculo próximo. La campiña está apacible. Ha sido un día divertido pero cansado de nuestra reunión anual de la familia, llena de toneladas de comida y múltiples versos de "Tú eres mi rayo de sol." Comer y cantar son dos cosas que mi familia hace lo mejor posible, o por lo menos con el mayor entusiasmo.

Sólo mi abuela y yo nos quedamos en la casa. El resto de la familia optó por ir al cine. Oyendo el tintineo del cristal, miro hacia arriba de mi cómodo nido la ventana de la cocina. Estudio el envejecido perfil de mi abuela. Tiene setenta y cinco años, artritis, todavía orgullosa, no permite que otro lave los platos. Ella es la trabajadora más empeñosa que conozco, siempre atendiendo las necesidades de los demás antes que las suyas propias.

Solía tratar de cambiar su altruismo. Recuerdo una conversación cuando intenté que abriera los ojos a la igualdad de derechos.

—Realmente, abuela, no haces nada para ti. Ahora que el abuelo se retiró, sería justo que él ayudara con las tareas de la casa.

—Pero yo disfruto mi rutina —respondió, confundida por mi frustración—. Además, me gusta estar ocupada; me mantiene joven.

—Podrías conseguir al menos un lavaplatos —la había animado.

—Si tuviera lavaplatos, ¿qué haría después de la cena?

Después de esa conversación dejé de intentar adaptarla a los años noventa.

Dando una profunda respiración, continué rememorando los veranos que pasé de niña en casa de mis abuelos. Después de la cena, mi abuela y yo nos sentábamos en el columpio para tejer. Los colores de arco iris del hilo me hipnotizaban. Los alineaba como un gran arcoiris e intentaba acomodar cada color en mi costura. Eso fue hace quince años, antes de que la artritis atacara sus dedos, haciendo su pasatiempo demasiado doloroso para ejercitarlo después de un día largo.

Oigo que el agua deja de caer en la cocina, y luego la voz de mi abuela que llama a través de la mampara. "Creo que dejaré que estos platos se sequen con el aire seco. Eso nos dará más tiempo juntas antes de que los otros regresen. Dame un minuto para cambiarme la bata. ¿De acuerdo, mamá?"

¿Mamá? Estoy confundida por un momento hasta que me doy cuenta que se refiere a mí. "Suena bien", respondo con orgullo, mi corazón salta mientras siento mi primer paso como miembro del club de la maternidad.

Mi abuela vuelve en su gastada bata floreada. "Ten", sonríe, dándome un regalo. "Esto es para el bebé."

Abro el paquete y miro adentro. Las muñecas de Ann y Andy Raggedy me miran fijamente desde sus caras perfectamente bordadas, justo como las que ella fabricó a mano para mí hace veinticinco años. Sin hablar, miro a la abuela con lágrimas en mis ojos, comprendiendo el dolor que aguantó en las manos para hacer las muñecas.

—He hecho para cada nieto una pareja de muñecos de Raggedy. No voy a parar ahora —explica directamente a mi vientre.

Nunca me sentí más cerca de mi abuela. El pequeño ser humano que crecía dentro de mí tendió un puente sobre la brecha generacional. Tengo un nuevo respeto por ella. Antes de ahora, nunca le di mucho crédito como modelo del papel para la mujer de hoy. Resulta que miraba en los lugares equivocados.

Sherrie Page Najarian

Me eligieron

Era hora de irse a la cama y a mí realmente no me importaba demasiado. Significaba que mamá alisaría mis sábanas y se metería en la cama conmigo. Me acurrucaría en sus brazos y acariciaría mi cabello y me diría cuánto me amaba. Si no era demasiado tarde y mamá no estaba demasiado cansada, puede ser que oyera La Historia antes de que dijéramos nuestros rezos juntas.

Nunca me cansé de oír La Historia. Era tan especial porque era respecto a mí. Mamá comenzaría diciendo: "Tu papá y yo siempre quisimos un bebé. Lo deseamos por tanto tiempo, y seguimos orando para que me embarazara y tuviera un bebé. Pero después de varios años sin embarazarme, comenzamos a comprender que Dios tenía algo incluso mejor para nosotros. Él decidió que iba a darnos un bebé muy especial: un bebé que otra señora no podía cuidar. Él quería papás adecuados para este bebé tan especial. ¿Adivinas quién es ese bebé tan especial? ¡Tú!"

—Mamá, cuéntame sobre el día que me tuviste.

—Bueno, Tucker —continuaba—. ¡Ése fue el día más emocionante de mi vida! Comenzó cuando el teléfono sonó, y una

264

voz en el otro extremo dijo: "Señora Freeman, su hermosa bebé acaba de nacer. ¿Quiere venir a verla?" —Llamé a tu papá en la oficina y él corrió a casa y me recogió y nos apresuramos para llegar al hospital. ¡Al principio estábamos parados fuera de la ventana donde estaban todos los nuevos bebés y sólo los mirábamos, intentando adivinar cuál eras tú! ¡Cuando llegamos al final de la fila volteaste la cabeza y nos miraste y parecías sonreír! No podíamos esperar para llevarte a casa y presentarte a nuestra familia y amigos. ¡Cuando llegamos a la casa había montones de amigos que habían ido para llevarte regalos! Tú has sido siempre como un regalo para nosotros. ¡La cosa más inteligente que tu papá y yo hicimos en nuestras vidas fue adoptarte!

Cada vez que mamá me contaba La Historia se emocionaba. Nunca se cansó de contármela, y nunca me cansé de oírla. Desde el principio ella me hizo sentir que ser adoptada era muy especial, que de algún modo me habían elegido.

Cuando tenía cerca de siete meses de embarazo de mi propio hijo, mi madre vino a visitarme. Era uno de esos días realmente incómodos, y el bebé me pateaba sin parar. En cuanto gemí y sostuve mi estómago, mi madre me dijo: "Debe ser asombroso sentir su patada".

Repentinamente, entendí que mi madre nunca había sentido a un bebé dentro de ella.

—Madre —dije— ven y pon tus manos en mi estómago. Quisiera que sintieras a tu nieto.

La mirada de asombro en la cara de mi madre conforme ella sentía a su nieto patear en el vientre fue muy valiosa para mí. Me di cuenta que podía dar a mi madre un regalo que ella no había podido experimentar personalmente. Ella me había dado muchos regalos y finalmente podía compartir uno muy personal con ella.

Tucker Viccellio según se lo contó a *Susan Alexander Yates* y a *Allison Yates Gaskins*

EL CIRCO de la FAMILIA
De Bil Keane

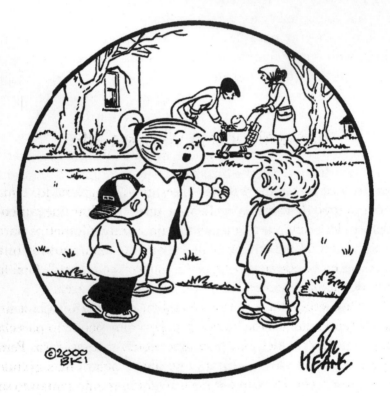

"Vinimos de la panza de mamá. Pero Joseph es adoptado, así que él vino del corazón de su mamá."

Reproducido con el permiso de Bil Keane.

Manteniendo la vista en alto

Casi en la casa, quince minutos antes de lo programado, tenía apenas tiempo de cambiarme la ropa antes de saltar nuevamente dentro del coche para una jornada de setenta kilómetros para reunirme con un agente inmobiliario que me iba a mostrar una propiedad en donde pronto sería mi "nuevo vecindario". Con la suerte que tenía, me tocó la luz roja más larga del área.

Mientras esperaba que la luz cambiara, di una ojeada a un pájaro grande que volaba bajo. Un pájaro muy pequeño parecía pescado de la cola del pájaro grande, como si lo atacara. Pero después de mirar un rato, comprendí que el pájaro más grande era la madre y conjeturé que el pajarito era su retoño tomando su vuelo de novato. Repentinamente, el pájaro bebé perdió altitud y voló erráticamente, obviamente incapaz de mantener el vuelo. La madre descendió y cargó al bebé en su espalda hacia el cielo azul claro y sin viento, y después lo alejó otra vez. El bebé recuperó torpemente su capacidad para volar con su madre a unas cuantas pulgadas. Lentamente la madre se alejó un metro de su lado, y luego un metro abajo. El bebé lo estaba haciendo bien.

Estaba tan fascinada que no noté que la luz se había puesto verde hasta que los coches detrás de mí comenzaron a tocar la bocina. Conduje lentamente, observando mis pájaros. Mirar esta ocasión trascendental para el bebé y las amorosas medidas de protección de su madre se había vuelto repentinamente más importante que cualquier cita, así que retrasaría mi reunión quince minutos más. ¡Eso era vida!

Pensé de nuevo en mi bebé cuando dio sus primeros pasos. Al principio sostuve sus manos y entonces, siempre suavemente, dejé de apretar, pero mantuve mis manos bastante cerca para cogerla en caso de necesidad. Mis ojos derramaron lágrimas. Sentí tal amor por esa madre pájaro que criaba y ahora ayudaba a liberar a su bebé para que siguiera su propia trayectoria en la vida. Pensé otra vez en mi hija, ahora con un bebé de nueve meses, experimentando esta misma clase de momentos conmovedores que solamente una madre puede entender.

Liberamos a nuestros jóvenes tantas veces, de tantas maneras: les ayudamos a dar sus primeros pasos; los enviamos a la escuela; observamos cómo les va con sus primeras citas; les deseamos lo mejor cuando van a la universidad; y los entregamos en matrimonio. Pero nunca los sacamos de nuestros corazones.

El pájaro mamá y el bebé se elevaban libremente cuando me acerqué a mi cochera. Ahora no había tiempo que perder, y corrí hacia la puerta. El teléfono comenzó a sonar. Mi primer impulso fue dejar que respondiera la máquina pero de alguna manera me sentí obligada a contestar. *Otros cinco minutos a la basura*, pensé.

Mi hija llamaba desde su casa, a dos mil kilómetros de distancia, con la novedad de que su hijo, mi nieto, minutos antes había dado sus primeros pasos. Comencé a llorar. Creí que había estado allí de una manera hermosa, inexplicable, Dios había compartido el momento conmigo.

Llamé a mi agente inmobiliario y le pedí que cambiara la cita para unas horas más tarde ese día. Fui a caminar por la playa y me senté un rato, sólo mirando el horizonte. Dando una profunda aspiración, vi hacia arriba. Los pájaros se elevaban sobre mi cabeza, y mi nieto había comenzado su viaje por la vida. Cuidadosamente, esperaba, un paso a la vez.

Eileen Davis

La sorpresa del abuelo

Mi marido tiene una estructura algo corpulenta, con una barriga considerable.

Cuando nuestra hija esperaba a su segundo hijo, mi marido y yo fuimos a su casa a cuidar a su niña de tres años.

La primera noche, nuestra pequeña nieta hizo las rondas para darnos el beso de las buenas noches. Después de que besó la mejilla de su madre, besó la panza de su madre, deseando buenas noches al bebé por nacer.

Se fue por el pasillo a la cama, y luego repentinamente regresó a la sala, parándose delante de su abuelo. Ella se inclinó, besó su vientre y anunció: "¡Me olvidé de dar el beso de buenas noches al bebé del abuelo!"

Ruth M. Henshaw

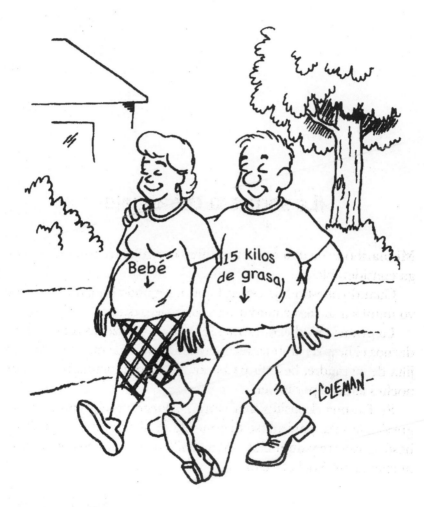

Reproducido con el permiso de Ronald Coleman. ©2000 Ronald Coleman. Coleman@ cartoonfactory.com

Notas de amor

Una tarde soleada de mayo, cuando la azalea rosada, la glicinia púrpura y el cornejo blanco pintaban nuestro jardín trasero de vibrantes colores que cualquier niño amaría, mi marido, Allen, me llamó para decirme que finalmente podría estar disponible un bebé para adoptar.

No perdimos tiempo para comunicarnos con el abogado que manejaba el caso. Descubrimos rápidamente que el plazo se acababa. La madre biológica recogería las solicitudes esa tarde. Con el reloj haciendo tictac, respondí las preguntas sobre por qué seríamos buenos padres.

Pasaron varias semanas, sin noticias.

Una tarde lluviosa en la oficina de correos, vi a Cindy, que trabajaba con el abogado. Le pregunté si no había sabido nada.

Con los ojos bajos, contestó, "Disculpa. La madre biológica tomó las solicitudes, pero ha desaparecido".

Decepcionada, retransmití las noticias a Allen.

En los siguientes meses, reflexioné en qué pudo haber pasado y qué habría sido de la madre biológica.

En diciembre, recibí una inesperada llamada de Cindy. Gritó: "¡La muchacha está de vuelta en la ciudad, y los ha seleccionado a ti y a Allen!"

Nuestras vidas nunca habían sido más caóticas. Ambos teníamos profesiones de tiempo completo y Allen había agregado a sus actividades la de alcalde de nuestro pueblo. No obstante, nos emocionamos por la "posibilidad", aunque nos advirtieron repetidamente que no abrigáramos demasiadas esperanzas. ¿Pero cómo podríamos evitarlo?

Así comenzó la cuenta regresiva.

Por mi parte quise ordenar el papel tapiz para el cuarto de niños, hasta que Allen suplicó: "Por favor, Debbie, nada de decoración ni bañera del bebé. Te decepcionarás si no resulta". En vez de eso nos ocupamos de los preparativos financieros y médicos. Un trabajador social examinó nuestra casa, y a nosotros. Había exámenes obligatorios, entre ellos revisiones por enfermedades venéreas.

Esta última experiencia me llevó a pedirle a nuestro abogado una historia clínica familiar de la madre biológica. La petición resultó en un intercambio de una serie de notas en tarjetas de trabajo entre la madre y yo. Nuestra correspondencia eventualmente superó las discusiones sobre salud. Ella preguntó: "¿Qué consideras un hogar feliz? ¿Una buena educación? ¿Una disciplina adecuada?"

Poco a poco, comencé a pensar como madre. Juntas nos preparábamos para el nacimiento del bebé: el suyo y el mío.

Y de una manera bastante rara, esa desconocida se volvió una amiga. Aunque ni una ni otra queríamos conocernos, nuestras notas mostraban que compartimos intereses similares, como el teatro, los paseos por la playa y la lectura. Incluso nuestra letra parecía idéntica. También descubrí que ella se expresaba con claridad y era chistosa, madura y desafectada en su deseo de proporcionar una familia cariñosa a su bebé.

Un frío día de febrero, recibí una llamada jubilosa de Cindy. Dijo: "¡Felicidades, tienes una bebé!" "¿Está bien? ¿Cómo está la madre?" Yo estaba eufórica. "Ambas están bien, muy bien", dijo Cindy, riendo.

Con lágrimas cayendo por mi cara, llamé a Allen. Apenas podía expresar palabra. "Tenemos una bebé."

En horas la noticia del bebé se propagó a través de nuestro pequeño pueblo. Los amigos nos prestaron un asiento de coche y una cuna. Los curiosos miraron cómo salíamos corriendo de tienda en tienda llenando el cochecito con pañales rosas, minúsculos vestidos amplios, muñecos de peluche y mantas color pastel.

Mientras tanto, la madre biológica cargaba al bebé, cerciorándose de que estuviera sana. Fue categórica en que nadie la adoptara excepto nosotros.

"Este cerdito fue al mercado", dije mientras Allen reía. "Y su nariz se parece a la tuya." dijo. De hecho, nuestra bebé se parecía a él.

Mientras escarbaba en la bolsa de regalos del hospital, vi la última carta de mi amiga, remetida debajo de los trapos y la loción del bebé. No fui capaz de abrirla en ese momento.

Enamorarme del bebé fue algo natural. Pero no esperaba sentir amor por un extraño cuando Allen y yo decidimos adoptar; y lo hice: amé a la madre biológica. Ella sería siempre nuestro vínculo.

Con las lágrimas fluyendo, leí su nota llena de amor, que terminaba: "Yo le di la vida, ahora tú dale amor". Mi nota de respuesta habría dicho: "¡Siempre lo haremos!"

Debra Ayers Brown

A nuestra nena

Nosotras te amamos, y
Ambas tenemos esperanzas
y sueños para tu futuro.

Ella te llevó en su cuerpo por nueve
meses; yo te llevé en mis sueños por cinco
años.

Ella trabajó durante el parto;
Ella es
naturaleza; yo soy
crianza.

Ella se pregunta si estás sana;
Yo me siento y te arrullo preguntándome cuándo te bajará la fiebre.

Ella se pregunta si tienes comida suficiente;
Yo me pregunto si debo hacerte comer brócoli.

Ella se pregunta si eres
feliz; yo amo oírte reír.

Ella se pregunta si eres amada;
Mi corazón se derrite con cada sonrisa y se rompe con cada lágrima que
consuelo.

Ella se pregunta a quién te pareces;
Yo exhibo con orgullo tus fotos por toda la casa.

Ella espera que tengas buena educación;
Yo me siento y te ayudo con tu tarea cada noche.

Ella se pregunta cómo serás cuando crezcas;
Yo te enseño a ser fuerte, independiente y a creer en ti.

Ella se pregunta si te casarás y tendrás niños;
Yo ayudo a planear tu boda y lloro cuando cargo
a mi nieto por primera vez.

Ella te dio la vida;
Yo lo agradezco cada día que seas parte de mi vida.

Ella siempre se preguntará sobre ti;
Yo siempre le estaré agradecida por traerte al mundo.

Ella será siempre tu madre biológica;
Yo seré siempre mami.

Audrie LaVigne

Los juguetes del bebé

Mi ginecólogo veía a una paciente embarazada que había llevado a su hijita a la cita. La chica había llevado con ella numerosos juguetes, y mientras la madre se subía en la cama de reconocimiento, el ginecólogo le hizo conversación.

—Tienes muchos juguetes bonitos allí —dijo.

—Los traje para el bebé —respondió ella.

Con una mirada desconcertada el ginecólogo dijo:

—Pero, ¿cómo es que el bebé va a jugar con ellos ahora?

La niña respondió:

—Pensé que mientras estábamos aquí, ¡usted podría ponerlos adentro por mí!

Lynne Murphy

Una cara conocida

Era principios de noviembre. Yo estaba más grande —"¡más grande que la vida!" me dijo Jeff, mi marido—. Tenía un vientre del tamaño de tres pelotas de basquet. Esperaba a nuestro primer hijo y estaba muy asustada. Éramos sólo mi marido y yo; sin familia, sin amigos cercanos para compartir nuestro entusiasmo, nuestro terror. Estábamos destacados en Japón y habíamos vivido allí por dos años cuando me embaracé.

Cuando noté las primeras punzadas del trabajo de parto, mi marido y yo corrimos a través de las atestadas calles de Japón. De acuerdo, correr no es en absoluto la palabra correcta. Era más como "avanzar a paso de tortuga" por las calles de Japón. Nuestro hospital estaba en la base de fuerza aérea de Yokota, solamente a cincuenta kilómetros, pero por lo general nos tomaba dos horas llegar ahí. Estaba demasiado asustada para advertir a la mujer que él casi atropelló, el perro que casi aplastó y el carro de compras que eludió con un viraje brusco, y demasiado cansada para preocuparme. Pero sí noté que se las ingenió para toparse con cada luz roja y algunos cruces de tren.

Finalmente conseguimos pasar las puertas de la base y llegar al hospital. Mis contracciones se habían detenido, así que el hospital nos dijo que volviéramos a casa y descansáramos. Era una falsa alarma. Al irnos, noté a una mujer un tanto alta, con un niño, que era admitida en la sala de partos. Sonreímos al pasar y me dirigí afuera por las puertas.

Lloré mucho camino a casa. Estaba muy asustada y temía otro viaje al hospital. Pero lo que realmente me trastornó fue que iba a tener un bebé, y no tenía a nadie con quien compartirlo. Era afortunada por tener a mi esposo allí. Su escuadrón se había marchado a una travesía de cuatro meses dos semanas antes. El comandante permitió que Jeff se quedara hasta que nuestro niño naciera, después tenía que reunirse con la nave. Eso también me molestó, que mi marido perdería los primeros cuatro meses de vida de su primer hijo; que sería una mamá soltera y tendría que lidiar no solamente con mi propia recuperación, sino también aprender a cuidar a un infante.

"¡Si solamente tuviera a mi mamá! ¡O a tu mamá! ¡O a algunos amigos cercanos!", sollozaba con mi marido. Él se sentía terrible, pero había poco que pudiera hacer.

Esa noche, los dolores comenzaron otra vez y crecieron en frecuencia. Desperté a mi marido con el pie y le dije que era hora de irnos. Esta vez eran las tres de la mañana. Había poco tráfico y llegamos al hospital en tiempo récord.

Dieciséis horas y un parto difícil después, di a luz a un niño de nombre Eric. Estábamos conmocionados porque el doctor japonés que me hizo un ultrasonido meses antes dijo que estaba seguro que era niña. Por lo menos, pensamos que él dijo niña. Ya que todo lo que compramos era femenino, con holanes y rosa, estábamos estremecidos por la emoción de que nuestra Emma era realmente un Eric. Me condujeron al cuarto, que tuve que compartir con otra nueva madre, y a Eric lo llevaron rápidamente a la sala de maternidad. Había una cortina que me separaba de la otra madre pero podía oír voces y los ruiditos de un recién nacido. Acostada miraba a Jeff.

—¿Puedes creer que tenemos un niñito? —preguntó todo sonrisas. Sonreí y asentí. Entonces las lágrimas acudieron a mis ojos.

—¿Qué pasa? —Jeff se sentó a mi lado.

—Se supone que debo estar feliz. Nuestros padres deberían estar aquí para conocer a su primer nieto. Nuestros hermanos y hermanas y mejores amigos deberían estar aquí. —Sentía que mi barbilla temblaba.

—Lo verán pronto —dijo Jeff. Se inclinó sobre mí y me besó en la frente.

—¿Llamo a casa? —preguntó.

—Seguro —dije dando un gran bostezo. No podía moverme. Mi cuerpo me dolía. Me sentía como si un camión me hubiera pasado encima. Y lo que era peor, la enfermera llegaría pronto para levantarme y llevarme al baño—. Les sorprenderá saber que tuvimos un niño.

Jeff tomó el teléfono. "¿Cuál es el número de tus padres?"

Le di el número y él llamó a casa para decirles a todos que teníamos un bebé varón. Después de que colgara oí la voz detrás de la cortina.

—Discúlpame —dijo alguien con voz queda.

Mi marido apartó la cortina y miramos a la mujer alta que habíamos visto antes en el hospital.

—Oí que llamaron a casa y reconocí el código de área —comenzó—. ¿Eres de Massachusetts?

—Mi esposa —dijo Jeff que me señalaba.

—¿De dónde exactamente? —preguntó la mujer.

—Oh, es un pueblo realmente pequeño entre Boston y Cape Cod —dije—. Probablemente no lo conoce.

—¿Cómo se llama?

—Norwell —dije.

Los ojos de la mujer se abrieron y quedó boquiabierta.

—¡Yo soy de Norwell, también!

La miraba, fijando los ojos firmemente. No la reconocí—. ¿Cómo te llamas?

Ella me dijo su nombre e inmediatamente yo le dije el mío. Nos miramos con incredulidad.

—¿Eres Kelly de South Street? —pregunté. Me incorporé en mi cama y me alisé el pelo.

—Así es. ¿Puedes creerlo?

Ella cargaba un paquete pequeño y lo mecía en los brazos de atrás hacia adelante.

"Esto es asombroso —dije. Jeff y el marido de Kelly se saludaron de mano. Conocía a Kelly desde la escuela primaria. Fuimos juntas hasta la preparatoria, cuando ella se mudó en el último año. Nunca nos frecuentamos pero coincidíamos en el mismo salón y tomamos muchas clases juntas. Ahora, diez años después teníamos bebés juntas al otro lado del mundo. Ella había sido muy alta desde que la conocí. Su pelo estaba diferente. Pero cuando me dijo su nombre la reconocí de inmediato. Nuestros bebés estaban programados para el mismo día, pero ambos decidieron retrasarse. Kelly había dado a luz a una nena hermosa llamada Samantha. El resto de nuestro tiempo en el hospital lo pasamos entre anuarios que nuestros maridos rescataron para nosotras. Dimos entrevistas a los periódicos de la base. Nadie podía creer que dos amigas de la preparatoria se reunirían en la sala de partos de un hospital militar, al otro lado del mundo.

Mis rezos fueron escuchados también. En el momento en que Kelly me habló, estaba completamente exhausta y llena de tristeza, deseando ver una cara familiar.

Mientras mi marido estuvo fuera dos semanas, Kelly y yo mantuvimos contacto. Cada Navidad recibo una tarjeta suya y de Samantha, en la que me cuentan cómo están.

Jennifer Reed

Bendiciones inesperadas

Cuando la agencia de adopción nos dijo que habíamos sido seleccionados para un bebé, nos pusimos eufóricos. Nos abrazamos y nos besamos para celebrar que nuestro sueño estaba por hacerse realidad. Así que cuando el consejero nos dijo que estuviéramos listos para volar al otro lado del país para la fecha de parto, el 27 de abril, apenas una semana después, no vacilamos un segundo en decir que estaríamos allí.

La mayoría de las mujeres embarazadas tienen nueve meses para prepararse: nosotros teníamos sólo nueve días. Habíamos esperado dos años completos por un niño. Nos conmocionamos cuando la llamada llegó apenas tres meses después de que terminamos el papeleo. "¿Está listo el cuarto de niños?" preguntó un socio. Bueno, no exactamente. De hecho, no teníamos nada para un bebé. El supuesto cuarto de niños en nuestra finca de 1840 había sido deteriorado por el agua y requería urgentemente de cableado eléctrico así como paredes, techo y piso nuevos. Una vez que el cuarto estuviera terminado, podríamos comenzar a comprar artículos para nuestra adición futura a la familia.

¿Nueve días? ¡Podríamos hacerlo! Después de todo, no todos los días una pareja puede cumplir su sueño de llevar un bebé a sus vidas.

Trabajábamos durante el día y trabajábamos como locos por la noche. La idea de finalmente tener un niño nuestro nos mantenía en movimiento. Conforme se acercaba la fecha de llegada del bebé, casi acabábamos de restaurar el cuarto. Hicimos un viaje relámpago a dos almacenes para comprar los artículos básicos: una pañalera, pañales, trapos de bebé y mantas. Los amigos, la familia y a veces incluso completos extraños que habían oído nuestra historia nos proveyeron con muebles usados de bebé, ropas y un montón de otros bienes para ayudarnos a estar listos a tiempo.

Cuando subimos al vuelo con una pañalera retacada y un asiento para coche prestado en la mano, habíamos logrado casi todas nuestras metas, a excepción de la pintura y de poner la última moldura en el cuarto de niños. El cuarto del bebé no estaría exactamente como lo habíamos imaginado, pero pensamos de alguna manera que nuestro hijo no notaría si se dieran algunos toques finales después.

Tres semanas y un viaje de avión más tarde, mi marido y yo caminamos por la puerta de nuestro hogar con nuestro nuevo hijo. El momento era de una alegría indescriptible para nosotros. Al poner a nuestro hijo a dormir en la cuna de su primo, advertimos una sorpresa inesperada: ¡la pintura estaba terminada y la moldura colocada! ¡El cuarto de niños estaba acabado! Después, notamos que el refrigerador había sido provisto con diversos víveres para nosotros.

Los amigos y la familia vinieron durante los siguientes días para ver a nuestro nuevo hijo y continuaron trayendo artículos que necesitábamos, por ejemplo un corral y una silla alta. Cuando nuestro hijo padeció un acceso de cólicos, mi suegra nos dio uno de los mejores regalos: la preciada oportunidad de dormir.

Reflexionando en nuestras primeras horas en casa como familia, nos dimos cuenta que nuestras bendiciones se extendían más allá de nuestro nuevo hijo. Apenas si nos habíamos dado cuenta de que éramos parte ya de una cariñosa familia extendida, más grande de lo que podíamos haber imaginado.

Cynthia Hummel

Hombre en parto

Creo que mi hijo mayor pensó que seguiría en la gloria tanto como pudiera mientras yo lo cargaba en el final de mi embarazo.

El doctor decidió inducir el parto después de que pasó un par de semanas más allá de la fecha programada. Me dijeron que caminara por los pasillos del hospital a fin de que el bebé bajara un poco por el canal de nacimiento y los dolores de parto comenzarían.

Mi marido y yo caminamos toda la tarde durante casi tres horas sin que nada sucediese. Decidimos ir nuevamente a la sala de partos para sentarnos y relajarnos un rato.

Mientras estábamos allí, mi marido decidió ir al baño. Sugerí que utilizara el anexo a la sala de partos porque era la única mujer por dar a luz esa tarde.

En segundos, un par de las enfermeras irrumpieron en el cuarto, pasaron volando junto a mí y abrieron rápidamente la puerta del baño.

¡Ahí estaba mi marido, ocupado en su negocio! Más apenado de lo que nunca lo vi, murmuró: "Oprimí el botón de emergencia por error" (¡en vez del interruptor de la luz!). Él asió la perilla y cerró rápidamente la puerta.

Las enfermeras prorrumpieron en risas, y yo también. ¡Reí tan fuerte que sobrevinieron los dolores de parto!

Muy pronto, nuestro hermoso y sano hijo nació. Y mientras mi marido y yo nos alegrábamos por nuestro precioso recién nacido, las enfermeras continuaban contando el acontecimiento sobresaliente del día: ¡el primer hombre en parto!

Brenda Ford Miller

La decisión

No todas las madres son infinitamente felices cuando nace su primer hijo. Para algunas, las circunstancias son difíciles y confusas. Ése fue el caso la noche que mi amiga me llevó al hospital St. Anthony. Sola y asustada, me llevaron a un cuarto pequeño y me dijeron que me pusiera una bata y me acostara en la cama. Las enfermeras no me hablaban mucho: yo era soltera, joven, estaba sola, y embarazada, y tal cosa se desaprobaba, en especial en el sur en los primeros años setenta. Sola arrostré lo arduo del trabajo de parto en una oscura sala de maternidad, revisada de vez en cuando por las enfermeras que no mostraron mucha compasión.

Poco sabía del funcionamiento de ese lugar; de lo que había sido planeado ya para mí. El hospital tenía un director de servicio social, y cuando una muchacha soltera y adolescente entraba para dar a luz, tenían ya en mente una familia adecuada para el nuevo niño. Me ayudarían a ver lo incapaz y sin preparación que yo era para el parto, mucho más para la maternidad. Y por supuesto estaban en lo correcto.

Después del nacimiento, desperté de un sueño profundo. En las horas oscuras antes del amanecer, estuve examinando el cuarto: el viejo linóleo desprendía un color amarillo sobre el piso debajo de mi cama cercada con barandillas; una lucecita en la pared detrás de mí; una silla de metal contra la pared. ¿Dónde está mi bebé? ¿Era niña, o niño?

Grité, y en mi estado inducido por medicamentos, recordé vagamente a mi madre inclinarse sobre mí. "Es niña", susurró. "Está sana y es hermosa."

Cuando desperté horas más tarde timbré a la enfermera y pedí mi bebé. Ella parecía desconcertada, pero después de mucha persistencia de mi parte, trajo un pequeño paquete y lo puso en mis brazos. El bebé era tan hermoso, tan pequeño, tan perfecto. El oscuro y denso pelo rizado remataba su cara rosada y redonda. Sus ojos eran tan oscuros como las pasas y su piel era tan tersa como la seda más fina. ¡Un bebé! ¡Una personita! Mi mente se arremolinaba con pensamientos y mi corazón desbordaba de emociones. No tenía idea de qué hacía, pero algo sí sabía: mi vida nunca sería la misma.

Pronto, una trabajadora social vino a visitarme. Ella me explicó que tenían una familia, una familia especial y cariñosa que había estado esperando por largo tiempo un niño que pudiera amar y cuidar. Ella me habló sobre la responsabilidad, mi futuro y las oportunidades que perdería tratando de educar sola a un bebé. Mucho de lo que decía era verdad. Era tan joven —sólo dieciséis años— pero yo sentía profundamente en mi alma que ésta era la decisión más importante que habría de tomar.

Le dije que quería orar. No sabía mucho sobre oraciones: había estado en la iglesia cuando niña con mi abuela y mi madre, pero no tenía sentimientos religiosos profundos. Ciertamente en algunos momentos del pasado había orado, "¡Por favor sácame de este lío!", pero sabía que ésta era una clase distinta de oración. Necesitaba una respuesta. La esperaba. Escuchaba. Día tras día escuchaba, con la trabajadora social animándome a que hiciera lo correcto para esa nena. Cada tarde, amigos me visitaban, guardándose sus opiniones. Cada tarde mi madre y mi abuela me visitaban, también reservadas. Todos me esperaban. Yo esperaba a Dios.

Después de nueve días la presión aumentaba. El hospital quería mi cama. El departamento de servicio social quería a mi bebé. Yo quería mi respuesta. Una tarde mi amiga entró de puntillas en mi cuarto. Ella se sentó al lado de mi cama y tomó mi mano entre las suyas. Con los ojos llenos de lágrimas, ella compartió su secreto conmigo. Ella también había sido una madre soltera adolescente. Ella, también, había hecho frente a esta decisión. Ella también había estado asustada. Con cada detalle desgarrador ella describió sus sentimientos y preocupaciones de ese entonces. ¡Ella sabía exactamente cómo me sentía! Ella me dijo que ahora, con veintiún años, sabía en su corazón que dejar ir a su bebé con una familia cariñosa y maravillosa había sido lo correcto, y me alentaba a que hiciera lo mismo. Ella se fue, y me quedé sola con mis pensamientos. Había rogado para que Dios me diera una respuesta. ¿Era ésta? Lógicamente tenía sentido. Debe ser correcto, pero ¿cuál era el problema con mi corazón? Se sentía como si se estuviera rompiendo.

Esa noche mi madre vino a verme otra vez. Se había guardado sus opiniones para ella mientras yo luchaba los días anteriores, esperando una respuesta a mis plegarias. Ella sabía más, veía más, sentía más de lo que compartía conmigo. Muchos años después ella confirmaría los acontecimientos de esa noche conmigo.

Había estado esperando que ella viniera. Toda la tarde había llorado. Le dije a mi madre de la charla con mi amiga, de la historia que ella me había contado. Le dije que después de hablar con mi amiga había decidido dejar que mi bebé fuera a casa con la familia que la esperaba. Había decidido con mi cabeza, pero

¿qué había de mi corazón? Los sentimientos allí eran absolutamente diferentes. Me sentía como si estuviera mortificada. Me
sentía como si algo hubiera muerto dentro de mí.

Al fin, mi madre comenzó a compartir sus sentimientos conmigo. Ella no convino con mi amiga y me dio sus impresiones
sobre los días previos. No recuerdo mucho de lo que dijo, por
lo que escuchaba: escuchaba el sonido de mi bebé que lloraba
en el cunero. Me levanté y caminé por el pasillo hasta el cunero en
el extremo de un largo salón. No se me ocurrió que habría sido
imposible para mí que oyera a un bebé llorando tan lejos y en
un cuarto cerrado, mucho menos que distinguiera el llanto de mi
propia hija. Pero de alguna manera sabía que ella gritaba y que
yo necesitaba ir con ella.

Ignoraba que mi madre me seguía por el pasillo al cunero;
yo sólo era consciente del sonido del llanto de mi hija. Entonces
algo sucedió que incluso ahora es casi demasiado milagroso para
describirlo.

Mientras miraba fijamente a través de la pared de cristal que
me separaba de mi hija, una luz brillante, blanca pareció des-
cender del techo sobre ella y rodear la cuna donde estaba. Era
luminosa y brillaba directamente sobre su pequeño cuerpo. Entonces oí estas palabras, tan claramente como si alguien hablara
en mi oído. "Ésta es tu hija. Fue enviada para ti. Nadie podrá
jamás amarla como tú." Repentinamente, la alegría desbordó
mi corazón y la paz llenó mi alma adolorida, y supe que Dios en
verdad había oído y respondido a mis plegarias. En la mañana,
diez largos días después de su nacimiento, llevé a mi preciosa
hija a casa conmigo.

Los años que siguieron ciertamente no fueron fáciles. Trabajé
como camarera, pasé dos años en la universidad, e incurrí en
muchas equivocaciones. Sé que la decisión de conservar al bebé
no es correcta para muchas jóvenes; entregar a un bebé para
adopción es un noble acto de amor. Pero repetidas veces, la voz

que oí y la luz que vi esa noche me dieron el valor de saber que había hecho lo correcto para este bebé en particular.

Me habían dado una clara comprensión de que esta niña necesitaría mi amor y dedicación en su vida. Pero muy pronto se hizo aún más evidente que yo necesitaría su amor y apoyo para sobrellevar algunos años difíciles. Esa hija ya se graduó de la universidad y está construyendo una vida maravillosa por sí misma. No puedo imaginarme cuál habría sido mi vida sin ella.

Cindy Barksdale

Huellas digitales

Desde nuestra primera cita durante nuestro último año de preparatoria, hasta la graduación en la universidad, catorce años de matrimonio y los nacimientos de cuatro hijos, mi marido y yo hemos sido inseparables. Dos contra el mundo. Nos apoyamos uno al otro y respaldamos las decisiones del otro. Hasta el verano de 1997.

Ese verano comencé a sentir un tirón en mi corazón en una dirección inesperada. Había sabido por un tiempo de las muchas niñas que habían quedado huérfanas en China debido a la política de un solo hijo. Mi corazón se interesó por su penosa situación y se llenó del deseo de hacer algo por lo menos por una niña. Este deseo se intensificó cuando nuestro "bebé" cumplió tres años. ¡Nuestros niños crecían tan rápidamente!

Y nosotros habíamos sido tan bendecidos: primeros que todo por nacer en Estados Unidos donde abundan las cosas materiales y la libertad está garantizada. Teníamos un sólido matrimonio, una familia sana, buenos trabajos y un hogar agradable. También teníamos una recámara vacía, atiborrada completamente

con cada artículo de la parafernalia para bebé que el hombre
hubiera conocido. Para mí era una decisión obvia. Éramos la
familia perfecta para adoptar a una niña.

Planteé la idea a mi marido, esperando que sería tan obvia
para él como lo había sido para mí. Después de todo, amábamos
a los niños. Habíamos admirado la belleza de los niños asiáticos
por años. Incluso habíamos bromeado sobre "cuando adoptára-
mos a nuestra pequeña de China". Y sabía que él estaba también consciente de lo bendecidos que habíamos sido.

—¿Estás loca? —su vehemente rechazo a mi idea me conmo-
cionó—. ¿No piensas que cuatro niños es suficiente? ¡Además,
no tenemos tanto dinero!

Las palabras tranquilizadoras de mi parte no lo convencie-
ron. Él honestamente pensaba que me faltaba un tornillo. Intenté en varias ocasiones explicarle mi lógica. Pero reiteradamente
durante las siguientes semanas él rebatió todas las razones insis-
tiendo en que no debíamos adoptar. La desavenencia nos causó
a ambos un enorme dolor. En el pasado, cuando habíamos dis-
crepado, siempre habíamos podido encontrar un punto medio.
Pero esta vez no había algo así. No puedes adoptar la mitad de
un niño.

Cuando toda mi lógica no consiguió llevarme a ninguna parte, sintiéndome completamente desamparada, comencé a orar.
No solamente por el bebé que por ese tiempo parecía vivo en
mi corazón, sino por la concordia entre nosotros. Si bien anhelaba a un niño del otro lado del mundo, deseaba aún más un
matrimonio estable. Si la adopción era realmente la trayectoria
correcta para nuestra familia, entonces un poder mayor que yo
iba a tener que notificar a John. Y no había muestras de que eso
sucediera.

La depresión sumada a la culpabilidad llenaba mis días. Culpabilidad porque sabía que debería estar contenta con las cuatro
pequeñas bendiciones que ya tenía. Continué por su bien, con-

fortada por las rutinas diarias de comidas y lavado de ropa, abrazos y arbitraje de disputas, con todo asediada por la convicción de que deberíamos hacer más en este mundo.

Sabía que para hacer lo correcto por otro niño, mi marido tendría que entrar en la paternidad sinceramente, y no sólo por hacerme un favor a mí. Eso parecía un sueño imposible. Pero había oído historias de otras parejas que habían resuelto dilemas similares. Decidí orar y dejarlo solo para que reflexionara sobre las cosas. Mi naturaleza optimista miraba con esperanza cualquier leve signo de cambio.

Muchas veces durante esos largos meses, me pregunté si estaría loca por abrigar tal sueño. Con todo cada vez que decidía claudicar, Dios ponía otro recordatorio en nuestra trayectoria. Una vez fue un documental de TV sobre China. Otra vez una hermosa pareja asiática en un restaurante. Otra vez un autobús cargado de adolescentes asiáticos que se aglomeraban en una playa generalmente tranquila.

Parecía imposible que la adopción desapareciera de nuestras mentes. Así que esperé. Recé, a veces ferozmente: "Recuerda a todos esos bebés sin madre, Señor. Recuerda mis brazos que ansían otro niño. Recuérdanos". Y finalmente, después de una espera interminable, un milagro comenzó a suceder. Mi marido comenzó a hacer preguntas acerca de la adopción. Apenas atreviéndome a respirar, respondía, simulando una despreocupación que estaba lejos de sentir. Reflexionaba por días sobre cada pregunta ocasional, temerosa de atribuirle demasiado significado.

Pero entonces otra pregunta llegaría. Y otra. Mientras hablábamos, él compartió sus miedos sobre adoptar de China: el papeleo, la estancia de dos semanas en el extranjero, las posibles necesidades especiales del niño. Comenzamos a pensar en Corea: el proceso de adopción era más simple ahí, con menos papeleo, una espera más corta, ningún requerimiento de viaje. Las conversaciones eran cautelosas, teóricas; me dejaban simultáneamente jubilosa y presa de la incertidumbre. ¿Realmente lo estaba considerando con seriedad?

La Navidad se acercaba, y el humor de mi marido todavía parecía milagrosamente favorable. Cuando me preguntó qué quería para Navidad, le dije que todo lo que deseaba eran sus huellas digitales: para la verificación de antecedentes penales, el primer paso en el proceso de adopción. Para mi sorpresa, no pareció enojarse por mi petición. En las siguientes semanas, él soltó indirectas que me hicieron esperar una sorpresa maravillosa de Navidad.

Aunque también había momentos preocupantes, la clase normal de momentos que todos los padres tienen, con los niños peleando, o vomitando o buscando zapatos perdidos. En ocasiones como ésas, él me haría enojar: "¡Nosotros no necesitamos otro niño!"

—No —diría— pero un niño allá fuera nos necesita.

Varias veces durante diciembre me pidió que ampliara mi lista de Navidad, probablemente esperando que pidiera una cacerola o una computadora en vez de un niño. Insistí incondicionalmente en que sus huellas digitales eran todo lo que quería.

Para cuando llegó Nochebuena, apenas podía soportar el suspenso. Prometí solemnemente aceptar su decisión, fuera cual fuera, pero mi estómago estaba hecho nudo.

En medio del caos de cuatro niños que abrían regalos tan rápidamente como podían, John me tendió un regalo minúsculo. Con los dedos temblorosos lo abrí. Dentro de estaba una pequeña cadena de oro con un medallón de oro en forma de moneda en la que estaba inscrito: "Dios mantiene sus promesas".

Era algo dulce, y fingí entusiasmo en mi voz para agradecerle a John, pensando que quizá había puesto mis esperanzas en algo demasiado grande. Mi corazón se sentía tan frágil y temeroso. Quizá todas las indirectas de las semanas anteriores eran sólo una fabricación de mi corazón esperanzado. Intenté recordarme lo enorme que era lo que le pedía. Tal vez ese niño de ensueño venido de lejos no era para nuestra familia.

Pero John todavía me miraba. Finalmente dijo: "¿Qué hay en la parte posterior de la cadena?"

Con mi corazón haciendo un ruido sordo, volteé de golpe el medallón.

Ahí, grabada en el oro liso de la parte posterior del medallón, había una dorada huella de pulgar.

Mary Ostyn

Bebé a la venta

Cuando llevé a mi hija bebé al supermercado por primera vez, la vestí de rosa de pies a cabeza. En el almacén, la coloqué en el carrito de compras, puse mis compras alrededor de ella y me dirigí a la fila para pagar.

Un niño pequeño y su madre estaban delante de mí. El niño estaba llorando y solicitando un regalito especial. *Quiere un caramelo o una goma de mascar y su madre no se los va a comprar,* pensaba yo.

Entonces oí la respuesta de su madre. "¡No!", dijo, mirando hacia mí. "Tú no puedes tener una hermana bebé hoy. No tienen más. ¡Esa señora tomó la última!"

Marsha Priesmeyer

Por ahora

El Día de la Madre cumpliré exactamente siete meses de ser madre. Supongo que eso me hace una nueva madre: una de esas criaturas soñadoras todavía abrumadas por el milagro que produjo.

Tengo varias amigas que son madres veteranas. Dicen cosas como: "Ojalá la tuya no te salga quejumbrosa. Espera a que sea adolescente. Mejor disfrútala mientras puedas; crecerá antes de que te des cuenta".

Puedo incurrir en muchas equivocaciones en mi vida, pero no gozar de mi bebé no estará entre ellas. Por ahora, ella es toda promesa y todo potencial. Y por un pequeño rato, ella es toda mía.

Ha de llegar el día cuando me horrorice de lo que ella elija usar para una cita, pero por ahora, ella usa cosas rosadas con migas de Zwieback y ríe nerviosamente cuando le pongo su camiseta.

Ella pudiera algún día avergonzarse de que la vean conmigo en público, pero por ahora, me mira fijamente desde el carrito del supermercado y me tiende los brazos cuando la gente le habla en la fila para pagar.

Ella pudiera salir deprisa para la escuela un día sin decir adiós, pero por ahora, su cuerpo entero se menea con placer cuando entro en el cuarto al empezar cada día.

Un día crecerá y tomará su propio camino, y así es como debe ser. Pero por ahora, después de un baño y un biberón, puedo acunarla suave y soñolienta contra mi cuello. Aspiro profundamente su olor dulce y suave de bebé y me regocijo en él, y lo recordaré, siempre.

Caroline Castle Hicks

Amor en el espejo retrovisor

Yo encontré el amor en el espejo retrovisor.

Durante el fin de semana, mi esposa, los niños y yo entregábamos pedidos en la camioneta. Pero ni Jeremy ni Matthew habían dormido bien la noche anterior así que estaban agotados.

Durante el paseo, Matthew comenzó a cabecear mientras se esforzaba por mantener sus ojos abiertos. Pronto, no obstante, se durmió y su cabeza cayó a la izquierda, al lado de Jeremy.

Al mismo tiempo, Jeremy, que estaba casi dormido, vio a su hermano durmiendo y se movió a la derecha para apoyar la cabeza de Matthew en su hombro. Y en un momento que nunca olvidaré, él se volteó y besó suavemente la cabeza de Matthew, sin saber que yo miraba.

Y aquí es donde comencé a preocuparme. Porque sabía que no importaba cuánto lo intentara, no importaba qué escribiera, nunca podría consignar ese sagrado momento perfecto cuando mis hijos hicieron algo más, mucho más profundo de lo que conocemos. Algo que se asienta discretamente detrás de lo que vemos, esperando pacientemente a que lo descubramos. Algo que se puede encontrar en los primeros besos torpes, en las madres que mecen a sus bebés recién nacidos, en los maridos que susurran los nombres de sus esposas, y en los tranquilos momentos de valor y cuidado que suceden alrededor y dentro de nosotros.

Pero, no importa cuánto me preocupe, no puedo dejar de buscar las palabras. Porque el amor no permitiría que fuera de otra manera.

Jim Warda

Respiración

Ya que me desempeño activamente como maestra de Lamaze y de paternidad, a veces mis estudiantes me llaman a casa si están en parto y necesitan un poco de ayuda para recordar cómo van los patrones de respiración.

Estaba en el teléfono una tarde ayudando a una estudiante a respirar con una contracción cuando mi pastor se presentó inesperadamente en la puerta de la entrada. Mi hijo de tres años entonces acudió a la puerta, y cuando mi pastor preguntó dónde estaba yo y lo que hacía, mi hijo respondió tranquilamente: "Mamá está respirando fuerte en el teléfono otra vez. Es su trabajo".

¡Gracias a Dios que mi pastor sabía que era instructora de Lamaze!

Lynn Noelle Mossburg

8

SOBRE LA MATERNIDAD

Perdí todo en la depresión posnatal.

Erma Bombeck

Mi vida anterior

*La visión más grande que uno ve bajo las estrellas es la
visión de una maternidad digna.*

George W. Truett

En mi vida anterior, antes de que reencarnara como madre de
tres niños, usaba ropas que me quedaban y combinaban. Usaba maquillaje y me enchinaba el pelo cada día. Tenía mis cejas
depiladas y mis uñas acicaladas. Pero nadie me daba besos de
galleta de canela. Nadie me dijo lo bonita que me veo sudada.

En mi vida anterior, leía la revista Time y el periódico. Mi conversación sobre lo que veía regularmente en la televisión transcendía
Arturo y El autobús mágico, y devoraba todas las novelas de mayor
venta. Pero nadie me pedía que leyera El conejo de terciopelo a la
hora de dormir. Nadie me solicitaba El pequeño motor que podía.
En mi vida anterior, tenía una carrera y amigos de más de un metro
de alto. La gente me pedía mis opiniones y me confiaba proyectos
importantes e información confidencial. Tenía conversaciones en

las que ni una vez se mencionaban bocadillos o bacinicas o reuniones para que los niños jueguen. Pero nadie me preguntó mi color preferido o por qué el cielo es tan azul. Nadie quiso que cantara.

En mi vida anterior, tenía una vida. Frecuentaba clases de aeróbicos, restaurantes y el teatro. Organicé fiestas en las que los temas no tenían nada que ver con la Guerra de las Galaxias o Winnie-Pooh. Hacía compras para mí y dormía hasta tarde los fines de semana. Pero nadie me hizo una tarjeta del Día del Amor. Nadie me dio alguna vez ramilletes de diente de león.

En mi vida anterior viajé, y mis destinos no giraron alrededor de parques temáticos o piscinas u horarios para la siesta. Las ruinas mayas de Yucatán, el buceo en el Caribe, ir de museo en museo en Italia, teatro Kabuki en Japón... éstos eran mis lugares de diversión. Era la reina del camino y de mi destino. Pero nadie me pidió que empujara el columpio más arriba. Nadie me invitó nunca a que chapoteara en los charcos o rodara en la nieve.

En mi vida anterior, controlaba mis emociones. No pisaba fuerte o apretaba mis dientes. No podía ser orillada fácilmente a las lágrimas o las diatribas. Consideraba mi comportamiento despreocupado y tolerante. Pero nadie me hizo preocuparme lo suficiente para llorar. Vamos, nadie sólo me amó, jamás.

En mi vida anterior, era libre. Podía trazar mi propia trayectoria y seguir mis sueños. Nada me estorbaba. Pero la trayectoria era insegura y la visión estaba nublada. Nadie me dio un propósito suficiente para elevarme. Ahora, continuamente vuelvo a arreglar pilas de ropa, migas y juguetes. Me jalan y tiran, me molestan y me acosan, caminan y se sientan sobre mí, y desespero por un poco de soledad. Visto de mezclilla y estoy manchada de jugo, con cara de sueño y canosa, mal pagada y abrumada. Y a veces me pregunto quién soy y en qué me he convertido. Entonces, uno de mis niños grita: "¡Mamá, te necesito!" Y está perfectamente claro: soy el centro del Universo. Soy MAMÁ.

Gayle Sorensen Stringer

Es bueno estar en casa

Hace años cuando mis tres chicos eran pequeñitos, mi vieja amiga de la preparatoria, Marge, me invitó a almorzar en su hogar en una fraccionamiento exclusivo. Ella era maestra, nunca se había casado y había comprado recientemente un condominio.

En cuanto entré en su casa, sabía que había algo diferente, pero no podía señalar qué era. Puse mi dedo en la repisa de la cocina mientras admiraba su azulejo, y me di cuenta qué era tan diferente. La repisa no estaba pegajosa. Con una inspección más cercana, vi que no había mantequilla de cacahuate rezumando de los anaqueles de la cocina, ningún charco de Kool-Aid en el piso o migajas de galleta en los asientos. Nadie había dejado el cartón de un litro de leche fuera o había regresado la mayonesa al refrigerador sin la tapa.

Después del almuerzo, pasamos a la sala de Marge para tomar nuestro café y recordar los "buenos tiempos" y reflexionar en "¿qué le sucedía?" De inmediato me impresionó que la cubierta del tocadiscos de su estéreo no tuviera huellas digitales de diversos tamaños sobre ella, y ninguno de sus discos estaba pandos por haber sido utilizado como disco volador. Cuando Marge me dio las indicaciones para el cuarto de baño, recorrí mi camino por un tramo de escaleras que no estaba cubierto con pistas de Hot Wheels, juguetes o yoyos. Siendo la única mujer en una casa con cuatro varones, siempre me acercaba a los baños con precaución. Cuidadosamente abrí la puerta y no había asiento para entrenamiento que quitar del inodoro. Y —¡maravilla de maravillas!— el asiento estaba abajo. Miré con sigilo detrás de la cortina de la ducha, y no había una tortuga o una rana en la tina: sólo una bonita botella de cristales perfumados de baño donde por lo general yo veo una caja empapada de jabón de burbujas.

Después de una tarde encantadora de actualizaciones sobre nuestras vidas, me despedí de Marge, prometiéndonos que lo haríamos más a menudo. Subí en mi traqueteado coche y me dirigí a casa, preguntándome qué retahíla de crisis me informaría la niñera cuando llegara. Parecía que siempre que trataba de darme un día libre se me castigaba teniendo que ocuparme de toda clase de desgracias, derrames, alborotos y peleas que habían ocurrido en mi ausencia. La carretera se extendió ante mí, y disminuí la velocidad intentando posponer lo inevitable. Me daba una poca de pena. Me entretuve en la tienda de comestibles, no sabiendo qué llevar para la cena.

Nadie estaba en el jardín cuando entré, y los perros no vinieron a abalanzarse sobre las bolsas de la tienda. Estaba sospechosamente silencioso dentro de la casa, y dije en voz alta: "¿Dónde está todos?"

—En el cuarto de baño —llegó la respuesta.

—Estupendo —suspiré—. ¿Qué ocurrió esta vez?

Cuando fui a la cocina a dejar los víveres, estaba notablemente libre de platos sucios y bocados de alimento.

—Limpiamos nuestro cuarto y la cocina y ahora estamos dando un baño a los perros —proclamó orgulloso mi hijo mayor, al acercarme al baño preguntándome qué sucedía.

Nuestros dos perros perdigueros labrador estaban totalmente inmersos en burbujas y, al verme, saltaron de la tina; dos nubes blancas con colas blancas, me derribaron al piso espumoso, cada uno propinándome lengüetazos de "bienvenida a casa" en mi rostro. Los tres pequeños y los dos perrotes pensaron que éste era un entretenimiento maravilloso, y todos nos deslizamos y resbalamos por el piso del baño, con burbujas por todas partes, riendo histéricamente. Inspeccioné la escena ridícula alrededor de mí, y por cierta razón que no podría explicar, sentí pena por Marge.

Jackie Fleming

EL CIRCO de la LA FAMILIA   De Bil Keane

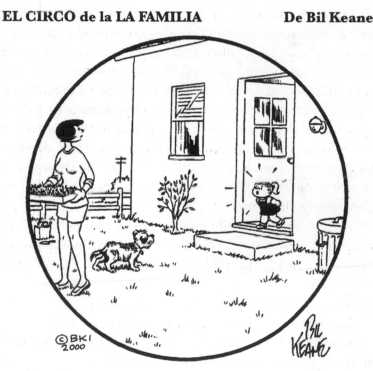

"El teléfono está sonando, el timbre de la puerta tocando, la secadora está funcionando y el horno está pitando."

Reproducido con el permiso de Bil Keane.

Todo lo viejo es nuevo otra vez

La cosa más agradable de ser madre es que vuelves a vivir tu niñez. Todo se convierte en una aventura, ya sea que estés persiguiendo un grillo a través de la hierba, yendo al zoológico o leyendo un libro que disfrutas, acurrucada bajo las cobijas. La maternidad me llegó fácilmente, y disfruté de los desafíos de criar a una familia.

Soy la madre de tres niños: Phillip, serio, intenso, de seis años; Ryan, de cuatro, mi pequeño rayo de sol; y mi vivaz Adrien, que en dieciocho meses parece haber desarrollado más maneras de meterse en líos que un pulpo de nueve brazos. Son la alegría de mi vida y he amado cada día de montaña rusa que es estar en casa con ellos. Para nuestra sorpresa y gran alegría, descubrimos recientemente que estábamos esperando otro niño. Puesto que ésta es mi cuarta vez, pensé que no padecería una experiencia caracterizada por la fatiga incontrolable, las oleadas de hormonas que me dejarían en lágrimas por el menor disgusto, y los extraños impulsos de comer naranjas en la noche, patatas al horno por la mañana y pollo al curry todo el día. Todavía un milagro, pero un milagro cotidiano casi como el sol que se levanta por la mañana y se pone en la noche.

Inicialmente, teníamos la idea de esperar algunos meses antes de anunciarlo a nuestros niños, pero Phillip, mi pequeño adulto, detectó que algo ocasionaba las conversaciones a murmullos con mi madre y mis amigas. Tal vez él me oyó por casualidad, tal vez leyó el título de mi gastado manual preferido de embarazo; de cualquier manera, un día se volvió hacia mí y me dijo: "Quiero una hermana bebé". Así que el secreto se había descubierto, y no habría podido ser más feliz.

Sin embargo, había esperado posponer una discusión seria respecto a los pájaros y a las abejas por algunos años más, así que me tomaron desprevenida las preguntas de mis dos hijos mayores: "¿Cómo hizo el bebé para llegar a tu panza, mamá?" preguntó Ryan. Phillip, siempre lógico, preguntó: "¿Cómo va a salir ese bebé?" Intenté darles la respuesta fácil que mi madre me había dado: una historia sobre una pequeña semilla que planta el papá, como un granjero planta una semilla en la tierra. Respuestas que Phillip no quiso aceptar. Él deseaba saber dónde papá consiguió la semilla y cómo la plantó, preguntas que me encantaron con su curiosidad y me dejaron perpleja porque no sabía cuánto información era demasiada información. Finalmente, decidí probar y responder a todas las preguntas tan completa y verazmente como fuera posible, y encontré un libro que contenía diagramas del sistema reproductivo femenino y masculino, con ilustraciones del feto en desarrollo.

Esto propició una nueva ronda de preguntas y muy pronto se convirtió en uno de sus libros preferidos de ilustraciones. Phillip disfrutó de los diagramas como mapas y trazaría la trayectoria que el óvulo tomó en la trompa de Falopio, y Ryan quedó absorto con las ilustraciones de bebés, preguntándose si "nuestro" bebé se parecería a ellos. Al aprender, por ejemplo, que un bebé no tenía desde el principio brazos y pies sino que por el contrario tenía una pequeña cola, se alarmó mucho por el pensamiento de que nuestro bebé pudiera tener una. Me preguntaba cada día: "Mami, ¿el bebé todavía tiene cola?" Mirabamos la gráfica de desarrollo para ver si ya le habían crecido las piernas. No se tranquilizó hasta que mi sonograma de ocho semanas demostró claramente pequeños brotes de brazos y piernas. Ahora él desea saber si el bebé todavía está creciendo, si puedo sentirlo moverse y si él podría sentirlo moverse también. A veces él correrá hasta mí y besará sin razón mi abdomen protuberante o pondrá su mano en él para sentir las pataditas del bebé. Ahora que ha aprendido que el bebé tiene oídos, le canta. Phillip, por otra parte, está mucho más interesado en la mecánica del nacimiento y ¡anunció recientemente que desea ir al hospital conmigo y mirar al bebé nacer! Quisiera leer la mente de Adrien para ver qué ocurre en su pequeña cabeza; ¡indudablemente, él debe pensar que es mucho alboroto por el hecho de que mami tiene mucho menos sitio en su regazo!

Este embarazo que se supone sería de rutina y común me parece fresco y nuevo, como un juguete perdido que de pronto encontré. Estoy experimentando la maternidad inminente a través de los ojos de mis niños, volviendo a descubrir las cosas que había olvidado, recordando el milagro verdadero del nacimiento, la maravilla de sentir un movimiento de niño dentro, lo impresionante de un latido del corazón, la belleza absoluta de la maternidad en todo su esplendor. Y mis niños son mis profesores.

Francoise Inman

Estarán bien

Soy madre soltera de dos niños. Cuando mi hijo mayor comenzó la escuela, era como todas las madres: me quedaba de pie, sin saber qué decir cuando él se precipitaba para conocer a sus nuevos amigos sin notar que estaba de pie allí en espera de mi abrazo de despedida. Me sentía como si alguien acabara de arrebatármelo y ya nunca volvería a tener su atención y dependencia completas.

Tenía mucho tiempo para compartir con mi hijo menor, que es tres años más joven que el mayor. Lo tenía a mi lado tirando de mi camisa desde hacía tres años. Donde yo iba, él iba también. Sin falta estaba "mi bebé." Teníamos un nexo especial los dos. Él era mi hombrecito y fui tan dependiente de que estuviera conmigo por un tiempo tan largo que temía el año siguiente cuando él comenzara la escuela también. Cada madre sabe las molestias que vienen con las inyecciones para la escuela, los registros de preescolar, las mochilitas y los útiles escolares adicionales, no sólo para uno sino para dos.

Por un tiempo, trabajaba el turno de medianoche. Un día después de ver al mayor irse al autobús, volví a la casa, y cuando la niñera se fue, Jeremy le dijo: "No te preocupes. Seré bueno y regresaré a barrer con mamá". Ya de regreso, me dormiría por algunas horas para después levantarme y hacer las cosas de mamá. Él me ayudaría a preparar la cena pues mientras más rápido cocinara, más tiempo tendría con su hermano. Su hermano bajaría del autobús, jugaríamos un rato, luego haríamos la tarea, comeríamos y nos bañaríamos. Para entonces, casi sería hora de ir a la cama y nos acurrucaríamos en nuestras camas y nos acostaríamos por la tarde. Sin embargo, tuve que levantarme tres horas después para alistarme para el trabajo. Para esa hora, la niñera llegaría. Jeremy la oía cada vez, y entraría en la sala donde ella estudiaría antes de que yo me fuera a trabajar, y la miraría a ella o a sus caricaturas y después me daría el más dulce besito antes de salir de nuestro hogar.

Una mañana llegué a casa, me cambié de uniforme y me deslicé en el coche. Imaginé que intentaría cumplir mis actividades antes de dormir por algunas horas. Llegué agotada a casa. Había recorrido todos los centros comerciales buscando una camiseta roja carmesí igual a la de los pequeños shorts de Jeremy que le había comprado para que los usara en la escuela. Busqué y busqué. Mi última parada fue en K-mart. Me dirigí al departamento de niños y arriba en la pared noté la camiseta perfecta. La tomé y comencé a decir: "¡Mira, Jeremy, mira! Aquí hay una y es perfecta". Di vuelta y él no estaba. Sabiendo que a los niños les encanta ocultarse entre las cosas, comencé a buscarlo. Dije en voz alta su nombre, pero él nunca respondió. Varios minutos habían pasado, y entré en pánico, gritando su nombre. Un dependiente del almacén se me acercó y me preguntó si había perdido algo. Grité: "¡No puedo encontrar a mi bebé! ¡Alguien ha robado a mi bebé!" El gerente indicó al vendedor que llamara a la policía mientras que él emitió un código de niño perdido. Yo recorría en la histeria el almacén en busca de mi bebé.

Para entonces, un policía me hacía preguntas. Le dije que mi hijo estaba parado junto a mí mientras elegía su camisa. Mientras sacaba una fotografía de él de mi monedero, el oficial preguntó: "Señora, ¿cómo vestía?"

Comencé a decirle, pequeños zapatos tenis blancos, shorts azules de mezclilla y una camiseta amarilla con... "¡Oh, Dios mío!" Me di vuelta roja de vergüenza.

El oficial dijo: "¿Señora?"

Comencé a llorar.

Él preguntó: "Señora, ¿qué pasa?"

Exclamé: "¡Estoy tan apenada!"

"¿Qué, señora, qué pasa?"

Exclamé: "¡Comenzó hoy el jardín de niños!"

Honestamente, estaba tan desconcertada que pagué su camisa y fui directo a la escuela y me paré detrás del cristal de su nuevo salón de clases. Al mirarlo jugar con sus nuevos amigos, me di cuenta que ya me había quedado sola, ¡sin nadie que dijera treinta veces mi nombre al día, ni me preguntara por qué y cómo! Estaba parada allí recordando esa época cuando primero los cargué a él y a su hermano, y comencé a llorar.

Al día siguiente estaba parada en las puertas de la escuela y miré a la directora que caminó hasta mí, tomó mi mano y dijo: "¡Señora, le prometo que estarán bien!"

Patsy Hughes

Rimas y razones

*Una casa con niños hace ciertamente que otras formas de éxito
y de logro pierdan su importancia al compararlas.*

Theodore Roosevelt

Al cantarle a mi hijo recién nacido, ponderaba mi decisión. La tonada nos calmó a ambos.

Cuando pienso en Patrick, mi primer hijo, recuerdo lo difíciles que fueron esos primeros meses. Siempre que se ponía inquieto, recordaba mis días de enseñanza y le cantaba una rima o dos.

El primer llanto de Patrick había sido a fines de agosto; también el primer día de escuela para mis antiguos alumnos. Echaba de menos las caras alegres de los alumnos y del olor mohoso de un salón de clases que había estado cerrado todo el verano. ¿Había tomado la opción correcta? ¿Debía continuar enseñando después de tener al bebé? ¿Perdería el contacto con mis colegas en la enseñanza y me marchitaría entre volúmenes perdidos de anuarios?

A pesar del conflicto que sentía, sabía que ver a mi bebé madurar en un niño y luego en un pequeño muchacho era algo que no quería perderme. En las mañanas nevosas de mi pasado, limpiaba mi parabrisas antes de ir al trabajo. Ahora abrazaba a mi hijo debajo de mantas calientes y miraba la nieve caer. Una tarde en el museo, o una visita a la hora del cuento en la biblioteca, o una caminata alrededor de la cuadra era muy especial para nosotros dos. Si bien la mayor parte de mi atención estaba en las actividades madre-hijo, también encontré tiempo para coser y leer, lujos que estaban virtualmente fuera de mi alcance antes. Disfruté hacer el traje de calabaza de Patrick para Halloween y me sentía orgullosa de su media de Navidad, con las lentejuelas que tanto trabajo me había costado aplicar, colgando en la chimenea.

Desafortunadamente, las mamás en casa son a menudo incomprendidas. Me preguntan, "¿Por qué desperdicias tu vida y tu carrera permaneciendo en el hogar?" Mi respuesta es simple: "Puedo siempre regresar a la enseñanza, pero nunca a esos días maravillosos de la maternidad". Es muy triste que el trabajo más importante del mundo deba ser defendido en sociedad. Han pasado seis años desde que tomé esta decisión. Es igual de especial ver dos medias más sobre nuestra chimenea (sí, con lentejuelas también) y la galería de disfraces que he creado desde aquel primer octubre. Caminé cerca del cuarto de mis hijos ayer por la noche y escuché a Anthony acorralar a sus perritos imaginarios y a Dominic clamar por atención. Comencé a entrar para consolar a mi pequeño, sólo para ser sorprendida gratamente por mi hijo mayor que cantaba las mismas rimas de mis días de enseñanza para calmar a su hermano más pequeño.

Mientras me inclinaba contra la puerta, una nueva canción llenó mi corazón. ¡Entonces me di cuenta que nunca había renunciado a la enseñanza del todo!

Antionette Ishmael

El ojo del que mira

Empujando la aspiradora a su lugar en el armario del pasillo, sofoqué un gemido. Medio día de quehacer doméstico detrás de mí y todavía no estaba lista para la empresa foránea que esperaba en cualquier momento. Mis cuatro niños pequeños pasaron como torbellino, dejando una estela de juguetes, migas y zapatos perdidos dispersos por la alfombra recientemente despejada. Y entonces las vi: las puertas corredizas de la sala. Las que había lavado y fregado antes esa mañana. Abundantes rayones de dedo y minúsculas impresiones de nariz abigarraban los cristales recientemente pulidos. Y eso parece... Frunciendo el ceño, me acerqué y me incliné para una inspección más cercana. ¡Qué, qué es eso! Manchas de mantequilla de cacahuete y de galletas Oreo encima de todo. ¡Esos niños! Cerca de las lágrimas, me dejé caer sobre el sofá y tomé el teléfono repiqueteante. "¿Hola?", gruñí.

—Hola, querida —respondió mi madre desde su propio sofá—. ¿Estás ocupada?

—¡No tienes idea! —dije, exasperada—. Estamos esperando invitados y no veo la hora de terminar el quehacer aquí y los niños...

—Eso me recuerda —me interrumpió —que tengo algo
pendiente. El quehacer, eso es. El espejo sobre el sofá está man-
chado. Pero, sabes, cada vez que miro las impresiones dulces de
bebé que tus pequeños dejaron el mes pasado, no puedo limpiar-
las. Después de todo, ¡todavía las estoy mostrando a mis amigas
como "obras de arte invaluables"!

Mi mirada iba de arriba abajo por el cuarto. Una galleta comida a medias aquí, calcetines enrollados allí, torres inclinadas
de libros de ilustraciones en el rincón. Hice muecas. Coronándo-
lo todo estaba una obra maestra pintada a mano en las puertas
del patio. Innumerables piezas únicas. Mi propia porción de
obras de arte invaluables.

Carol McAdoo Rehme

El abrazo

La mejor cosa para aferrarse en la vida son los demás.

Anónimo

Había sido un día largo. Y eran solamente las tres de la tarde. A mi hija de catorce meses, Lucy, le estaban saliendo los dientes y ambas habíamos estado despiertas toda la noche. Nada parecía consolarla y yo estaba cada vez más frustrada, más cerca de la desesperación. Para colmo, mi marido estaba fuera de la ciudad y el sol de fines de agosto acaloraba y hacía sudar a Lucy, y nos ponía a las dos más irritables. Al mismo tiempo que mi corazón se condolía de ella, mi cabeza imploraba una aspirina.

Para las cuatro, Lucy lloriqueaba por haber perdido a Barney debajo del sofá y a Elmo debajo de la silla. Habiendo rescatado a sus animales de felpa, la abracé y la arrullé. La cargué con un brazo y fui de nuevo a limpiar con esponja los guisantes triturados del piso de azulejo de la cocina, las bananas marrones de las grietas en su silla alta. Pensé en las clases de la universidad que dejé cuando ella nació.

Antes de que tuviéramos a Lucy, había jurado que nunca sería una de esas madres que limpiaban y cocinaban todo el día en bata, su pelo hecho un lío, sus pies en pantuflas. Pero allí estaba, mi pelo que parecía haber pasado por el grado de calor más elevado de la secadora de ropa, mi ojos inyectados e hinchados. De hecho todavía estaba en mi bata de baño, y no me había duchado.

Cargando a Lucy, porque ella lloraba a mis pies si no lo hacía, le cantaba mientras limpiaba la cocina, comenzando con "En alguna parte sobre el arco iris" y recurriendo a "Cien botellas de cerveza en la pared". Cantarle parecía funcionar. Lucy estuvo tranquila hasta que llegué a la botella número ochenta y ocho y entonces emitió un pequeño gemido, que pronto se convirtió en lágrimas. Me olvidé de la limpieza y le acaricié la espalda. No se consolaba y gritaba de tal manera que estaba segura que iba a alertar a la policía.

Llevé a Lucy a una caminata, leyéndole su Conejito fugitivo e intentado hacerla reír y jugar nuestros juegos preferidos. Nada funcionaba. Intenté cantar otra vez. Nada. Si alguna vez necesité que durmiera, fue ésa. Pero cada vez que la llevaba cerca de su cuna en su cuarto, ella lloraba con lágrimas verdaderas, agarrándose de mí, gritando "Nooooo".

Por mucho que deseara dejarla allí, por mucho que mi cuerpo me dijera que lo hiciera, no podía. Miré fijamente los ojos azules bordeados de rojo mientras la llevaba nuevamente a la cocina y sabía que todo lo que ella necesitaba era descanso. Duerme, demonios, una voz gritaba en mi cabeza, algo que nunca revelaría a mis amigos que tienen niños.

A las cinco, me incliné por los videos de Barney y el helado de chocolate. Esto me dio tregua. Me derrumbé en el sofá al lado de ella y me pregunté si hacía algo mal, fallando de alguna manera como nueva madre. Apenas noté cuando llegó la oscuridad. Me dije que no era algo terrible poner a mi hija en cama un poco más temprano esa noche. Subimos las escaleras juntas, Lucy y yo, con sus pequeños dedos de pétalo sosteniendo mis manos bien arriba de su cabeza. Dejó escapar un suspiro en lo alto de la escalera junto a su dormitorio. "Yo también, Lucy" dije suavemente, levantándola.

La puse sobre la mesa para cambiarla, sintiéndome más cansada de lo que hubiera creído posible. Eché de menos el resplandor maravilloso, más grande que la vida, más fuerte que cualquier palabra, del amor que sentía por mi hija. No solía estar así de irritada y abrumada.

En silencio, le puse a Lucy la pijama de Mickey Mouse. Silenciosa y algo quieta, se paró en la mesa para cambiar bebés mientras la sostenía para subirle el cierre. Respiré en el olor limpio de su pelo, sintiendo sus rizos rubios cosquilleando en mi barbilla. Cierta tristeza tiró de mí. Esto no es lo que pensé que sería la maternidad.

De pronto, Lucy pasó los brazos alrededor de mi cuello, sosteniendo la parte posterior de mi cabeza apretada entre sus brazos. Las pequeñas manos, toda pequeña, me jalaron hacia ella, y presionó su mejilla a la mía. Un momento bastó para que entendiera qué sucedía. "Ella me está abrazando, ella me está abrazando", quise gritar. "Ella me está abrazando por primera vez." Deseé gritar a mi marido, al vecino, a cualquier persona para que viniera a ver lo que hacía mi hija por primera vez.

Nos abrazamos por algunos segundos, mi hija parada en la mesa para cambiarla, vestida con su pijama roja felpuda, sus brazos alrededor de mi cuello, su mejilla sobre mi hombro izquierdo. "Oh, Lucy", susurré, con mis palabras mezcladas con lágrimas. Quería que no se fuera nunca.

Lucy se separó primero y fue sobre su siguiente hallazgo, lista para acostarse con Piglet, Pooh y su suave manta preferida. Yo estaba parada al lado de la cuna, mirándola. Ella estaba tan hermosa acostada allí, abrazando a Pooh, centelleando sus joyas

azules para mí. Froté ligeramente su frente como hago cada noche y subí la manta hasta su barbilla.

Al salir del cuarto, con todo el tiempo para mí, la soledad
preciosa no parecía tan importante, la fatiga abandonaba mis
hombros. Estaba absorta en su primer abrazo y lo afortunada
que era por haberlo tenido.

Martine Ehrenclou

Tiempo para mamá

Todo lo que necesitaba esa mañana era media hora sola, treinta minutos de paz y tranquilidad para ayudarme a preservar mi cordura. Sin "Mamá, haz esto", "Mamá, yo necesito eso", "Mamá, él me pegó", "Mamá, derramé el jugo en el sofá".

Sólo yo, un baño caliente de Calgon, y nada más.

No debo soñar tanto. Después de mandar a los dos mayores a la escuela, coloqué al más pequeño frente a televisión para que viera Barney y sus amigos y dije: "Amor, escucha con cuidado. Tu mamá va a rumbo al colapso. Ella está perdiendo la chaveta. Ella está al borde de daño permanente de la personalidad. Eso se debe a que tiene niños. ¿Me has escuchado hasta ahora?"

Él asintió ausente mientras cantaba, "Barney es un dinosaurio de nuestra imaginación..." —Bueno. Ahora, si quieres ser un buen chico, te sentarás justo aquí y verás Barney mientras mamá toma un agradable baño caliente, tranquilo y apacible. No quisiera que me molestaras. Quisiera que me dejaras sola. Por treinta minutos, no deseo verte u oírte. ¿Comprendes?

Asiente.

"¡Niños y niñas, buenos días!..." Escucho que dice la maravilla púrpura.

Me dirijo al cuarto de baño con mis dedos cruzados.

Miré el agua llenar la tina. Miré el espejo y la ventana empañarse. Miré el agua ponerse azul desde mis perlas de baño. Entro.

Oigo que llaman a la puerta.

—¿Mamá? ¿Mamá? ¿Estás allí dentro, mamá?

Aprendí hace mucho tiempo que no hacer caso a mis niños no sirve para que se vayan.

—Sí, estoy aquí dentro. ¿Qué deseas?

Hubo una larga pausa mientras el niño decidía qué quería.

—Um... ¿puedo comer un bocadillo?

—¡Acabas de desayunar! ¿No puedes esperar unos minutos?

—No, me muero de hambre! ¡Necesito un bocadillo ahora!

—Bien. Puedes comer una caja de pasas.

Lo oí caminar hacia la cocina, escuché cómo empujaba sillas y bancos alrededor intentando alcanzar las pasas, sentí el piso vibrar cuando saltó de la cubierta, y lo oí correr de vuelta al cuarto de la TV.

—¡Hola, Susie! ¿Puedes decirme de qué color es la hierba? —preguntó Barney desde el otro cuarto.

Toc, toc, toc.

—¿Mamá? ¿Mamá? ¿Estás allí dentro, mamá?

Suspiro.

—Sí, todavía estoy aquí dentro. ¿Qué necesitas ahora?

Pausa.

—Um... Necesito tomar un baño, también.

Correcto.

—Amor, ¿no puedes esperar a que termine?

La puerta se abrió apenas.

—No, realmente necesito tomar uno ahora. Estoy sucio.

—¡Tú siempre estás sucio! ¿Desde cuando te apura?

La puerta se abrió de par en par.

—Realmente necesito tomar un baño, mamá.

—No, no necesitas. Sal.

Él estaba parado en el centro del baño y comenzó a quitarse su pijama.

—Voy a entrar contigo y a tomar un baño también.

—¡No! ¡Tú no vas a entrar y no tomarás un baño! ¡Deseo tomar mi propio baño! ¡Quiero que salgas y me dejes sola!

Comencé a sonar como el niño de tres años con quien discutía. Él subió al borde de la tina, equilibrándose cuidadosamente, y dijo: "Me meteré contigo, ¿de acuerdo, mamá?"

Comencé a chillar.

—¡No! ¡Esto no está bien! ¡Quiero mi propio baño, todo para mí! ¡No deseo compartirlo! ¡Deseo estar sola!

Él pensó un momento y dijo: "Muy bien. Sólo me sentaré aquí y tú puedes leerme un libro. No me meteré, mamá, hasta que acabes".

Me dedicó una sonrisa encantadora que me desarmó.

Así pasé mi tiempo sola leyendo Un pez, dos peces a mi hijo de tres años desnudo, sentado al borde de la tina con su barbilla sobre sus rodillas, los brazos rodeando sus piernas dobladas y una sonrisa sutil en su cara. ¿Por qué luchar contra eso? No pasará mucho tiempo antes de que tenga todo el tiempo sola que deseo. Y entonces probablemente me sentiré mal por no tener más tiempo juntos.

Crystal Kirgiss

Déjame

Dios, por favor no dejes que me pierda esos momentos que habría podido pasar con mi niño. Déjame cargarlo más a menudo y sentir su pequeño cuerpo envuelto suavemente en mis brazos cariñosos. Algún día no tendré la fuerza para cargarlo.

Déjame sostenerlo cerca para oler su pelo recién lavado y respirar en ese maravilloso olor de bebé que cubre su piel delicada, porque seguramente no tendrá este delicioso olor por mucho tiempo.

Déjame gozar cambiándole sus pañales pues me da la ocasión de jugar con sus deditos del pie, cosquillear su panza y hacerlo sentir cómodo. Algún día me pedirá que lo deje y que cierre la puerta detrás de mí asegurando que él puede arreglárselas.

Déjame dar más caminatas con él en su cochecito mientras puedo mirar hacia abajo su pequeña cara que mira fijamente, maravillado de este nuevo mundo alrededor de él. Déjame hacer esto a menudo, porque pronto él podrá caminar por sus medios y dejar la seguridad de su cochecito.

Déjame estar parada al lado de su cuna en la noche más que un momento para mirarlo entregarse a su sueño apacible.

Estas noches pasadas en una cuna pronto serán sustituidas por un lugar mucho menos acogedor para los sueños.

Déjame hacerlo reír cada día. Pues estoy segura de que los sonidos preciosos de sus primeras risitas son susceptibles de cambiar con el tiempo.

Déjame encantarme con cada nuevo logro que alcanza. Antes de que me dé cuenta, caminar, beber de una taza y otros pequeños milagros que él ha aprendido parecerán comunes.

Déjame decirle cuánto lo amo. Puesto que habrá épocas en que él no deseará sentarse para oírlo.

Déjame que continúe escuchándolo con atención incluso después de que haya dominado el arte de hablar. Pues la gente tiende a escuchar con menos atención a un niño una vez que habla con fluidez.

Déjame darme tiempo para jugar a las escondidillas y a los maderos de San Juan y otros juegos de bebé. Vendrá un día en que él no querrá participar más en tales payasadas infantiles.

Déjame aprender a gozar del sonido de él llamándome "mami" incluso si grita entre lágrimas. Algún día no seré ya "mami" para él, sino sólo "mamá".

Déjame ser el mundo para él ahora porque como cada madre tristemente se da cuenta, sus bebés pronto descubren el mundo fuera de los brazos de su madre.

Déjame hacer estas cosas y muchas más, a pesar de estar ocupada, cansada o abrumada porque odiaría mirar el pasado y albergar arrepentimientos de las épocas idas que se perdieron por cosas menos importantes que mi hijo.

Sí, amado Señor, quisiera que mi hijo creciera hasta que sea un hombre fuerte, cariñoso e inteligente, pero por favor no dejes que esto suceda durante la noche porque los recuerdos algún día serán todo lo que tenga.

Michelle Mariotti

Feliz cumpleaños a mí por darte a luz

La tarjeta de cumpleaños es fácil de encontrar, pero no veo ninguna tarjeta de aniversario apropiada. Camino por los pasillos en la tienda de tarjetas, recorriendo con los dedos una tarjeta que se deshace en poesía sobre diez años de matrimonio, leyendo otra que alaba veinticinco años de empleo, y otra que felicita la fundación de un negocio. Entre las filas de condolencias, empatías, mejores deseos, mejórate, cumpleaños y ocasiones especiales, no puedo encontrar una tarjeta que rinda honores a mi inminente aniversario. Aunque mi logro no es reconocido por los símbolos al por menor o los ritos espirituales, para mí este día marca un momento en que llegué a la mayoría de edad y comprendí el verdadero amor incondicional. Este día, el cumpleaños de mi hija mayor, es mi aniversario de convertirme en madre.

Fui la primera de mis amigas en casarme y la primera en embarazarme. El término "horizontes que se ampliaban" adquirió nuevo significado: miré con temor y alarma cómo mi estómago se hinchaba. Sentía una mezcla de fascinación e incomodidad mientras mi bebé empujaba y luchaba dentro de mí. Miraba a los

329

infantes de otras personas en busca de pistas: me derretía por los nenes apacibles mordiendo sus cochecitos, bebés que dormían dichosamente en los hombros de sus mamás, bebés que se jactaban de su alimento en restaurantes. Me imaginaba que mi niño tendría una tez de melocotón y crema y una personalidad tan hermosa y arrebatadora como una postal del paraíso. La vista de mis propios pies se convirtió en un sueño distante y la imagen de mi niño recién nacido y de mis propias habilidades maternales se convirtió en una visión constante.

Tres días después de mi fecha programada, tuve una charla seria con mi niño nonato. "Estamos listos para una relación más cercana", dije, en lo que esperaba que fuera un tono persuasivo. "Es hora de salir."

Estiré los audífonos sobre mi estómago y puse una marcha de Sousa en vez del Mozart habitual. Hice una versión colosal de audífonos "retumbantes" y después subí y bajé las escaleras suficientes veces como para escalar la torre Eiffel. Cuando finalmente caí en cama, me sentía como una nave que no podía encontrar el muelle correcto. Me meneé y me retorcí. Robé las almohadas de mi marido para amortiguar mi vientre. Mientras más soñolienta me sentía, percibía la humedad extenderse por todas partes.

—¡Oh Dios, me está fluyendo! —grité. La humedad y el ruido despertaron a mi marido. —Se te rompió la fuente —dijo, con discreto orgullo de sus conocimientos prepaternales.

Repentinamente, me asusté. ¿Cómo sería? ¿Quién era esta persona que había estado creciendo por nueve meses?

Entonces sentí un apretón en mi estómago y dejé de pensar. Durante todo el camino al hospital y el procedimiento de admisión, intenté respirar entre los dolores. Traté de imaginar a mi niño y nuestra vida juntos. Pero principalmente me mordí los labios e intenté que mi griterío no botara la pintura de las paredes.

SOBRE LA MATERNIDAD   331

En el momento en que vi a mi niño, se me olvidó todo el do-lor. Me embargó un amor salvaje, profundo, feroz. Cada célula en mí se extendió hacia esa criaturita manchada.

—¿Es así como se supone que debe verse? —preguntó mi marido, mientras la acunaba. Sus párpados estaban veteados de rojo, su piel amarillenta, su pelo negro y escaso.

—Sí —dije—. Es exactamente como se supone que debe verse.

En mi visión de mí como mamá, incorporo simplemente a mi niña en mi vida completa e interesante. El bebé cuadra en mi horario tan cuidadosamente como pieza de rompecabezas perdida por mucho tiempo.

Esta visión duró cerca de tres horas. Llegué a casa del hospital, la alimenté, luché para conseguir que el pañal permaneciera en su lugar, y la cargué hasta que se durmió. Entonces la puse con cautela en su cuna.

Y entonces sucedió: "¿Viste eso?" le pregunté a mi marido. "¡Ella se estiró!" Estaba parada cerca, impaciente, observando qué más podría hacer este milagro de niña. Y de una forma u otra, he estado pasmada desde entonces.

Cada año, doy a mi hija una fiesta de cumpleaños encantadora. Después de una reunión gloriosa como ésa, me sentaba agotada entre los charcos de helado y las migas de torta. Miré los montones de envolturas y cintas. Al recoger una flor congelada del platón de la torta, me di cuenta de repente que ese día no era sólo el cumpleaños de mi hija: ¡era mi aniversario de haberme convertido en madre!

El aniversario de haberme convertido en madre es uno de los pocos momentos que cambian la vida pero raramente se pregona. Y ya sea que nuestro niño nazca de nosotras o sea adoptado, la maternidad es una opción que transforma de modo permanente la manera en que nos vemos a nosotras mismas y a nuestro universo. Es el momento en que hacemos un compromiso de cuidar en verdad a otro ser humano. Este voto va más allá de las palabras o las ceremonias: este voto se graba en nuestras células y se teje dentro de nuestros corazones. Comencé a buscar maneras de reconocer y celebrar este acontecimiento y no encontré nada de los artículos usuales: ninguna tarjeta conmemorativa, ningún arreglo de flores o una caja de dulces por el aniversario de una mamá. (Aunque, me imagino que la tarjeta tendría que estar manchada de crayón y doblada a mano; el ramo pudiera ser un abigarrado abanico de margaritas y dientes de león, recogidos de los jardines de otras personas, y las golosinas consistirían en chocolates pellizcados y comidos a la mitad, metidos precipitadamente de nuevo dentro de la caja.)

Ya que parece haber pocas opciones para la ceremonia pública (sólo por mencionarlo, mi hija me miraba con preocupación: no iba dejar que esa cosa del aniversario estorbara su cumpleaños, ¿verdad?), comencé a celebrar en privado. Les dije a mis amigos y hablé con mi marido. Llamé a mi mamá y conté de nuevo la historia del nacimiento de mi hija. El aniversario se convirtió en una época de reflexión y gratitud; una época de advertir la riqueza de mi papel como madre.

Este año, desperté con una sensación de temor. "Feliz aniversario", me digo mientras me miro en el espejo del baño. Imagino un auditorio lleno de gente. Oigo el estruendo de los aplausos mientras subo al escenario. La voz del presentador resuena, zalamera: "Otro año de servicio, otro año de entrenamiento riguroso, otro año de duro esfuerzo, otro año de flexibilidad". (En este momento el presentador verifica sus notas.) "En realidad", dice, "solamente cinco meses de ser realmente flexible". La multitud me aclama y veo a mi hija, vitoreando y silbando desde el auditorio. Ella es un curso de estudios del cual no quiero graduarme; ella es mi lección más profunda del arte de amar. Miro dentro de sus ojos mientras digo a la muchedumbre: "Y aquí estaré muchos, muchos años más".

Deborah Shouse

Parece que fue ayer

Parece que fue ayer...
Los dolores comenzaron.
Sujeté mi vientre que bombeaba
Y bailé con tu papá
Gritando "¡Es la hora! ¡Es la hora!"

Parece que fuera ayer...
Hiciste tu debut
Sonrosada y chillona.
Tu llanto se transformó en arrullos al cargarte.
Mis lágrimas se transformaron en asombro mientras me tenías hechizada
Con tu mágica, inquieta, humanidad.
Ayer éramos uno. Hoy somos dos.

Parece que fue ayer...
Tus gritos de cólico en medio de la noche.
Continuamos nuestro paseo familiar
Escaleras abajo,
A través de la sala,

El comedor,
La cocina,
Dentro de la despensa,
Con canciones fantasiosas
De sopas y guisados, potes y cacerolas,
Y de vuelta otra vez.
Repetidamente.
Diez, veinte, cientos de veces,
Hasta que se acalla tu llanto.
Tu respiración se calma.

Parece que fue ayer...
Tu primer baño en tina...
Tu primera comida sustanciosa.
Tu primera caminata vacilante.
Tu primera palabra que nos arroba:
"Mamá"

Parece que fue ayer...
Tu primer cumpleaños
Vestida con un pañal y glaseado.
Te ayudé a quitar el papel de las envolturas,
Hice que tu nuevo osito bailara.
Tiraste al osito
E hiciste una fiesta con el papel.

Parece que fue ayer...
Eras un abejorro
En el recital de danza.
Las otras abejas zumbaron
Y flotaron y revolotearon en el escenario.
Tú estabas parada inmóvil
Mirando fijamente al auditorio

Sin mover un músculo
Hasta la reverencia final.
Y entonces cómo agradeciste y agradeciste y agradeciste.
Y yo aplaudí y aplaudí y aplaudí.
Hasta que un hombre tres filas atrás me pidió que parara.

Parece que fue ayer...
Tu primer día de escuela.
Jugamos a saltar la cuerda en la calzada
Hasta que llegó el autobús de la escuela
Y te devoró.
Usé la cuerda como collar
Toda la mañana,
Durante mis actividades,
Durante mis lágrimas,
Hasta que regresaste con besos,
Sonrisas e historias
Del estupendo lugar
Que era el jardín de niños.

Parece que fue ayer...
Meneaste tu primer diente.
Conseguiste tu primer hit en el T-ball.
Pasaste la noche con una amiga
Por primera vez.

Parece que fue ayer...
Ganaste el concurso de deletreo.
De la escuela.
Del condado.
Del estado.
Volamos a Washington, D.C.
Tan vertiginoso y divertido que no necesitábamos un avión.

Colmamos cuatro días de monumentos,
Recuerdos para toda la vida.

No importó que deletrearas mal
"merganser" en la primera ronda.

Parece que fue ayer...
Tuviste tu primera cita
Y tu primera espinilla
Todo el mismo día.
Me senté en el piso
Fuera de la puerta cerrada del baño
Hasta que dejaste de llorar
Y me dejaste hacer todo lo posible
Como se supone que hacen las mamás.

Parece que fue ayer...
Obtuviste tu licencia de manejo.
Tuviste tu primera defensa abollada.
Fuiste a tu primera fiesta de graduación.

Parece que fue ayer...
Cuando mi propia mamá murió.
Todos fueron amables,
Trataron de decir las cosas adecuadas.
Solamente tú sabías qué hacer.
Cogiste en tus brazos ropa de la abuela: camisón, albornoz,
un vestido.
Nos envolvimos en su olor
Y estudiamos minuciosamente las viejas fotos
Llorando y riendo hasta el amanecer.

Parece que fue ayer...

Te llevamos a la universidad
A dos estados de distancia.
Al día siguiente llamaste por cobrar,
Y dijiste que lloraste
Por tres horas después de que nos fuimos.
Entendí. Yo lloré por seis.

Parece que fue ayer...
Eras mi bebé.
Ahora tienes tu propio bebé.
No obstante, siempre serás mi bebé.
Siempre.
Incluso cuando el bebé de tu bebé tenga un bebé.
Siempre serás mi bebé,
Y siempre parecerá que fue ayer.

Lynn Plourde

Un regalo perfecto para una madre no tan perfecta

No esperes que los mejores regalos vengan envueltos en papel bonito.

H. Jackson Brown

Día de la Madre, 5:00 a.m. Desde la niebla de mis sueños oigo el molesto zumbido del despertador. Siento un destello de condolencia por mi marido que tiene que levantarse a una hora tan temprana. Pero lentamente la niebla aclara, y me doy cuenta que la alarma es para mí. Paso con dificultad una pierna hacia el lado de la cama pero el aire frío de la mañana me envía de vuelta a la suavidad caliente de mis cobijas. La repetición de la alarma está trabajando horas extras, y mi marido me da un empujón sutil. Finalmente estoy en movimiento.

Mientras la mayoría de las otras madres están todavía dormidas, soñando con el desayuno en la cama y en flores, yo estoy compitiendo contra el reloj para alistarme para el trabajo. Este domingo es como cualquier otro domingo en el hospital donde trabajo el turno de día; sin tiempo libre por buen comportamiento. Ningún reconocimiento especial por todas las noches que he pasado en vela con niños enfermos, las horas que pasé ayudando con la tarea (yo pienso que hice mi tarea al graduarme de la universidad), y todas las comidas que compuse y que fueron recibidas con un "¿tenemos que comer esto?". En la cocina bebo mi café y contemplo mi cartilla de maternidad. Por criar a mi hija de trece años, me he ganado definitivamente una B+. Ella es reflexiva, amable y tranquila, con sentido del humor a pesar de haber entrado en las aguas turbulentas de la adolescencia. En cuanto a mi hija menor, merezco seguramente una A por el esfuerzo. Pero por los resultados, probablemente necesitaba repetir el curso. Ella fue la niña que a menudo ofrecía enviar su alimento a los niños hambrientos en China porque mi cocina era "demasiado grasosa" para que ella la comiera. Cuando la recogía después de la escuela, con frecuencia me saludaba con una mirada que claramente decía: "Oh, eres mi madre. Pensé que seguramente alguien se daría cuenta de que se había cometido una equivocación y te reemplazaría". Pero era buena para algo. Siempre que yo usaba una prenda de ropa o de joyería que a ella le gustara, decía: "Me gustaría ponérmelo".

Mis pensamientos fueron interrumpidos por pasos en las escaleras. No era la pisada pesada de mi marido, o el paso de dos escalones a la vez de mi hija de trece años. Éstos eran arrastrando los pies, de mi hija más joven, medio despierta, deshabituada a estar levantada tan temprano. Bajó los escalones, usando una camiseta que decía: "No cuenten conmigo en la mañana". Qué apropiado.

Ella se arrastró dentro de mi regazo, sus piernas largas, delgadas colgaban torpes sobre el borde de la silla. Metí su cabeza sedosa debajo de mi barbilla. Las muchachas estaban poniéndose

SOBRE LA MATERNIDAD

tan grandes y parecía como si hubiera pasado mucho tiempo desde que las cargué. Me había olvidado lo bien que olían cuando despertaban. Después de algunos minutos ella anunció la razón de su visita en la mañana. "He venido a desearte feliz Día de la Madre y a decirte que te quiero. No tenía dinero para comprarte un regalo."

Las flores solamente se marchitarían, y el desayuno en la cama sólo causaría un olor persistente de tostada quemada en la casa y migas en las sábanas. Pero su visita temprano en la mañana era un regalo que atesoraría siempre, y reafirmó mi fe en mis capacidades como madre. ¡Quizás había aprobado la prueba de maternidad después de todo!

Ayudé a mi pequeña a subir de vuelta por las escaleras y la metí nuevamente en su cama. La sonrisa suave en sus labios se desvaneció rápidamente cuando su respiración se hizo lenta y profunda. Salí de puntillas por la puerta delantera, con una sonrisa en mi cara y su regalo en mi corazón.

Kyle Louise Jossi

Ese día

"¿Cuál fue el mejor día de tu vida, y cuál fue el peor?" Recuerdo haber jugado ese juego con algunas amigas camino a una conferencia para damas un par de años atrás. Los recuerdos se hacen presentes conforme se recapitula cada detalle. Riendo hasta las lágrimas, los minutos volaron mientras volvíamos a vivir nuestras historias del parto y el nacimiento.

"¿Cuál fue el peor día de tu vida?" Reflexioné en esa pregunta durante mucho tiempo. Mi vida no había tenido mayores sobresaltos hasta ese momento, sin malos ratos que opacaran los buenos. No tendría problema si me plantearan la misma pregunta hoy. Apenas seis meses después de ese paseo, fui sacudida hasta el alma.

Era un día fresco de primavera y junto con ese vientecillo en el aire estaban los globos, las serpentinas y las voces risueñas de quince niños preciosos. La familia entera de los Mainse estaba reunida para una fiesta de cumpleaños para Rebekah, la menor de los nietos, que cumplía un año. Ésta no iba a ser una fiesta en la piscina, como era costumbre, porque la frescura en el aire

341

exigía chaquetas y no bañadores. Además de eso había una piscina, que había sido llenada la semana anterior, estaba a unos frescos dieciocho grados centígrados y la puerta estaba cerrada como era obligatorio. Pero eso no parecía enfriar el entusiasmo mientras el columpio estuviera lleno y las pelotas y los globos volaran por todas partes.

La fiesta no había comenzado oficialmente todavía pero los niños estaban muy felices sólo por estar juntos. Los adultos también lo estaban, mientras bebían café a sorbos en la sala, atentos a los niños más pequeños que jugaban en el sótano.

Sentados juntos en un sofá, mi marido Ron y yo estábamos absortos en la conversación. Le pregunté si quería una taza de café. Esto era inusual porque él no era un gran bebedor de café; una taza por la mañana era más que suficiente. No obstante, casi sin dudar, dijo que sí.

Mientras caminaba a la cocina, oí las risas y los chillidos desde el exterior cada vez más ruidosos. Sonreí mientras miraba fuera de la ventana las caras felices. Al tomar una taza del armario, mi mirada se posó otra vez en el jardín. Esta vez paró en la puerta del área de la piscina: en la puerta abierta. Rápidamente, exploré la piscina y la cubierta alrededor de ella y no vi a nadie. Aliviada, pedí a mi marido que cerrara la puerta. Aunque la manta solar cubría el agua, el pensamiento de niños jugando a unos metros era inquietante para mí.

Renuente, Ron se levantó, dejando la conversación. Miré por la ventana de la cocina cómo pasaba, acariciando a los perros y haciendo cosquillas a los niños. Finalmente, llegó a la puerta. Mientras vertía el café, él tiraba de la puerta hacia sí mismo. Se paró. Y yo lo hice. Lentamente, casi titubeando, miré a Ron recorrer el borde de la piscina. Desconcertada, seguía parada, todavía con la taza de café en mis manos.

Los siguientes segundos se sintieron como si pasaran en cámara lenta. Miré por la ventana de la cocina mientras Ron retiraba lentamente la manta solar. Repentinamente, completamente vestido, saltó a la piscina. Mi cuerpo entero se entumeció mientras miraba con horror que él sacaba del agua el cuerpo flácido de nuestro hijo de dos años y medio.

Entonces corrí hacia ellos. Grité como nunca había gritado antes, tiré la taza de café, y exclamé: "¡Eric está en la piscina!" Mis piernas tenían mente propia. Tenía que estar allí. Corrí a través la cocina a la puerta más cercana y luché con ella durante lo que parecía una eternidad hasta que me di cuenta que tenía llave. Finalmente, la empujé tan duro como mi fuerza lo permitía y corrí a través del jardín. Vagamente percibí a los adultos que gritaban y corrían detrás de mí.

Para el momento en que llegué a la piscina, Ron y Eric estaban en el borde de la parte poco profunda. Eric estaba blanco como la ceniza con agua sanguinolenta fluyendo de su boca y nariz. Pero eso no era todo lo que salía de su boca. Llanto. Hermoso llanto. Con ese sonido sentí cómo toda la energía me abandonaba y caí contra la cerca, sollozando sin control. Estaba vivo.

Después de que Eric hubiera expelido una cantidad increíble de agua, lo desnudamos, lo envolvimos en mantas, y lo llevamos a la sala de urgencias. Lo tomaron enseguida, lo sometieron a numerosas pruebas, y lo retuvieron algunas horas para observación.

Hoy, Eric es un niño de cuatro años sano, activo. Asombrosamente, uno de sus pasatiempos preferidos es saltar del trampolín y nadar en la piscina.

Rememorando, no puedo dejar de preguntarme "¿Y si…?" ¿Y si no hubiera ofrecido el café a Ron? ¿Y si él no hubiera aceptado? ¿Y si yo no hubiera notado la puerta abierta? ¿Y si Ron no hubiera notado lo que parecía ser un pájaro o un mapache debajo de la cubierta de la piscina y no hubiera ido a investigar?

Ese día, hace un año, Dios no sólo salvó la vida de nuestro pequeño, sino que hizo algo igual de importante. Dejó su marca en ella. Dios todopoderoso intervino obvia y deliberadamente en la vida de nuestra pequeña familia, no dejando duda de que él lo controla todo.

Sí, hoy jugar aquel juego sería fácil. Como ves, en pocos minutos, el peor día de mi vida también se convirtió en el mejor.

Ann Mainse

Ahora me maravillo, qué momento

Me maravillo ahora, qué momento, qué año, qué día...
Cuando la palabra con que me llamó, "mamá", salió simplemente.
Él era entonces mi pequeño, cuando ese título fue una vez mío...
Cuando su sonrisa era tan contagiosa. Cuando
dulces sus ojos azules brillarían.
Cuando él entró en el jardín de niños, parece que fue ayer...
"No me dejes por favor, mamá", oí decir a mi pequeño.
"Te quiero, Josh. No te preocupes. Vas a estar bien", mientras
me dirigía a la puerta del salón y me alejaba lentamente.
Las lágrimas fluían por mi cara mientras trastabillaba por el pasillo,
"¿Mami?" escuché que me llamaba. "¡Mami!" Lo oí llamar.
Y en ese momento en mi vida, la palabra se volvió tan agridulce...
Todavía veo su cara, tan angelical, su pelo tan rubio como trigo.
Al crecer un poco en su cuarto jugando,
Con su pequeño hermano a su lado, lo oí decir por casualidad:
"Nuestra mami es escritora. Ella será famosa algún día".
Sonreí para ver, a través de sus ojos, lo que yo representaba.

Las cosas que los pequeños muchachos están dispuestos
a hacer él también las hizo por mí,
Las hierbas que él recogió como flores... su cara se grabó por el júbilo.
Con las mejillas surcadas de suciedad y los ojos brillantes, era digno de ver,
Más precioso que las rosas rojas fueron esas hierbas que él recogió para mí.
Y el tiempo me traicionó otra vez al escabullirse los años,
Él había hablado, con todo vagamente oí las palabras que él debió decir.
Debe haberme llamado "mami" entonces, mil veces o más,
Pero realmente no escuchaba mientras me dirigía fuera de la puerta.
Las fechas límite me llamaban, y la actividad frenética parecía atractiva,
Y cegada por los hilos de mi historia nunca vi al tiempo robar
Esos momentos invaluables cuando los pequeños
son bastante pequeños para jugar.
Oh, si sólo pudiera regresar para saborear el ayer.
Un día lo oí por casualidad decir a alguien en el teléfono,
"Mi madre es escritora. Ella me deja aquí solo.
Pero eso está bien. Estoy en mi camino. Pronto estaré en lo mío".
Y repentinamente mis ojos podían ver a un muchacho que casi ha madurado.
Dios querido, por favor, ¿podría regresar? ¿Para oír las cosas que él diría?
¿Para compartir sus sueños? ¿Para besar su
mejilla? ¿Para consolar sus lágrimas?
¿Para tocar su rostro? ¿Para tomar su mano? Dios querido, ¿pudiera borrar
Esos años que perdí innecesariamente y dar marcha atrás en el tiempo?
Mientras él se gradúa de la preparatoria, parece que fuera ayer...
Cuando era pequeño lo consumió el juego despreocupado.
"Te quiero, Mamá. No te preocupes. Todo estará bien."
Dijo antes de que se dirigiera hacia la puerta de la vida y caminara lejos.
Y todavía lloro por todos esos años que flotan en los vientos del tiempo,
Por todos los días y momentos cuando un pequeño era mío.
Con todo mi añoranza es en vano, pues en lugar del pequeño,
Un hombre joven está frente a mí para quitar
con besos las lágrimas de mi cara.

Ahora me pregunto, ¿qué momento, qué año fue, qué día
Cuando la palabra con que me llamó, mamá, salió simplemente?
Él era entonces mi pequeño, cuando ese título fue una vez mío...
Cuando su sonrisa era tan contagiosa. Cuando
sus dulces ojos azules brillaban.

Lori Elmore-Moon

9

SABIDURÍA DE LA ESPERA

Antes de convertirme en madre tenía cientos de teorías sobre cómo criar niños. Ahora tengo siete niños y una teoría: ámalos, en especial cuando menos merezcan ser amados.

Kate Samperi

Si fuera a comenzar mi familia otra vez

Las palabras brotan del hombre sentado frente a mí, sus ojos suplican por ayuda. "¿Qué debí haber hecho diferente? Si sus niños fueran jóvenes otra vez, ¿qué haría usted?" Él sufría el vacío, la sensación de desesperación de un hombre cuyos hijos se han perdido. Él sentía que había fallado como padre.

Sus preguntas se quedaron conmigo. ¿Qué enseñanzas había obtenido de mi propia experiencia como padre y de mis años como consejero de otros? Si comenzara mi familia otra vez, ¿qué haría para mejorar las relaciones con mis hijos? Después de cierta reflexión, apunté las cosas que consideré más importantes.

Amaría más a mi esposa. En la proximidad de la vida en familia es fácil tomar al cónyuge como algo seguro y dejar entrar a un estúpido que puede apagar el amor más profundo. Así, amaría más a la madre de mis hijos, y sería más libre de dejar que ellos vieran ese amor. Me preocuparía más en demostrar un poco de amabilidad: acercándole su silla a la mesa, dándole regalos en ocasiones especiales, escribiéndole cartas cuando estuviera ausente. He encontrado que un niño que sabe que sus padres se aman necesita poca explicación sobre el carácter del amor de Dios o la belleza del sexo. El amor entre padre y madre fluye visiblemente frente a él y lo prepara para reconocer el amor verdadero en todas sus futuras relaciones. Cuando una madre y un padre se toman de las manos al caminar, el niño también toma una mano. Cuando caminan separados, el niño es renuente a tomar las manos de alguien. ¿Sentimentalismo? Entonces necesitamos mucho más de él. A menudo hay demasiado sentimiento antes del matrimonio y demasiado poco después.

Desarrollaría sentimientos de pertenencia. Si un niño no siente que pertenece a la familia, pronto encontrará a su grupo primario en otra parte. Varios de quienes viven en la misma casa son mundos aparte. Muchos niños ven a su padre solamente a la hora de cenar. Algunos no lo ven durante días. Para otros, el tiempo que pasan con el padre puede ser de sólo algunos minutos a la semana.

Utilizaría las horas de comida para compartir los sucesos del día, en vez de apurarme en ellas. Encontraría más tiempo para juegos o proyectos en los cuales todos nos reuniríamos. Invitaría a mis niños a involucrarse en las responsabilidades y el trabajo de la familia. Cuando un niño siente que pertenece a la familia, tiene estabilidad, que puede oponerse a las provocacio-nes de la pandilla y los gritos de la muchedumbre.

Reiría más con mis niños. Se ha dicho que la mejor manera de hacer niños buenos es hacerlos felices. Veo ahora que yo era, muchas veces, demasiado serio. Mientras que mis niños amaban reír, yo demasiado a menudo debo haber expresado la idea de que ser un padre era un problema perenne. Recuerdo las obras chistosas que nuestros niños montaron para nosotros, las historias divertidas que compartieron desde la escuela y las veces que caí en sus trucos y preguntas capciosas. Esas experiencias felices agrandaron nuestro amor, abrieron la puerta para hacer cosas juntos, y todavía nos mantienen unidos. Sería un mejor oyente.

A la mayoría de nosotros, la charla de un niño nos parece una charla poco importante. No obstante, ahora creo que hay un lazo vital entre escuchar las preocupaciones del niño cuando es pequeño y el grado al cual él compartirá sus preocupaciones con sus padres cuando esté en su adolescencia.

Si mis niños fueran pequeños otra vez, sería menos impaciente si interrumpieran mi lectura del periódico. Hay una historia sobre un pequeño que intentó en varias ocasiones mostrar a su padre un rasguño en su dedo. Finalmente su padre dejó de leer y dijo con impaciencia: "Bueno, no puedo hacer nada al respecto, ¿o sí?" "Sí, papá", dijo el niño. "Habrías podido decir, 'Oh.'"

Alguna vez fui un padre que no respondía cuando su pequeño hijo lo llamaba repetidas veces. "Es solamente el niño que llama", dijo el hombre. Y pensé que no pasaría mucho tiempo para que el padre llamara a su hijo y dijera: "Es solamente el viejo que llama".

Los estimularía más. Probablemente nada estimula más a un niño a amar la vida y buscar el logro, que la alabanza sincera cuando ha hecho algo bien.

Sé ahora que el estímulo es mucho mejor elemento de la disciplina que la culpa o la reprimenda. Buscar faltas y la crítica arrebatan a un niño la confianza en sí mismo, mientras que el estímulo construye la confianza en sí mismo y lo mueve hacia la madurez. En el fondo de la naturaleza humana está el anhelo de ser apreciado. Y cuando aquellos a los que amamos satisfagan esta necesidad nosotros también creceremos en otras bendiciones.

Así que si comenzara mi familia otra vez, persistiría en dar reconocimientos diarios, viendo no solamente lo que es ahora el niño, sino también lo que puede ser. Intentaría compartir a Dios más íntimamente. No somos personas completas cuando nos preocupamos solamente por los planos físico, social e intelectual. Somos seres espirituales y si el mundo es conocer a Dios y su voluntad, los padres deben ser los transmisores primarios. Por mi parte, me esforzaría en compartir mi fe con mis niños, usando ambientes informales y sucesos imprevistos. Más que discutir teología abstracta o imponer reglas rígidas de devoción familiar, prestaría más atención a las cosas que mi hijo nota y que le preocupan y encontraría en éstas una manera natural de discutir verdades espirituales.

Hay una historia de un profesor a quien una vez le preguntaron: "¿Dónde, en su curso, enseña religión?" "La enseñamos todo el día", respondió. "La enseñamos en aritmética mediante la exactitud; en lengua aprendiendo a decir lo que queremos decir; en historia mediante la humanidad; en geografía mediante la amplitud de la mente; en astronomía mediante la veneración; en el patio mediante el juego justo. La enseñamos mediante la amabilidad a los animales, los buenos modales con los demás y mediante la verdad en todas las cosas."

Recuerdo a un pequeño compañero, asustado por el relámpago y el trueno, que gritó en una noche oscura: "Papá, ven. Estoy asustado". "Hijo", dijo el padre, "Dios te ama y él cuidará de ti". "Sé que Dios me ama", replicó el muchacho. "Pero ahora quiero a alguien con piel." Si comenzara a formar mi familia otra vez, eso es lo que desearía ser sobre todo: el amor de Dios con piel.

John Drescher

Los niños son...

Sorprendentes, reconócelos.
Creíbles, confía en ellos.
Infantiles, permíteselos.
Divinos, hónralos.
Energéticos, aliméntalos.
Falibles, abrázalos.
Regalos, atesóralos.
Aquí, ahora, está con ellos.
Inocentes, disfrútalos.
Alegres, aprécialos.
Bondadosos, aprende de ellos.
Amables, acarícialos.
Mágicos, vuela con ellos.
Nobles, estímalos.
De mente abierta, respétalos.
Preciosos, valóralos.
Inquisitivos, anímalos.
Inventivos, apóyalos.
Espontáneos, disfrútalos.

Talentosos, cree en ellos.
Únicos, afírmalos.
Vulnerables, protégelos.
Integrales, reconócelos.
Extraespeciales, celébralos.
Anhelantes, nótalos.
Alocados, ríe con ellos.

Meiji Stewart

EL CIRCO DE LA FAMILIA   **De Bil Keane**

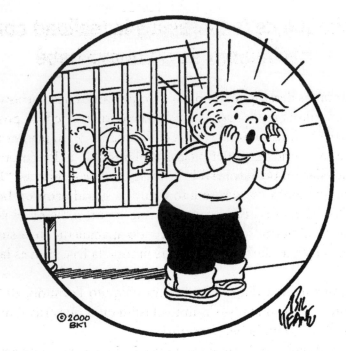

"Sí, todavía está durmiendo."

Reproducido con el permiso de Bil Keane.

El choque de la fantasía y la realidad con el nacimiento de un nuevo bebé

Las fantasías desempeñan un papel importante en nuestras vidas, alimentando la esperanza y ayudándonos a creer en las posibilidades del futuro. Cuando estaba embarazada de mi primer niño, asistí a una serie de conferencias en el hospital de Piedmont. En una de ellas un pediatra habló y nos mostró diapositivas. "Estoy seguro que todas ustedes se han figurado su vida con un bebé", dijo. "Sueñan con un descanso debajo de un roble en el jardín delantero, el hermoso bebé durmiendo apaciblemente a su lado mientras ustedes sorben un vaso de limonada fría. Ésta es la realidad."

Él mostró una diapositiva de un chiquito llorando, de cara colorada, mocoso con sus puñitos fastidiando nuestras fantasías personales. No mi bebé, pensamos.

La realidad rápidamente se impone cuando nos convertimos en padres. Pero no perdemos nuestra capacidad de fantasear. Es sólo que nuestras fantasías iniciales cambian y desarrollamos otras nuevas. Aquí están algunos ejemplos míos.

Licencia por maternidad

Fantasía: La licencia por maternidad será un periodo de varios meses, consistente en la vinculación dichosa con el nuevo bebé y, en mi tiempo libre, la elaboración de cortinas de globos para el cuarto de niños, el envío de participaciones de nacimiento grabadas con largas cartas a todos los amigos que no viven en la ciudad y, finalmente, la organización de las fotos desde los dos últimos años.

Realidad: No tengo otra opción que vincularme con mi hija porque ella come durante cuarenta y cinco minutos cada dos horas. Sin embargo, dichosa no es la palabra para describir cómo me siento en mi sofá por diez horas al día con mi blusa abierta. Hay poco tiempo libre para cualquier cosa además de lavar y cambiar pañales. Las participaciones del nacimiento son las de llene-el-espacio-en-blanco que mi marido compra en la farmacia, y yo me encuentro a mí misma deseando haber dado a mi hija un nombre más corto que Catherine Hamilton.

Nueva fantasía: Lograr tomar una ducha y comer el almuerzo el mismo día, y posiblemente quitarme mi camisón antes de mediodía.

El matrimonio después de los niños

Fantasía: Tom y yo nos convertiremos en una unidad alegre, más enamorados que nunca mientras nos sentamos tranquilamente a la mesa para cenar, contemplando al bebé hermoso que hemos creado y pasando muchas horas felices soñando con nuestro futuro como familia.

Realidad: Mi hija piensa que el tintineo inicial de la plata en mi plato es su señal de que es hora de alimentarla.

Nueva fantasía: Mi fantasía implica hombres que desarrollan la capacidad de amamantar. No estoy segura de cuál es la fantasía de mi marido, pero noto que él pasa mucho tiempo mirando el catálogo de Victoria's Secret, donde las mujeres no tienen estrías y estoy segura de que nunca sufrieron cambios de humor causados por desequilibrios hormonales posparto.

Maternidad

Fantasía: Aunque sé que será difícil, mantendré la calma siempre en todo momento y nunca gritaré a mis hijos, un acto que puede dañar sus delicadas psiques.

Realidad: Además de su capacidad de ser increíblemente lindos y adorables, los niños tienen la habilidad de hacer que incluso la persona más paciente se vuelva loca ocasionalmente cuando hacen cosas como esconder las llaves del coche en el lavaplatos o lanzar tu reloj por la taza del baño.

Nueva fantasía: Que las puertas y las ventanas estarán cerradas y los vecinos estén lejos cuando descubra las cosas que mis hijos han hecho, por ejemplo descargar un saco de cinco libras de harina en el piso e intentar limpiarlo rociándolo con Lysol. El resultado es que el piso de mi cocina parece un mapa en relieve de las Montañas Rocallosas y huele como el baño de la estación de autobuses.

Alimento para la familia

Fantasía: Tendré un montón de tiempo para concentrarme en las necesidades nutritivas de mi familia y prepararé comidas completas, equilibradas, cada noche como lo hizo mi madre.

Realidad: Hay días en que encontrar tiempo para calentar un hot dog es un desafío.

Nueva fantasía: Que McDonald's agregará barritas de zanahoria en la Cajita Feliz de modo que pueda fingir que es alimenticia.

Creo en el poder de la fantasía. Me permite hacer frente al futuro, sabiendo que en menos de cuatro años tendré un adolescente en casa. Pero no me preocupo. Sé que mi hija continuará siendo cortés, que mantendrá una comunicación abierta conmigo y que nunca se avergonzará por nada que yo diga o haga. ¡Oh sí!

Jan Butsch

Estados Unidos de la Maternidad

Los números luminosos centelleaban conforme la hora se movía de la 1:59 a.m. a las 2:00 a.m Cambié de lugar el peso en mi regazo y moví a mi hijo de un pecho al otro. Michael dejó claro rápidamente que no estaba ya interesado en la alimentación. Lo moví hasta mi hombro y palmeé su pequeña espalda caliente, esperando ese eructo de satisfacción que señalaría la aceptación de su estómago a mi ofrenda de altas horas de la noche. Debajo de mí, sentía las piernas entumecerse y con hormigueo. Incluso con un cojín, esta mecedora de madera era dolorosa para sentarse por largos periodos, noche tras noche.

Desde la luz del farol, podía ver sombras en el cuarto de mi hijo. La tranquilidad de la tarde se asentaba alrededor de nosotros, pero Michael todavía no dormía. "Cólico", dijo el pediatra. "No sabemos por qué sucede. Él lo superará en cerca de tres meses. Sospechamos que su sistema digestivo comenzará a madurar para entonces. Usted podrá despreocuparse el día que él eche los gases. Lo siento."

¿Lo siento? ¿Lo siento? Mi paciencia y mi cuerpo se estaban acabando. Todos los libros del bebé habían retratado un infan-

te que pasaría la mayor parte del principio de su primer año dormitando.

Con mi hemisferio meridional luciendo más puntadas que un muestrario de cuáquero y mi pelo cayéndose a mechones, era la viva imagen de la angustia posparto. Mi cordura comenzó a deshacerse mientras alucinaba que era parte de una cultura maya antigua donde los bebés eran calabazas. El día siguiente, cuando me acerqué arrastrándome, al bebé y al asiento del coche, dentro del consultorio del pediatra, había estado levantada cuarenta y ocho horas exactas. Michael había dormido cuarenta y cinco minutos durante esa eternidad de dos días. Treinta de esos cuarenta minutos había estado en el coche camino a la clínica. Si sólo pudiera permanecer despierta el tiempo suficiente, podría conducir a Alaska de ida y vuelta en tres meses.

Las medicinas para aliviar a Michael comenzaron, gracias a Dios, a hacer efecto. Sus siestas cayeron en un patrón general, aunque su duración era mucho más corta de lo que los expertos me indujeron a creer. Pero la noche era tiempo de fiesta para el Sr. Mike. Leí los libros que ensalzan las virtudes de dejarlo gritar. Escuché las cintas de expertos que me decían que me alejara. Probé con los aparatitos y los adminículos que sacudieron su cama y a mí como una licuadora a gran velocidad. Pero no podía alejarme o relegarlo a la maquinaria. Él estaba obviamente en la angustia. Lo menos que podía hacer, razoné, era sentarme con él las largas y dolorosas noches mientras él se retorcía y luchaba para dormir.

Así que nos mecimos. Nos mecimos la circunferencia de la Tierra. Luego oscilamos nuestro camino a la Luna. Esta noche nos habíamos mecido hacia Plutón. Cepillé la corona aterciopelada de su cabeza. Tan querida, tan suave, de pollito. Enrosqué y desenrosqué los dedos minúsculos. Luché contra mi cólera. Me senté allí sola con él mientras mi marido dormía. ¿Por qué el bebé no dormía? ¿Cuanto tiempo podría continuar sin descanso? Una ola de vergüenza se cebó sobre mí. ¿No me bendijeron al tenerlo? ¿No hay un millón de mujeres que darían cualquier cosa por cargar a un niño? Entonces, mientras vislumbraba la Luna que se movía detrás de una nube, un pensamiento vino a mí. Un millón de mujeres. Un millón de madres. Un millón de bebés.

Repentinamente comprendí que no estaba sola. Por todo el mundo, las mujeres cargaban a sus bebés. Algunas eran bastante afortunadas para sentarse en mecedoras. Algunas se agachaban en el suelo. Algunas tenían techo sobre sus cabezas, como yo. Muchas más estaban expuestas a los elementos, resguardando a sus bebés de la lluvia, la nieve, el sol.

Todas éramos semejantes. Cargábamos a nuestros niños y orábamos. Algunas no vivirían para ver a sus niños crecidos. Algunos niños no vivirían más de un año. Algunos morirían de hambre. Algunos por balas o enfermedad.

Pero por un momento, debajo de la misma luna pálida, todas estábamos juntas. Meciendo a nuestros bebés y orando. Amándolos y esperanzadas.

Desde esa noche, vi mi tiempo con Michael de manera distinta. La fatiga nunca me dejó. El asiento nunca pareció suave. Pero al sentarme con él, sentí la compañía de un millón de mujeres, mil millones de mujeres, madres todas, cargando a nuestros bebés en nuestros brazos.

Joanna Slan

Sobreviviendo a los primeros años de maternidad

Como mujer nunca experimentarás nada tan maravilloso como la maternidad. Habrá muchos obstáculos a lo largo del camino, como el cólico, el amamantamiento, la ingestión de alimentos sólidos, las rabietas y el primer día de escuela. Todos son desafiantes para el bebé y la madre. Comenzaré con el menos favorecido.

La hora del cólico

El cólico, según lo describen los doctores, es un espasmo de los intestinos que causa dolor. Puedo decirte por mi experiencia de primera mano que el cólico es una tortura, para el bebé y la madre. El cólico la mayoría de las veces se presenta a la misma hora cada día. En el caso de mi hijo, era la hora de la cena. Pasé muchas noches paseando a mi hijo alrededor del cuarto mientras intentaba dar mordidas a mi cena fría. (Nota que digo paseando alrededor del cuarto.) No estoy segura de por qué los bebés prefieren el paseo, pero así es. Sus pequeños cerebros parecen saber tan pronto te sientas. Puedes intentar engañarlo continuando con el movimiento de rebote que produce caminar, pero rara vez funciona. Es como si el bebé pudiera detectarlo y dijera: "Te dije que pasearas alrededor del cuarto, y eso fue lo que quise decir". Tú obedecerás, y él lo sabe. En este punto, tu vida está comenzando a girar alrededor de tu niño.

Sobre el amamantamiento

El amamantamiento es una experiencia feliz. En este caso, la lectura de libros útiles es aceptable y recomendada. Lo que deseas eludir es el consejo de amigos y familia. Ellos te bombardearán con comentarios como por ejemplo: "¿Cómo sabes si está tomando suficiente?" O: "Pienso que está comiendo demasiado. Está engordando." O el famoso: "¿Por qué no pruebas mejor un chupón?" Presta oídos sordos a estos comentarios. Tú y tu bebé sabrán qué hacer. Sumérgete en la sensación. Mira en sus ojos. Háblale. Saborea cada minuto. (La hora del cólico se acerca rápidamente.)

Logros: leer o no leer

Pronto, tu bebé alcanzará muchos logros. Durante este periodo, leer puede ser bueno o malo. Evita los artículos que describen lo que tu bebé debe hacer a cierta edad. Éstos sólo son buenos si él realmente está haciendo las actividades que describen. Si no, comenzarás a decir: "Mi bebé no está haciendo esas cosas todavía, quizá algo anda mal". No hagas caso de lo que dicen los libros. No necesitas preocuparte.

¿Realmente necesitan el alimento sólido?

Cuando tu bebé comience a comer necesitarás un babero grande, montones de toallas de papel, y una estera de piso para el comedor ferviente. Pronto se aburrirá de los alimentos filtrados. Es hora de introducir variedad. Junto con esto viene el miedo a la asfixia. Intenta no triturar los alimentos para bebé. Tu bebé necesita aprender a masticar. Lo admito, para las primeras comidas de mi hijo estuve lista para aplicar la maniobra de Heimlich a la primera manifestación de un problema. Recuerda, los bebés tienen reflejos fantásticos de náusea y los utilizan de manera eficiente para evitar esta desgracia. Descubrí esto mientras sacaba a mi hijo de su silla alta, lista para proporcionar un firme golpe en la espalda. Para cuando conseguí liberarlo, él había devuelto el intruso. Así que arrellánate y disfruta del espectáculo.

Las primeras palabras del bebé

Si descubres que la primera palabra de tu niño es "NO" en vez de "mami" o de "papá", no te alarmes. Tu niño aprende de la imitación. Cuando comience a caminar, te descubrirás repitiendo la palabra "no" con frecuencia. "No, no toques." "No, está caliente." "No, está filoso." Comprende la idea. Para contrarrestar esto, repítele las palabras "te amo" a menudo. Yo usaba la frase, "mamá te ama". Por lo tanto, la primera oración de mi hijo fue: "Mamá te ama."

Las rabietas

¡Las rabietas son una lucha de voluntades! Lee todo lo que puedas de los expertos sobre este tema. En mi experiencia, no hacer caso a la rabieta fue la mejor solución. Pero eso no siempre es fácil cuando estás en una congestionada tienda de comestibles. Por lo que más quieras no cedas. Tu niño es muy listo. Aprenderá rápidamente a qué rango de decibelios de un grito con la cara colorada la mamá cederá. Si no le haces caso el tiempo suficiente, el niño descubrirá que con las rabietas no consigue lo que él desea. Así pues, si ocurren rabietas, deja de prestarles atención. Eso pasará también.

El niño independiente

A los tres y cuatro años, notarás un cambio agradable. Tu niño puede ahora expresar sus gustos y aversiones muy bien. Puedes razonar con un niño de esta edad y enseñarle un comportamiento aceptable. Sin embargo, si lo ves batallando con un proyecto, intenta evitar hacerlo por él. Él generalmente te espetará: "Puedo hacerlo yo solo". Como madre, esto lastimará tus sentimientos. Intenta recordar que esto es bueno. Estarás agradecida en los años por venir cuando se convierta en un joven autosuficiente. Al tiempo que está probando su independencia, está luchando con ella. Los abrazos ahora están en su máximo absoluto. ¡Aprovéchalo! Saborea cada abrazo. Hay pocas cosas más preciosas.

¡Jardín de niños! ¿Es realmente necesario?

Afortunadamente, para cuando tiene cinco años has resistido muchas tormentas y has salido relativamente ilesa. El comienzo del jardín de niños es más traumático para la madre que para el niño. Admitiré que me volví levemente neurótica en esta etapa. (Mi familia y amigos dirían muy neurótica.) El pensamiento de mi hijo yéndose a la escuela todo el día hizo que mi sangre se enfriara. ¿Cómo podría sobrevivir todo el día sin él? Bueno, sobreviví, pero no sin muchas lágrimas. Es muy importante no

SABIDURÍA DE LA ESPERA

mostrar tu deseo de arrojarte delante del autobús cuando arranca con tu niño dentro. ¡Una cosa más apropiada es saltar al coche y seguirlo! (Sólo para cerciorarse que todo está bien.) No le digas a tu marido si lo haces. Él está seguro de que has superado la prueba. Si necesitas decírselo a alguien, díselo a tu mama; ella entenderá.

Hasta aquí es donde puedo llegar con mi historia. El futuro sigue siendo un misterio para mí. Miro adelante a cada nuevo desafío con previsión. Hay solamente una cosa de la que estoy segura: amaré a mi hijo en los buenos tiempos y en los malos, más de lo que he amado a nadie.

Jacqueline D. Carrico

¿Quiénes son más difíciles de criar... los niños o las niñas?

Si quieres alborotar el gallinero, sólo pregunta a unas mamás: "¿Quiénes son más difíciles de criar: los niños o las niñas?"

La respuesta dependerá de si están criando niños o niñas.

Yo he tenido ambos, así que zanjaré la discusión de una vez por todas. Las niñas.

Con los niños tú siempre sabes dónde estás parada. Justo en la trayectoria de un huracán. Es todo. Las moscas de la fruta que sobrevuelan su lata de desechos, el hámster que intenta escapar a un aire más limpio, los dormitorios adornados con el Autobús Mágico.

Con las niñas, todo se ve estupendo en la superficie. Pero guárdate de los cajones que no se abrirán. Contienen una provisión que durará tres meses de ropa interior sucia, de calcetines sin lavar y ligas con mechones de pelo en ellas.

Tienes que preocuparte por el dormitorio de una niña cuando entras a tender su cama y sus muñecas tienen una mirada de miedo e incredulidad en sus ojos.

Una madre me escribió una vez que estaba de acuerdo. Ella dijo que, "después de dar a luz a tres niños, finalmente tuve una niña en mi cuarto intento. Al principio, ella hizo todas las pequeñas cosas dulces que anhelaba ver. Ella jugaba con timidez, ponía las manos en su cara cuando reía y hacía ojitos como Señorita Simpatía. Entonces cumplió catorce meses y golpeó como un huracán. Cuando descubrió que ya no podía bajar por el barandal y ponerme los pelos de punta, le dio por desnudarse. La vestiría siempre tan dulce y me iría a desayunar. Antes de que lavara un vaso, ella se desnudaría, abriría la puerta y comenzaría a cruzar el vecindario. Un día, el tintorero hizo una entrega y dijo: 'Dios mío, con trabajos reconocí a Stacy con las ropas puestas'.

"Conforme creció, le abrió la cabeza a su hermano con un abrelatas por haber tomado sus muñecas y llamó 'gamberro' al director de la escuela en su cara.

"Estoy embarazada otra vez. Duermo con una pelota debajo de mi almohada cada noche."

Supe de otra madre, quien dijo: "Los muchachos son honestos. Siempre que grites hacia arriba de la escalera: '¿Qué pasa allá arriba?', obtendrás una respuesta franca, 'Joey lanzó el gato abajo por el ducto de la ropa. Fue estupendo'.

"Cuando mi hija está arriba jugando con sus muñecas le grito: '¿Qué están haciendo, chicas?: ¿Ella contesta dulcemente 'Nada.'

"Tengo que descubrir por mí misma que están haciendo galletas con mi nuevo talco de baño y un tarro de 12.50 dólares de crema hidratante.

"Su pediatra me aconsejó 'no fijarme' cuando ella insistió en usar su conjunto preferido por cuatro meses. ¿Cómo disimulas frente a un vestido largo con un volado, agujeros en el codo y una corona de Burger King? ¿Cómo reaccionarías si estuvieras en un supermercado y el altavoz anunciara: 'Atención, compradores. Tenemos a una niña pequeña en el departamento de alimentos que usa un vestido largo color rosa con un delantal de gasa, zapatos de charol y una corona de Burger King.'? Nuestro tercer hijo acababa de nacer. Otra niña. Le dije al camillero que pasara de frente por maternidad y fuera derecho a geriatría. He cerrado mi caso y tomaré un descanso. Dios sabe que es el único descanso que he tenido en seis años."

Ya sea que las madres quieran creerlo o no, compiten con sus hijas. Reconocen en ellas cada artimaña femenina del libro porque la han utilizado ellas mismas. Funcionó "Papi" cuando lo utilizaste, y funcionará otra vez con tu hija. ("Papi, ¿verdad que crees que un árbol puede virar bruscamente frente al coche?")

Las muchachas maduran más rápidamente que los muchachos, cuesta más criarlas, y las estadísticas demuestran que el viejo dicho de que las muchachas no saben sobre dinero y cifras es un mito. Las muchachas comienzan a gastar más que los muchachos antes de la pubertad; y se las arreglan para mantener la delantera hasta la muerte o un gerente feo de crédito, lo que llegue primero. Los varones nacen con el puño cerrado. Las muchachas nacen con la mano izquierda acalambrada en posición de sujetar una tarjeta American Express.

Siempre que una chica ve un anuncio que diga, "Venta, Nos salimos del negocio, liquidación", la saliva se comienza a formar en su boca, las palmas de las manos sudan y la glándula pituitaria dice: "Adelante, mamá".

En el varón, es una historia totalmente distinta. Él tiene una glándula que sigue un músculo del brazo derecho hacia la base de su billetera. Se llama "barato."

Las muchachas pueden cerrar de golpe una puerta, pedir más, dejar salir lágrimas y detenerlas a voluntad e inventar el término: "Tú no confías en mí".

Y hasta aquí de tanto "sabor y dulzura y todo ventura" y "recortes y caracoles y raros sinsabores".

Erma Bombeck

Sobre ser madre de gemelos

Siempre había querido ser madre. En mi juventud, podía imaginarme corriendo a través de un campo de margaritas con mis niños. Mi pelo largo caería en grandes rizos sobre mi cara, radiante por mi maternidad. Mis niños mirarían hacia arriba adorándome, y el sol brillaría cálidamente sobre nosotros.

Pero descubrí que la maternidad verdadera no se parece a nada de eso. Un día llevé a mis cuatro niños al campo, aunque no tuve tiempo para enchinarme mi rebelde pelo corto.

A uno de los gemelos lo picó una abeja y el otro recogió hiedra venenosa para mí. Las niñas se quejaron constantemente de que tenían sed. Apenas comenzó la lluvia, un hombre gritó: "Hey, sal de ahí. Estás en propiedad privada".

¿Por qué nadie dice cómo es realmente la maternidad? ¿Por qué no te dicen sobre las montañas de migas que se pegan a las sillas altas y la pegajosa leche derramada y las temperaturas altas como el cielo? ¿Por qué alguien no te advierte sobre los niños que gimotean? ¿Por qué no te dicen cómo quitar el chicle de las alfombras y qué hacer cuando una manzana se atora en el inodoro?

En realidad, me las arreglé muy bien como madre con mi primera hija pequeña. Julia nunca se enfermó, y cualquier cosa la satisfizo. Ella tenía revisiones médicas regulares, comía una dieta equilibrada, vestía conjuntos que combinaban y un coqueto listón en su pelo, y olía siempre a talco de bebé. Le leía durante una hora. Ella podía recitar "Annabel Lee" en el jardín de niños.

Dos años después llegó una segunda hija, Jennifer. Jennifer era una bebé feliz, contenta, como su hermana. Dos pequeñas niñas y una madre que tenía que apresurarse un poco pero creía ciertamente que las pequeñas eran sabor y dulzura y todo ventura.

Pero sería divertido un pequeño, pensé, cuando vi a mi marido mirando bebés varones o saliendo a jugar futbol con el niño de un vecino. Me pregunto cómo son los pequeños, cavilaba. Así que a los treinta y tres años, me encantó saber que un bebé estaba en camino. Mi marido y nuestras hijas también estaban emocionados.

Todavía puedo recordar al amable doctor observando una radiografía dos meses antes de la fecha en que esperábamos a mi bebé y levantando dos dedos. No sabía que significaba...

—Gemelos, señora West, ¡usted va a tener gemelos!

Esperaba niñas otra vez y tenía, en mi mente, los nombres de Jessica y Johanna. Pero rápidamente se nos ocurrieron los nombres de Jonathan y Jeremy. ¡No podía creer que tenía hijos gemelos, o cuatro niños!

Los viajes al consultorio del pediatra llegaron a ser tan traumáticos que dejé de ir. Había siempre un pequeño que se sentaba tranquilamente al lado de su madre echándole cariñosamente un vistazo. Su camisa estaba abotonada, sus pantalones con el cierre puesto, los calcetines emparejados, y ambos zapatos permanecían puestos y atados. Su madre suspiró hacia mí: "No sé lo que haría si tuviera dos pequeños Albert". Mientras mis gemelos, apenas de un año, se arrastraban debajo de las sillas de la gente, sobre los regazos de extraños y sobre las repisas de la ventana, pensaba con tristeza: "¡Deberías tener cinco como él!" También en la sala de espera estaba una madre con su hijo recién nacido. Ella se volvió muy protectora cuando mis hijos se abrieron camino hacia su bebé. Su madre, el marido y la criada disuadieron a mis gemelos de acercarse. Cuando di a Jon y Jeremy un porrazo en el trasero, esta joven madre me lanzó una mirada de "yo nunca tendré que recurrir a algo así".

Cuando los gemelos crecieron, y yo envejecí increíblemente, aprendí a moverme rápido. ¿Corro tras Jeremy mientras se dirige hacia tres botellas vacías en la cochera de mi vecino o me lanzo hacia Jon mientras desaparece en un desagüe? ¿Debo atrapar al que está metiéndose en la bañera totalmente vestido o ir tras el que está jalando al gato que bufa debajo de la cama?

Cuando los gemelos crecieron aún más, cubrieron cada centímetro de la casa en busca de aventuras. Apagaban la televisión y la desarmaban, rompieron el cristal de la puerta, destruyeron el mosquitero y lanzaron sus ropas y los juguetes hacia fuera, treparon por dentro de la chimenea, tiraron hacia abajo de las cortinas y de los cortineros, quitaron los conductos de la calefacción de la pared y finalmente vaciaron un viejo arcón con cada uno de ellos encerrado firmemente en una gaveta.

Algunas semanas eran peores que otras. Una tarde de martes, un pasamanos fuera de la biblioteca pública cedió a su peso y Jon cayó tres metros. Esa noche, Jeremy se tiró un diente.

Miércoles, Jeremy aprendió a abrir la puerta del coche mientras yo conducía. La noche de sábado, Jeremy saltó de la chimenea y requirió cinco puntadas en su cabeza. Jon lloró por días porque él no tenía ninguna puntada y finalmente se consoló él solo bebiendo yodo.

Justo antes de que los niños cumplieran quince meses, Jeremy descubrió cómo salir de su cama. Luego liberó a Jon. Esto implicó que cada día me arrastrara alrededor de la casa como Frankenstein con un gemelo aferrado a cada pierna.

La mirada en mis ojos después de algunos días obligó a que mi esposo tomara medidas drásticas. Construyó una cerca alrededor del borde superior de la cama de Jeremy con una malla de alambre. Cuando Jeremy trepó hasta lo alto de la cerca y saltó hacia la libertad, Jerry construyó una tapa para la cerca y le puso una cerradura.

Pronto aprendimos a no hacer caso de las miradas en los rostros de nuestros amigos cuando veían la cama de Jeremy por primera vez. Realmente, Jeremy parecía aliviado por estar confinado, lo cual prueba lo que siempre he creído: los niños desean disciplina.

El profesor de la escuela dominical de Jeremy nunca entendió por qué él comenzaba colocando una muñeca en una cama para muñecas y después volteaba otra cama sobre ella, sonriendo con gran satisfacción. Nunca le conté sobre la cama de Jeremy.

Hablar por teléfono era peligroso. Mis gemelos se habían condicionado, y el sonido de nuestro teléfono les daba la señal de salida para meterse en líos.

Un día mientras hablaba en el teléfono (tenía que comunicarme con la gente de alguna manera), Jon vino corriendo hacia mí con una expresión divertida, y apretando su garganta. Acabábamos de volver del hospital ese día. Le habían extirpado las amígdalas a Jon. Repentinamente, supe cuál era su problema.

Seguramente, Dios debe dar a las madres de gemelos capacidades adicionales. Jon había encontrado una moneda en mi tocador y se la había tragado. Arrojé el teléfono abajo y sujeté a Jon de los pies, sacudiéndolo y rezando. La moneda salió y sus puntadas ni siquiera sangraron. Los amigos casi dejaron de visitarnos. Nuestra casa era como un circo de tres pistas. A menudo me paraba en la ventana a ver a mis amigos salir a comer juntos y sentía un dolor que pensé que no podría tolerar.

Ese mismo día vino una querida amiga. Estaba tan alegre de ver a un adulto, que apenas podía parar de hablar o manotear. Nuestra conversación fue interrumpida por ruidosas caídas que venían del baño. Señor, ayúdame a no hacer caso del ruido y a disfrutar de esta amiga que ha venido a verme.

Finalmente, a medida que continuaba sin hacer caso del alboroto, Jeremy me trajo la mitad de la tapa del tanque del inodoro. La colocó en mi regazo, esperando interrumpir nuestra conversación. Seguí hablando tranquilamente, limpiando la sangre de su dedo cortado en mi delantal y advirtiéndole: "No manches de sangre la alfombra".

Casi nunca llevaba a los niños a ninguna parte, pero en la desesperación (había llovido por espacio de cuatro días) fuimos por un cartón de refrescos. Mis gemelos estaban inquietos por el entusiasmo. Vestí a Jon primero. Para el momento en que terminé con Jeremy, Jon estaba parado dentro del tanque del inodoro, riendo. Vestí a Jon otra vez y busqué a Jeremy, sólo para encontrarlo parado fuera en la lluvia mirando hacia arriba con la boca abierta.

Algunas mañanas me desperté y recé incluso antes de abrir los ojos: Por favor, Dios, permanece muy cerca de mí hoy. Incluso no quiero ser una madre hoy. Sólo quiero escuchar el silencio y pensar mis propios pensamientos, y cepillar mis dientes sin interrupción. Las salidas se limitaron a un paseo a los basureros o a una escapada al buzón o al tendedero. Una tarde, sin embargo, fui a una cena con mi marido. Los niños se reunieron alrededor para mirarme poner los zapatos y el lápiz labial. Supongo que la ocasión fue demasiado para mí. Me la pasé diciendo: "Mira a toda la gente grande". E intenté cortar la carne del sobresaltado caballero que se sentaba a mi lado.

Me pregunto a veces cuántos kilómetros debo haber paseado a Jon y Jeremy (en su mayoría cuesta arriba) mientras Julia y Jennifer nos seguían, haciendo preguntas constantemente.

Muchas veces no tenía idea de cómo lo lograría un día más, o cómo incluso llegaría hasta la cena esa noche.

Una pequeña anciana que vivía al final de la calle hizo la misma pregunta. Muchos de mis amigos también. Incluso extraños me interrogaron a veces: "¿Cómo se las arregla usted?"

"Rezo mucho", les dije. "Tengo que hacerlo. No puedo lograrlo por mí misma. Dios me ayuda cada día."

Marion Bond West

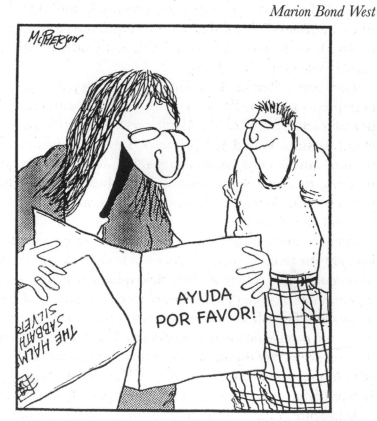

"¡Oh, vaya! ¡Es una participación de nacimiento de los Fullerson! ¡Acaban de tener gemelos!"

Close to home ©John McPherson. Reproducido con el permiso de UNIVERSAL PRESS SYNDICATE.

¿Así que quieres ser madre?

Me recuerdo saliendo del hospital... pensando: espera, ¿me van a dejar simplemente marcharme con él? ¡No sé ni papa sobre bebés!

Anne Tyler

Una de las quejas más grandes sobre la maternidad es la carencia de entrenamiento.

Todas llegan a ella armadas solamente con un número de teléfono para el servicio de pañales, una cámara fotográfica, un teléfono directo del pediatra y una inocencia que no durará más de quince minutos.

Siempre he sentido que se pasa demasiado tiempo antes del nacimiento aprendiendo cosas como respirar hacia dentro y hacia fuera junto con tu marido (tuve a mi bebé en la época en que te inyectaban en la cadera y tú no despertabas hasta que el niño estaba listo para comenzar la escuela), en lugar de usar ese tiempo en aprender cómo ser madre después de que nace el bebé.

La maternidad es un arte. Y es ingenuo enviar a una madre al ruedo por veinte años con un niño y esperar que ella tenga éxito. Todo está a favor del niño. Es pequeño. Es lindo y puede llorar y dejar de hacerlo a voluntad.

Siembre ha habido escuelas para niños. En cualquier parte pasan de doce a dieciséis años de sus vidas en ellas, en compañía de otros niños que comparten la experiencia de ser niño y cómo combatirla. Están en una atmósfera académica donde aprenden cómo manipular padres y conseguir lo que quieren de ellos. Se unen para formar una red de niños de donde recopilan ideas sobre cómo conseguir el coche, cómo obtener una mesada mayor y cómo permanecer en casa cuando sus padres van de vacaciones. Su influencia se siente a lo largo del mundo. Sin aportar un centavo, tienen más heladerías, centros de diversión, jardines y parques de atracciones de los que cualquier otro grupo podría obtener.

Nunca pagan el precio completo de nada. ¿Cómo lo hacen? Son listos y se educan.

Algunas personas piensan que las madres deben organizarse y formar un sindicato. Pienso que la educación es la respuesta. Si sólo supiéramos qué hacer y cómo hacerlo, podríamos sobrevivir.

En este momento es sólo un sueño. Pero uno de estos días habrá una Escuela para las Nuevas Madres que elevarán la profesión a un nivel académico. Qué no habría dado por un catálogo que ofreciera las siguientes habilidades.

Regaño creativo 101: Aprenda de la gente experta cómo hacer contacto visual a través de la puerta del baño, cómo dar un grito impresionante y cómo hacer que un niño te firme un cheque por traerlo al mundo. Más de mil temas garantizados para hacer desgraciado a un niño para toda su vida. "Siéntate derecho o tu columna vertebral crecerá de esa manera" y "Tu acuario simplemente se incendió" son comunes y aburridos. ¡Los regaños creativos hacen que te destaques! Su hijo está servido.

Seminario para ahorradores: Nadie se atreve a llamarse a sí misma "madre" hasta que ha aprendido a ahorrar y acumular. Atesorar no es un talento congénito, como se creía antes. Puede ser aprendido. Descubra dónde almacenar quince kilos de paquetes de pan y galletas, viejas boletas de calificaciones y botas con agujeros en el dedo del pie. Aprenda cómo tener una caja de Navidad para cada ocasión arrebatándola a una persona antes de que hayan sacado el regalo. Aprenda por qué los ganchos se acoplan en armarios oscuros y obsérvelos mientras se reproducen. Vocabulario adulto.

Inversiones y rendimiento de sus niños: Exposiciones convincentes sobre cómo lograr que sus niños crean que le deben algo. Todos los días las madres dejan escapar entre sus dedos oportunidades para hacerlos sentir culpables sin incluso saberlo. Al niño a quien se le ordenó "llama cuando llegues allá" y no lo hizo, se le puede hacer sufrir por años. Descubra cómo. Especial atención se presta al Día de la Madre y al chico que dio una vez un suéter de cachemira de cuarenta dólares a una muchacha que había conocido sólo dos semanas antes, mientras usted, que tiene músculo de estómago alrededor de sus rodillas, recibió un juego de jabones de baño en forma de caballos de mar. El cupo es limitado.

Perfección: Cómo Hacerla y Convencer a sus Hijos de que Usted la Hace: El arte de nunca incurrir en una equivocación es crucial en la maternidad. Para ser eficaz y ganarse el respeto necesita funcionar, una madre debe hacer que sus hijos crean que nunca ha estado enganchada al sexo, nunca ha tomado una mala decisión, nunca causó a su propia madre un momento de ansiedad y nunca fue niña. Inscripción limitada a quienes cursaron "La mística del rostro de la Madonna".

Derechos legales para las madres: Conozca la ley. ¿Se le exige que transporte ropa que ha estado en el cuarto de lavado más de sesenta días? ¿Tiene usted el derecho de abrir la puerta de la recámara con un pincho de alambre, o esto sería considerado una entrada ilegal? ¿Puede usted abandonar a un niño en una carretera pública por patear el asiento del papá durante 600 millas? ¿Está usted cometiendo deserción si se muda y no dice a su hijo crecido adónde va? Un panel de expertos legales presentará cuán vinculante es el préstamo de 600 dólares de un bebé de dos meses a sus padres cuando no hubo testigos.

La historia de la suspicacia y sus efectos sobre la menopausia: Debido a la demanda popular, estamos ofreciendo otra vez este curso para las madres más veteranas. Cómo decir cuándo su hijo está diciendo la verdad incluso después de que su nariz haya dejado de crecer. Se tratarán las siguientes historias de casos de suspicacia: ¿Marlene realmente dejó caer una Biblia en su pie, lo que le impidió ir al correo y enviar la carta a sus padres? ¿En verdad veinte dólares se salieron de su monedero y su hijo los encontró y los conservó y no supo cómo llegaron allí? ¿Su hijo realmente estaba en cama viendo Obras Maestras del Teatro cuando oyó un alboroto y se levantó para descubrir a 200 desconocidos que tenían una fiesta en la casa y se bebían toda la cerveza del papá? Se requiere examen físico.

Amenazas y promesas: Cuatro sesiones plenas de diversión sobre cómo utilizar amenazas espeluznantes y promesas vacías para intimidar a sus niños por el resto de sus vidas. Las graduadas no hacen sino elogiar este curso. Una madre que dijo a su hija que mojaría la cama si jugaba con fósforos dijo que la chica cumplió treinta y cinco años antes de que encendiera una estufa. Apúrese. El cupo es limitado.

Nota: *Culpabilidad:* el don que sigue redituando ha sido cancelado hasta que se pueda encontrar un instructor. El doctor Volland dijo que a su madre le parecía que él no tenía por qué enseñar a otros cuando él no hacía caso a su propia madre.

Erma Bombeck

Dolores de la maduración

Mis niños son pequeños, todavía caben en mi regazo con muchos años a mi cuidado. Pero ya sé, y siento que un día, no importa cuántos pañales cambie, botellas dé, libros lea, manos lave o caras bese, nunca será lo suficientemente largo.

Jennifer Graham Billings

—Amor —dijo mi marido cuando estaba embarazada—. Te lo prometo. Cuando el bebé nazca, te relevaré cada noche y cada fin de semana.

Mintió.

Mi marido es un hombre maravilloso. Un padre maravilloso. Lloró en la sala de partos. Cambia pañales sin protestar. Incluso no le importa cuando nuestros hijos vomitan encima de él. Pero trabaja hasta tarde y viaja a menudo. Tiene cenas de negocios los viernes por la noche, reuniones los domingos en la mañana, y eventos formales a los cuales las esposas no están invitadas. Soy una mujer razonable; entiendo lo cansado que está. "No estoy de humor para bañar al bebé esta noche", dice.

—Sé a lo que te refieres —le digo solidariamente—. No estoy de humor para darle de cenar.

En mis peores momentos, me siento como si me hubieran dado gato por liebre. Yo era ambivalente sobre tener niños. Sabía los cambios radicales que impondría: las limitaciones en mi tiempo, mi independencia, mi trabajo. Y lo que más me molestó fue que estos cambios afectarían mi vida cotidiana, no la de mi marido. No estoy diciendo que ser padre no haya alterado radicalmente su visión del mundo y su lugar en él; sé que nuestro hijo es el centro de su universo. Sólo que no es lo mismo para él. Él todavía se levanta cada día, se pone ropa para adulto y va a una oficina donde hay otros adultos razonablemente maduros con quienes tiene conversaciones de adulto. Sale a almorzar y no tiene que cortar la comida de nadie. Él tiene el lujo de parar después del trabajo para un trago, o dar un vistazo en una librería, sabiendo que está bien porque lo tengo todo cubierto. Él sabe quién atiende el negocio.

Me he convertido en lo que más temía: un ama de casa. June Cleaver con maestría, Donna Reed en tenis. Mi madre. Tu madre. Y hay también muchos momentos en mi día en los que me pregunto si tengo los méritos para este empleo. Otorgan autorizaciones para todo excepto para esto, el empleo más duro de todos. Nadie me dijo alguna vez sobre el inmenso tedio de hacer el mismo rompecabezas de Playskool veintidós veces en una hora, o de usar un cepillo de dientes para raspar los guisantes triturados y la harina de avena calcificada de la lechada en el piso de la cocina después de cada comida, mientras detrás de mí mi hijo alegremente vacía la caja de galletas y baila sobre ellas.

De acuerdo, de acuerdo. He leído a Erma Bombeck; tenía la sospecha de en qué me metía. Pero pensé que sería diferente para mí. Después de todo, mi marido me leyó poesía en nuestra primera cita. Por seis años fuimos buitres de la cultura, devorando literatura con impaciencia, películas, galerías de arte, ferias de artesanías e incontables tazas de espresso, hablando con reprimida impaciencia, en perfecto acuerdo. "Cuando tengamos hijos, leeremos a Piaget juntos", dijo. Ahora, por supuesto, mientras estoy consultando a Penelope Leach o al doctor Spock, él está sumido detrás del Wall Street Journal. Todavía tiene que elegir un libro sobre cuidados de niño. Ésta no es la vida que esperaba tener. Esto solamente es atenuado un poco por el hecho de que otras mujeres con niños pequeños me dicen lo mismo. Pensé que estaría viviendo en Manhattan, escribiendo para el New York Times, dando maravillosas cenas íntimas donde mis cultos huéspedes discutirían de manera chispeante sobre política y arte. En vez de eso, vivo en una acogedora casa estilo colonial en Scarsdale, discuto los méritos relativos de Gymboree sobre Tumbling Tots, intercambio recetas para Play-Doh hecho en casa, y limpio con esponja el Teddy Grahams del sillón de la sala de estar.

Estoy de luto por la pérdida de mis opciones. En cualquier momento puedo renunciar al empleo, vender una casa, o incluso rechazar un tratamiento médico, pero nunca puedo retroceder a ser una no-madre. Y con esto, he adquirido un personaje nuevo, responsable. Finalmente he escrito un testamento, algo que parecía tan lejano e innecesario en mis alegres años veintes. He designado tutores legales para mi hijo, y comprado bonos de cupón cero para sufragar su colegiatura de la universidad. Pero son las cosas más pequeñas las que dan más qué decir: nunca más pasaré la calle imprudentemente. Porque ahora sé, mientras que tú nunca lo sabes cuando eres joven, que algo podría sucederme. Esto me asusta, no por mí, sino por mi hijo. Y a pesar del hecho de que he renunciado a la libertad, las opciones y el placer de tener una conversación ininterrumpida con otros adultos durante las horas del día, la verdad es que necesito a mi hijo tanto como él me necesita. La vida sin él es inimaginable. Antes de que me convirtiera en madre, hubo tres cosas que nadie hubiera podido decirme: cuánto dolía el parto; cuán aburrida podía ser la vida con un niño; y cuán apasionadamente amaría a mi hijo.

Liane Kupferberg Carter

Amado Adam

No pensé que sería de esa manera. Cuando supe primero que mi bebé nacería con síndrome de Down, estaba devastada. Mi marido John y yo somos alumnos de Harvard y alguna vez ostentamos la inteligencia como un premio ante los demás. Recuerdo haber pasado junto a un indigente que vio mi abdomen y dijo: "¡Felicitaciones, mamá!" Si supiera…, pensé amargamente.

Ahora el recuerdo me hace sonreír. Quizá ese hombre sí sabía. Quizá era un ángel disfrazado que habría podido decirme: "Su pequeño puede no verse como usted pidió, o pueda realizar todos los trucos. Pero él iluminará su vida".

Algo en mi hijo se las arregla siempre para ver, más allá de lo común de la superficie de una cosa, el tipo de magia que pueda tener dentro. Una Navidad, por ejemplo, buscaba abajo del árbol hasta que encontró un paquete con su nombre en él. Era de mi amiga Annette, su tía honoraria. Rasgó el papel del paquete, conteniendo la respiración, y encontró baterías. Un paquete de ocho pilas D, todavía encajonadas en plástico.

SABIDURÍA DE LA ESPERA

"Oh, amor", dije, "ése no es el verdadero regalo." Iba a decir que las baterías iban en el arma luminosa grande y ruidosa que sabía que Annette le daba, todavía envuelta debajo del árbol. Pero Adam miraba fijamente esas baterías, con la boca abierta en éxtasis de asombro. "¡Oh, caramba!", dijo. "¡Mamá, mira! ¡Baterías!" (En realidad sonaba más como "¡Mamá, ira! ¡Aderías!" pero el mensaje estaba claro). Antes de que su padre, sus hermanas Katie y Lizzie, o yo pudiéramos desviar su atención a otro regalo, Adam saltó sobre sus pies y comenzó a correr alrededor de la casa, buscando cada aparato, herramienta y juguete que funcionara con baterías. Todo el tiempo, farfulló emocionado sobre todas las cosas que podría hacer con ese fabuloso regalo.

Mientras lo mirábamos, se nos comenzó a ocurrir a todos nosotros gente "normal" que las baterías realmente eran un buen regalo de Navidad. ¡No parecían gran cosa, pero piensa en lo que podían hacer! Ponlas en su lugar, y los objetos inanimados repentinamente cobran vida, moviéndose, hablando, cantando, iluminando el cuarto.

Adam también tiene una manera de poner mis preocupaciones en la perspectiva apropiada. Cuando tenía tres años, no podía hablar. Yo estaba terriblemente frustrada, y lisa y llanamente me rompía el corazón. Trabajaba con él por horas, haciendo los ejercicios que los terapeutas del lenguaje me habían enseñado, pero no tenía ningún éxito. Tuve que aceptarlo: Adam no podía hablar. En absoluto. Un día, después de horas de terapia infructuosa, toqué fondo. Llevé a mis tres niños a la tienda de abarrotes y les ofrecí todos los sobornos para mantenerlos tranquilos; estaba demasiado cansada para imponer disciplina de cualquier otra manera. Cada uno podía seleccionar un dulce de los estantes de caramelos al lado del mostrador de la caja.

Katie eligió un rollo de salvavidas y Lizzie una barra de chocolate. Adam examinó una cesta de capullos de rosa rojos y sacó uno. "¿Esto es lo que quieres?", pregunté con incredulidad. Él asintió. "Amor, esto no es caramelo", dije, regresándolo a su lugar y llevando a Adam a los dulces. "¿No quieres un dulce?"

Él negó con su pequeña cabeza, regresó a la cubeta, escogió la rosa y la puso en el mostrador. Estaba desconcertada, pero la pagué. Adam la tomó con expresión grave y sostuvo la flor con ambas manos todo el camino a casa. Cuando llegamos, me abstraje inmediatamente en guardar los comestibles y me olvidé del todo de su extraña petición.

La siguiente mañana desperté para encontrar la luz del sol entrando a través de la ventana de mi dormitorio. John ya se había ido para todo el día, y oí un quedo farfulleo que provenía del cuarto de Lizzie.

Mientras bostezaba y me estiraba, pude oír los pequeños pies de Adam andar suavemente por el pasillo hacia mi cuarto. Apareció en la puerta con la rosa. Caminando encima de la cama, me tendió la flor y dijo en voz clara, tranquila: "Toma." Entonces dio vuelta, con su pequeña pijama azul que se arrastraba un poco por el piso, y caminó hacia fuera.

Otro de mis miedos más grandes había sido que Adam nunca aprendería a leer o escribir. Desde el momento en que comenzó la educación preescolar, John y yo seguimos ensayando el alfabeto con él, repitiendo cada letra. Pero Adam nunca reconoció las letras por sí mismo. Para cuando tenía seis años, estaba lista para darme por vencida.

Entonces un día, John levantó una letra e plástica y pronunció: Ee. Adam se animó repentinamente y dijo: "Wisbef", que era como pronunciaba el nombre de su hermana Elizabeth. John y yo nos quedamos en casa para celebrar.

Descubrimos que la capacidad de aprendizaje de Adam iba más allá de lo que hubiéramos esperado: directamente relacionada con alguien que le interesara. Él no tenía ningún interés en "E es para edad", sino en E para Elizabeth, A para Abuelo, K para Katie, M para Mamá: ésa era información crucial. En

otra ocasión Adam vino a casa a contarme sobre el nuevo niño
de su clase que se había hecho su amigo. Al no poder entender
su pronunciación del nombre del niño, Adam asió un lápiz con
sus pequeños y rechonchos dedos de niño y escribió: "Miguel
Fernando de la Hoya" en un pedazo de papel que, es innecesario
decirlo, me propongo enmarcar. Si necesito alguna vez una dosis
de Adam y él no está cerca, miraré el nombre escrito torpemente
y recordaré cómo es accionar una inteligencia propulsada exclu-
sivamente por el amor.

Vivir con Adam, el amado Adam, ha tenido momentos de
dolor y decepción, pero sobre todo con la gente que mira a mi
hijo y ve solamente la deformidad de sus propias percepciones
en vez de la belleza delante de sus ojos. Más y más, siento este
dolor, no por mi hijo sino por la gente que está demasiado ciega
para verlo. Una vez estuve ciega, pero Adam me ha dado la vista. Es imposible mirar su sonrisa y no sonreírle.

Albert Einstein dijo una vez que la decisión más importante
que cualquiera de nosotros habrá de tomar jamás es si creer o
no que el Universo es amigable. Cuando Adam sonríe de oreja a oreja, está claro que él ha tomado esa decisión de manera
afirmativa. Ahora confío en mi asombroso niño para que sea mi
guía en este mundo nuevo donde la alegría es común, los acadé-
micos de Harvard son los de lento aprendizaje y los niños con
síndrome de Down son los verdaderos maestros.

Martha Beck

Cartas de amor a mi hija

Era un día templado de verano a fines de julio. Me había sentido algo mareada y con náuseas, así que decidí ver a mi doctor. "Señora Hayes, me complace decirle que usted tiene diez semanas de embarazo", declaró mi doctor. No podría creer en mis oídos. Era un sueño vuelto realidad.

Mi marido y yo éramos jóvenes y habíamos estado casados sólo por un año. Trabajábamos duro para construir una vida feliz juntos. Las noticias de que estábamos esperando bebé eran emocionantes e intimidantes.

En mi entusiasmo de juventud decidí escribir "cartas de amor" a nuestro bebé para expresar mis sentimientos de expectativa y alegría. Poco sabía de lo valiosas que serían estas cartas de amor en los años por venir.

Agosto de 1971: *Oh, mi querido bebé, ¿puedes sentir el amor que te tengo mientras eres tan pequeño y vives en el tranquilo mundo dentro de mi cuerpo? Tu papá y yo quisiéramos que el mundo fuera perfecto para ti sin odio, ni guerras, ni contaminación. ¡No puedo esperar para cargarte en mis brazos justo en seis meses! Te amo, y papá te ama pero él no puede sentirte todavía.*

Septiembre de 1971: *Tengo cuatro meses de embarazo y me siento mejor. Puedo decirte que estás creciendo, y espero que estés bien y cómodo. He estado tomando vitaminas y comiendo alimentos sanos para ti. Gracias a Dios mi malestar matutino ha desaparecido. Pienso en ti a toda hora.*

Octubre de 1971: *Oh, esta melancolía. Lloro tan a menudo por cualquier cosa. A veces me siento muy sola, y entonces recuerdo que estás creciendo dentro de mí. Te siento revolverte, luego caer y dar vuelta y empujar. Nunca es igual. ¡Tus movimientos siempre me traen mucha alegría!*

Noviembre de 1971: *Me estoy sintiendo mucho mejor ahora que mi fatiga y náusea han pasado. El calor intenso del verano ha terminado. El tiempo es encantador, fresco y ventoso. Ahora siento tus movimientos con frecuencia. Golpes y patadas constantes. Qué júbilo saber que estás vivo y bien. La semana pasada papá y yo oímos tu fuerte latido en el consultorio del doctor.*

2 de febrero de 1972 a las 11:06 P.M.: *¡Naciste! Te pusimos por nombre Sasha. Fue un largo, difícil parto de veintidós horas, y tu papá me ayudó a relajarme y a permanecer tranquila. Somos tan felices de verte, cargarte y recibirte. Bienvenida, nuestra primera hija. ¡Te amamos tanto!*

Sasha pronto tuvo un año y recorría cautelosamente toda la casa. Luego estaba montando ponies y se columpiaba bajo el sol en el parque. Nuestra pequeña belleza de ojos azules entró al jardín de niños y creció hasta convertirse en una niña brillante y tenaz. Los años pasaron tan rápidamente que mi esposo y yo bromeábamos que habíamos acostado a nuestra hija de cinco años una noche y ella despertó la mañana siguiente como adolescente. Esos pocos años de adolescencia y rebelión no fueron fáciles. Había épocas cuando mi hermosa pero enojada adolescente pondría sus pies en la tierra y gritaría: "¡Nunca me quisiste! ¡No te preocupas por mí ni quieres que sea feliz!"

Sus palabras ásperas hirvieron en mi corazón. Después de uno de los arrebatos de ira de mi hija, recordé repentinamente la pequeña caja con las cartas de amor arrumbada en el armario de mi recámara. Las encontré y las coloqué sigilosamente en su cama, esperando que ella las leyera. Días después, ella apareció ante mí con lágrimas en sus ojos.

"Mamá, nunca supe cuánto me amaste en realidad, ¡incluso antes de que naciera!", dijo. "¿Cómo podías amarme sin conocerme? ¡Me amaste incondicionalmente!" Ese momento tan maravilloso se convirtió en un lazo de unión que todavía existe entre nosotras hoy debido a esas viejas y polvorientas cartas de amor.

Judith Hayes

Paternidad libre de culpa

Hay ciento cincuenta y dos maneras distintas de cargar a un bebé y todas son correctas.

Heywood Broun

Hay libros por ahí ofreciendo teorías sobre cada aspecto de la paternidad, muchas de ellas en conflicto (¡y varios de ellos son éxitos de librería!). Esta sobreabundancia de consejos es precisamente por lo que he decidido agregar mi propia teoría a la mezcla.

Es tan simple como esto: la mejor paternidad es la paternidad libre de culpa.

En otras palabras: ¡Investiga, escucha las opiniones, después elije hacer exactamente lo que funciona para ti, tu bebé y tu familia, y no dejes que nadie te haga sentir culpable por ello!

Incluso si tu bebé no nace todavía, probablemente estás familiarizado con el acertijo de la "buena paternidad por la culpa". Es decir: "hay una manera correcta de criar a tu niño y si no lo

393

haces de esta manera, tu niño crecerá sin duda alguna hasta que prepare sus propias armas." Seguido de cerca por: "¡La sociedad en su totalidad no ha criado niños correctamente y ésa es la razón por la que tenemos problemas!" Y comienzas a sentirte culpable desde antes del parto porque sabes que lo vas a estropear. De alguna manera.

¿Bueno, sabes qué? Lo vas a hacer. Todos lo hacen. Los niños sobreviven. Se vuelven miembros felices, incluso productivos de la sociedad. No puedo decirte cuántas estupendas mamás conozco que se dejan llevar por la culpa: se quedan en casa; no se quedan en casa. Permiten la televisión; no permiten la televisión. Creen en la Cama Familiar; son ferberianas estrictas. Lo que sea que elijas, te sientes como si la sociedad se derrumbara del lado que elegiste.

Bueno, no deberías. E incluso si lo haces, tienes permiso de no preocuparte.

Ser mamá es maravilloso y es exigente. Tan maravilloso y tan exigente que todos necesitamos permanecer juntos y aplaudirnos unos a otros como locos, no deambular tratando de encontrar a alguien que lo esté haciendo peor que nosotros para hacernos sentir mejor.

Déjame darte algunos ejemplos específicos.

Soy buena mamá. Adoro a mis niños y, afortunadamente, me adoran. (Y los adoraré, me digo, incluso cuando cumplan quince y se perforen algo todavía no pensado y amenacen con dejar el hogar porque su papá y yo nunca nos entenderemos. Ya me han amenazado con eso.)

Pero déjame que sea más precisa. Soy una buena mamá pero no de tiempo completo. Sí, trabajo fuera de casa (bueno, de hecho trabajo dentro de casa y mando a mis niños a que jueguen fuera) y tengo medio tiempo, desde que cada uno de mis dos niños tenía seis semanas. Lo hago en parte porque amo mi trabajo y en parte porque la familia puede utilizar el dinero. Pero lo hago sobre todo porque soy mejor mamá de esa manera. Cuando estoy sola con mis dos adorables niños veinticuatro horas al día, me vuelven loca. Y los vuelvo locos en retribución. Cuando estoy apartada de ellos incluso pocas horas, nos emociona vernos y tenemos reuniones llenas de abrazos y caricias. Sí, estuve allí para oír sus primeras palabras, ver sus primeros pasos, mirarlos comer su primer Play-Doh. Incluso si estás cuarenta horas fuera a la semana, quedan 128 en la casa. Es verdad, algunas de esas horas restantes son en la noche, pero cualquiera que piense que la paternidad significativa no sucede en la noche, nunca ha tenido un niño enfermo o asustado.

No lo hurto. Mi mamá, que es una madre estupenda, era también maestra. Cuando trabajaba era mucho más feliz, y también nosotros. Como dicen, cuando mamá no es feliz, nadie es feliz.

Quizás la cosa más importante que aprendí en mi clase de sociología de la universidad fue que Dios hizo a las personas animales tribales, y vivimos como tales por siglos. Esta idea entera de la familia nuclear —la idea de que dos personas, un esposo y una esposa, pueden ellos mismos cumplir cada trabajo para la nutrición y supervivencia de la familia— es un avance bastante reciente, muy estadounidense. Piensa al respecto. Anteriormente (y todavía, en algunas partes del mundo), la familia extendida o la aldea reunía sus recursos. Las mujeres talentosas para cocinar pasaban sus días con sus hermanas que pensaban igual en las cocinas. Los hombres que eran granjeros expertos cultivaban; los que tenían habilidades para la caza cazaban, los que podían hacer ropa, la hacían. Las tías, las hermanas y los primos se juntaban para cuidar a los niños. Eso te daba tres o cuatro amigas con quienes charlar mientras estabas cocinando o limpiando o tejiendo o mirando a los niños. (Y tus mejores amigas eran las mujeres. Esta idea de que tu marido tenía que ser tu mejor amigo así como tu compañero, es bastante reciente también. Ser buen proveedor y portador de buenos genes solía serlo.) Ahora, esperamos que dos personas tengan todas las habilidades individuales entre ellas. Somos una sociedad tan individualista que enviamos a dos padres (o, bendícelo Dios mío, a un padre) y a los niños a su propia vivienda y encerrados adentro, esperando que hagan entre ellos todas las tareas de cocinar, limpiar, percibir un sueldo, recolectar alimento, cuidar niños, ocuparse del dinero, incluso si no son expertos en muchas de estas áreas. Es muy rara la mamá que puede ser confinada en una casa sólo con gente pequeña por veinticuatro horas al día y no perder la chaveta.

Ahora bien, no estoy diciendo que las mamás deban salir y trabajar inmediatamente. ¡Nada de eso! Pienso que Dios dio a algunas mujeres el don de fungir como madres. Hay algunas mujeres que pueden estar con niños treinta y seis horas al día y retirarse a sus cuartos rendidas pero felices. Estas mujeres deben de inmediato ser designadas Tesoros Nacionales, y debemos ofrecerles sueldos de cientos de miles para que vigilen a nuestros niños. En serio.

Mamás que permanecen en el hogar, tienen ustedes todo mi respeto. Lo que ustedes están haciendo es absolutamente maravilloso. Y no solamente eso, ustedes deben tener autorización completa para quejarse y protestar cuando lo necesiten y que nadie las demerite por eso. Una de las reglas principales de la Paternidad Libre de Culpa es que las mamás no deben tener que fingir que su elección es perfecta y defenderla a muerte. Es duro ser una mamá que permanece en casa. Es duro ser una mamá trabajadora. Y debes saber que las mamás que han tomado la otra opción están tan agotadas y perplejas como tú.

Mamás trabajadoras, disfruten su trabajo, disfruten de sus hijos. ¿Me incomoda un poco que mis hijos llamen mamá Sara a quien los cuida y a mí mamá mamá? Ni un poquito. Ellos nunca tendrán demasiado amor. Ni me incomoda cuando uno de los niños viene a casa desde la de mamá Sara golpeado y contusionado por deslizarse en trineo o arañado por un gato. (Esto sucede por lo general justo antes de un día feriado o de posar para un retrato.) No puedo esperar más de mamá Sara que lo que espero de mí. Ni molestarme de que ella al parecer piense que los cheerios son un grupo de alimentos. Atiborro con bastante salmón y brócoli a mis hijos para compensarlo. (Nuestro otro proveedor de cuidado familiar es un nutriólogo vegetariano, así que pienso que juntos se equilibran.)

(Además, con franqueza, en la graduación de la universidad, ¿incluso recordarán a mamá Sara? ¿Quién sabe? Pero yo con seguridad estaré allí, si Dios quiere, ¡luego de pagar la factura!)

En lo que a mí respecta sobre otras opciones de paternidad: el amamantamiento es formidable. Si no puedes hacerlo por cualquier razón, tu niño sobrevivirá, como todos los que nacimos en los años cincuenta.

¿Y qué hay sobre dormir con compañía? Eso provocará una vivaz conversación. Tenemos un grupo de amigos que creen firmemente en la Cama Familiar; cuando conocí a su hijo de dos años, él nunca había pasado la noche en una cama sin uno o ambos padres. (Él parecía sano y bien adaptado. Ellos parecían agotados.) Tenemos otros amigos que creen totalmente en el método del doctor Ferber para enseñar a tu hijo a ser autosuficiente y dormir por la noche en su propia cama prácticamente desde que nace. ¿Nosotros? Mi marido y yo somos, de nuevo, partidarios del punto medio. Mi hija de dos años acaba de mudarse a una "cama grande de niña" y ella viene de puntillas algunas noches cuando está asustada. Amo eso. Amo su pequeño cuerpo cerca del mío y su respiración superficial. (Me encanta pensar que los supuestos secuestradores tendrían que encontrarla primero, por tanto pasar sobre mí para atraparla.) También sé que su hermano de cinco años hizo lo mismo a los dos años y ahora Santa y el ratón de los dientes cantando un dueto de rock no podrían levantarlo de su propia cama.

Y toda esa discusión sobre la televisión. Tenemos amigos que dejan a su hijo de cuatro años ver TV hasta tarde, y otros amigos que han decidido no tener una. Con franqueza, veo la televisión simplemente como un medio que no es ni bueno ni malo en sí mismo; es el programa en particular el que debe ser evaluado. (Y, buenas noticias, ¡hay estupendos programas para niños actualmente! Dale una mirada a Arturo y a las Pistas de Blue para los principiantes. Little Bear también alienta el cariño a la madre.) A nuestros amigos que han elegido no tener TV (e intentado hacerme sentir culpable por tomar otra decisión), les dije: "Pagamos un cargo adicional por un botón de apagado. Y lo utilizamos".

Pero el estatuto principal de esta Paternidad Libre de Culpa es gozar de tus niños. No te preocupes tanto por hacer lo correcto que no confíes en sus instintos. Diviértanse juntos.

Demuéstrales lo que pueden hacer más a menudo que decirles lo que no pueden. Toma un buen curso de paternidad; no se trata de inventar el hilo negro. Reúne una comunidad extendida como sea y cuando puedas. Nunca tomes a pecho nada que un niño de dos años dice o hace.

Ríete mucho.

¿Son mis hijos los mejor portados en Estados Unidos? Oh, no. (¿Tratamos valerosamente de enseñarles modales? Tenlo por seguro.) ¿Podían hablar francés a los tres años? Ni lo pienses. ¿Los enseñamos a ir al baño durante la noche? No.

Pero hace un año oí por casualidad a la persona que nos hace reparaciones en casa decir a su esposa: "¡Ésos son los niños más felices que haya visto!"

Tú tendrás también esos momentos. Cuando sientes que tomaste las opciones correctas. ¡Dios te bendiga!

Seguimos al pie del cañón.

Sharon Linnéa

¿Más sopa de pollo?

Muchas de las historias y los poemas que has leído en este libro fueron enviados por lectores como tú que habían leído libros anteriores de *Sopa de pollo para el alma*. Publicamos por lo menos cinco o seis libros de *Sopa de pollo para el alma* cada año. Te invitamos a que contribuyas con una historia a uno de estos volúmenes futuros.

Las historias pueden ser de hasta 1 200 palabras y deben elevar el espíritu o inspirar. Puedes enviar una pieza original o algo que entresaques del periódico local, una revista, un boletín de la iglesia o el boletín de noticias de la compañía. Podría también ser tu cita preferida que has puesto en la puerta del refrigerador o una experiencia personal que te ha tocado hasta el fondo.

Para obtener una copia de nuestras pautas de colaboración y un listado de los libros próximos de Sopa de pollo, por favor escribe, envía un telefax o entra a nuestros sitios Web.

Sopa de pollo para el alma
P.O. Box 30880 Santa Barbara, CA 93130
Fax: 805-563-2945
Para enviar un mensaje electrónico o visitar nuestros sitios Web:
www.chickensoup.com
www.clubchickensoup.com

Sólo envía una copia de tus historias y de otras piezas a cualquiera de las direcciones previas. Te aseguramos que tanto tú como el autor recibirán crédito por la colaboración.

Para información sobre conferencias, otros libros, cintas de audio, talleres y programas de entrenamiento, entra en contacto por favor con cualquiera de los autores directamente.

¡Pásalo!

Se ha convertido en una tradición donar una porción de los beneficios netos de cada libro de *Sopa de pollo para el alma* a varias instituciones caritativas relacionadas con el tema del libro. En el pasado la han recibido la Cruz Roja de Estados Unidos, la Wellness Community, la Breast Cancer Research Foundation, la National Arbor Association, American Association of University Women Educational Foundation, y Literacy Volunteers of America.

Seleccionaremos varias instituciones filantrópicas que recibirán una porción de los ingresos de este libro. Con tu cooperación, esperamos cambiar vidas, con un libro a la vez.

¿Quién es Jack Canfield?

Jack Canfield es uno de los principales expertos de Estados Unidos en el desarrollo del potencial humano y de la eficacia personal a lo largo de la vida. Es un orador dinámico y un entrenador muy solicitado. Jack tiene una maravillosa capacidad para informar e inspirar auditorios hacia niveles crecientes de autoestima y de máximo desempeño en cada etapa de la vida.

Es autor y narrador de varios de los muy vendidos programas de audio y de video, *Self-Esteem and Peak Performance, How to Build High Self-Esteem, Self-Esteem in the Classroom and Chicken Soup for the Soul—Live*. Regularmente aparece en programas de televisión como Good Morning America, 20/20 y NBC Nightly News. Jack ha sido coautor de numerosos libros, incluyendo la serie de *Sopa de pollo para el alma, Dare to Win* y *The Aladdin Factor* (todos con Mark Victor Hansen), *100 Ways to Build Self-Concept in the Classroom* (con Harold C. Wells), *101 Ways to Develop Student Self-Esteem and Responsibility* (con Frank Siccone) y *Heart at Work* (con Jacqueline Miller).

Jack es un orador destacado que con regularidad es invitado por las asociaciones profesionales, los distritos escolares, las agencias gubernamentales, las iglesias, los hospitales, las organizaciones de ventas y las corporaciones: American Dental Association, the American Management Association, AT&T, Campbell Soup, Clairol, Domino›s Pizza, GE, ITT, Hartford Insurance, Johnson & Johnson, the Million Dollar Roundtable, NCR, New England Telephone, Re/Max, Scott Paper, TRW y Virgin Records. Jack dirige un entrenamiento anual de ocho días del pro-

grama Entrenando a los Entrenadores en las áreas de autoestima
y máximo desempeño. Asisten educadores, consejeros, entrenadores en paternidad, instructores corporativos, oradores profesionales, ministros y otras personas interesadas en desarrollar sus habilidades de expresión y conducción de seminarios.

Para información adicional sobre los libros, las cintas y los programas de entrenamiento de Jack, o programarlo para una presentación, por favor entra en contacto con:

Self-Esteem Seminars
P. O. Box 30880
Santa Barbara, CA 93130
Teléfono: 805-563-2935
Fax: 805-563-2945
Sitio Web: *http://www.chickensoup.com*

¿Quién es Mark Victor Hansen?

Mark Victor Hansen es un orador profesional que, en los pasados veinte años, ha hecho más de cuatro mil presentaciones para más de dos millones de personas en treinta y dos países. Sus presentaciones tratan sobre excelencia y estrategias en ventas; aumento de aptitudes y desarrollo personal sin importar la etapa de la vida; y cómo triplicar su ingreso y duplicar su tiempo libre.

Mark ha dedicado su vida a la misión de modificar de manera profunda y positiva la vida de la gente. A lo largo de su carrera ha inspirado a centenares de miles de personas a crear un futuro de gran alcance y más útil para sí mismas mientras estimula la venta de miles de millones de dólares en mercancías y servicios.

Mark es escritor prolífico y ha sido autor de *Future Diary*, *How to Achieve Total Prosperity* y *The Miracle of Tithing*. Es coautor de la serie *Sopa de pollo para el alma*, *Dare to Win* y *The Aladdin Factor* (todos con Jack Canfield), *The Master Motivator* (con Joe Batten) y *Out of the Blue* (con Barbara Nichols).

Mark también ha producido una biblioteca completa de programas de audio y video de mejoramiento personal que han permitido a sus oyentes reconocer y utilizar sus capacidades innatas en su negocio y en su vida personal. Su mensaje ha hecho de él una personalidad popular de la televisión y la radio, con apariciones en ABC, NBC, CBS, HBO, PBS y CNN. También ha aparecido en la portada de numerosas revistas, incluyendo Success, Entrepreneur y Changes.

Mark es un hombre grande con una inspiración y un corazón iguales: una inspiración para personas de todas las edades que intentan mejorarse a ellas mismas.

Para información adicional sobre Mark escriba a:

MVH & Associates P. O. Box 7665 Newport Beach, CA 92658
Teléfono: 714-759-9304 o 800-433-2314 Fax: 714-722-6912
Sitio Web: *http://www.chickensoup.com*

¿Quién es Patty Aubery?

Patty Aubery es la vicepresidenta de The Canfield Training Group y de Self-Esteem Seminars, Inc., Patty llegó a trabajar para Jack Canfield en 1989, cuando Jack todavía conducía su organización desde su casa en Pacific Palisades. Patty ha estado trabajando con Jack desde el nacimiento de *Sopa de pollo para el alma* y puede recordar los días de lucha para vender el libro. Patty dice: "Puedo recordarme sentada en los mercados de pulgas con un calor de 37 grados tratando de vender el libro y a la gente que pasaba, miraba y caminaba al siguiente puesto. Pensaron que estaba loca. Todos dijeron que estaba perdiendo mi tiempo. Y ahora estoy aquí. ¡Catorce millones de copias vendidas de los primeros once libros, y soy coautora de dos de los libros de la serie *Sopa de pollo!*"

Patty es coautora de *Sopa de pollo para el alma del sobreviviente: 101 historias de valor e inspiración de quienes han sobrevivido al cáncer.* Ha sido invitada en cincuenta programas de radio locales y nacionales.

Patty está casada con Jeff Aubery, y juntos tienen dos hijos. Patty y su familia residen en Santa Bárbara, California, y puedes comunicarte con ella en:

The Canfield Training Group, P.O. Box 30880,
Santa Bárbara, CA 93130, o llamando al 805-563-2935, o
enviando un fax al 805-563-2945.

¿Quién es Nancy Mitchell?

Nancy Mitchell es directora de derechos de autor y permisos para la serie *Sopa de pollo para el alma*. Licenciada por la Universidad Estatal de Arizona en mayo de 1994, con un título en enfermería. Después de la graduación Nancy trabajó en el Good Samaritan Regional Medical Center en Phoenix, Arizona, en la unidad de terapia intensiva cardiovascular. Cuatro meses después de la graduación, Nancy se mudó de vuelta a su ciudad natal Los Ángeles, y se involucró en la serie *Sopa de pollo*. Las intenciones de Nancy eran ayudar a acabar *Una segunda ración de sopa de pollo para el alma* y después volver a su trabajo de enfermería. Sin embargo, en diciembre de ese año, le pidieron que continuara de tiempo completo en The Canfield Group. Nancy dejó de lado la labor de enfermera y se convirtió en directora de edición, trabajando de cerca con Jack y Mark en todos los proyectos de *Sopa de pollo para el alma*.

Nancy afirma que lo que más agradece ahora es su mudanza de vuelta a Los Ángeles. "Si no hubiera regresado a California, no habría tenido oportunidad de estar con mi mamá durante su lucha contra el cáncer de pecho." A partir de esa lucha Nancy fue coautora de *Sopa de pollo para el alma del sobreviviente: 101 historias de valor e inspiración de quienes han sobrevivido al cáncer*. No imaginaba que el libro se convirtertiría en su propia inspiración cuando le diagnosticaron a su papá cáncer de próstata en 1999.

Nancy también es coautora de *Sopa de pollo para el alma de la familia cristiana* y de *Sopa de pollo para el alma de la enfermera*. Nancy reside en Santa Bárbara con su perro perdiguero, Kona.

Comunícate con ella en:

The Canfield Group, P.O. Box 30880,
Santa Bárbara, CA 93130, o llamando al 805-563-2935, o
enviando un fax al 805-563-2945, o vía correo electrónico en
www.chickensoup.com

Colaboradores

Muchas de las historias en este libro fueron tomadas de fuentes publicadas previamente, como libros, revistas y periódicos. Estas fuentes reciben el reconocimiento en la sección de permisos. Sin embargo, la mayoría de las historias las escribieron humoristas, cómicos, oradores profesionales y coordinadores de talleres. Si quisieras entrar en contacto con ellos para tener más información sobre sus libros, cintas de audio y video, seminarios y talleres, puedes localizarlos en las direcciones y los números de teléfono que enseguida se proporcionan.

El resto de las historias fue enviado por lectores de nuestros libros previos de la serie *Sopa de pollo para el alma* que respondieron a nuestros pedidos de historias. También hemos incluido la información sobre ellos.

Cynthia Anderson vive en Lexington, Massachusetts, con su familia, y enseña en la Universidad de Boston. Sus ensayos y cuentos cortos han aparecido en *House Beautiful, Redbook, Yankee, The North American Review, Literal Latte* y otros. Entre en contacto con ella en: cbawrite3@aol.com.

Antoinette Bosco era redactora ejecutiva de Litchfield County Times.

Debra Ayers Brown es mamá de Meredith y directora de comercialización del Savannah Tech. Se graduó con *magna cum laude* por la Universidad de Georgia y tiene una maestría en administración de empresas. Es miembro de la Southeastern Writers Association. Sus inspiradoras historias se han incluido en *Guideposts* y en la serie *Chocolate*.

Elizabeth Butera nació en Rochester, Nueva York, donde todavía vive. Disfruta jugar voleibol, acampar, adornar pasteles y escribir poesía. Elizabeth tiene una maravillosa familia grande y muchos amigos afectuosos, motivos por los cuales está profundamente agradecida. Lo que más le gusta hacer es viajar al océano.

Jan Butsch es oriunda de Atlanta, y tiene dos niños. Ha dado clases de paternidad y ha escrito una columna sobre el tema desde 1995, por lo cual ha recibido tres premios de finalista de la Sociedad de Periodistas Profesionales. Se graduó en la Universidad de Virginia y es redactora en Schroder Publishing en Atlanta.

Patricia K. Cameransi nació en Eugene, Oregon, y se graduó en la Universidad Estatal de Oregon con un título en comunicación. Después de la graduación, se trasladó a Washington, y trabajó en relaciones públicas y el gobierno. En los últimos diez años, Patricia fue directora de comercialización en la industria de arquitectura/ingeniería. Reside actualmente en Florence, Carolina del Sur, con su marido e hijo.

Bill Canty ha publicado sus historietas en diversas revistas nacionales incluyendo *Saturday Evening Post, Good Housekeeping, Better Homes and Gardens, Womanvs World, National Review* y *Medical Economics*. Su columna *All About Town* se publica en treinta y cinco periódicos. Se puede localizar a Bill en P.O. Box 1053, S. Wellfleet, MA 02663. Teléfono y fax: 508-349-7549. Puede ser contactado por e-mail en: *wcanty@)mediaone.net* o visitar su sitio Web en *wzuw. reuben.org/Canty.*

Dave Carpenter ha sido dibujante de tiempo completo desde 1981. Su trabajo ha aparecido en numerosas publicaciones incluyendo *Harvard Business Review, Barronvs, Wall Street Journal, Readervs Digest, USA Weekend, Saturday Evening Post, Better Homes and Gardens, Good Housekeeping* y varios libros de *Sopa de pollo para el alma*. A Dave se le puede localizar en P.O. Box 520, Emmetsburg, IA 50536.

Jacqueline Carrico, contando cuarenta y dos años de edad, es esposa, madre y enfermera. Ella y su marido tienen un maravilloso hijo de catorce años. Jacqueline cree que ser su madre es el verdadero trabajo de su vida. Ésta es su primera contribución para una publicación.

Liane Kupferberg Carter es una escritora independiente cuyos trabajos han aparecido en *New York Times Syndicate, McCalbs, Parents, Child, Glamour, Cosmopolitan, New Parent* y *Newsday.* Vive en Nueva York con su familia, donde es una activista comunitaria para los niños con necesidades especiales. Comuníquese con ella en *Lcarter@cloud9.net.*

Susanna Burkett Chenoweth ha disfrutado trabajando en muchas áreas de la enfermería a lo largo de los años, pero siempre ha considerado su papel más gratificante ser mamá. Bendecida con dos hijas, ambas ya mayores, ella vive en Danville, Indiana, con Roy, su marido por veinticuatro años. Ha publicado previamente en revistas religiosas y de niños.

Robin Clifton vive en New Hope, Minnesota, con su marido, Jerry, y sus cuatro hijos. Creció en la ciudad ribereña de Red Wing, Minnesota, donde sucede su historia. Los abuelos orgullosos (sus padres), Bob y Geneve Gordish, todavía viven allí.

Helen Colella es esposa, madre, ex profesora y escritora independiente. Vive en Colorado con su familia. Disfruta leer, viajar y estar con su familia y amigos. Y después de veinte años, todavía le maravilla el paisaje bello y majestuoso de las Montañas Rocallosas.

Ron Coleman comenzó a dibujar historietas en la preparatoria, vendiendo su primera historieta a los catorce años. Lo publican en centenares de publicaciones y es el creador de dos sitios del Web de caricaturas: *http://cartoonfactory.com* y *http://beivederecomics.com*. Trabaja actualmente en la creación de proyectos de animación en Flash para internet.

John Conklin tiene trece años de edad y asiste a la Owosso Middle School. Él vive con su madre y sus dos hermanos; David de diez, y Michael, de nueve años. John escribió este poema en la escuela cuando su madre estaba embarazada. Vio a Michael durante un ultrasonido y consiguió fotografías de él mientras estaba en el vientre de su madre.

Kristen Cook trabaja como reportera en Tucson, Arizona. Para prepararse para la inminente paternidad, ella y su marido practicaron cambio de pañales y haciendo eructar a sus dos pastores australianos. Y felizmente, ella por fin dejó de vomitar.

Scott Cramer vive cerca de Boston con su esposa y dos hijas. Trabaja como gerente de comunicaciones de internet. También escribe artículos de contenido general y de viajes y libros ilustrados para niños. Diseñó recientemente y está listo para comercializar el juego de mesa para niños Alley Cats. Puede ser localizado en: cramergcrouton.com.

Sharon Crismon, esposa y madre, reside en Don, Michigan. Disfruta pasar el tiempo con la familia y los amigos. Sharon perdió a su papá el 8 de marzo de 1977. Su hija, Samantha, nació el 16 de diciembre de 1998. Sin mediar palabra, ellos dos influyeron en muchas vidas. Sharon sentía una fuerte necesidad de contar su historia, para que el mundo tuviera fe en los milagros.

Eileen Davis es escritora de poesía, cuentos cortos y novelas. Terminó una colección de cuentos cortos reflexivos titulada "Of Me I Sing", y una novela *Yesterday I Woke Up Dead*. Eileen es presidenta y CEO de dos corporaciones mayoristas y de distribución de alimentos y está trabajando actualmente en una colección de historias cortas relacionadas con los negocios y en un libro de cocina.

Phyllis DeMarco es la madre de dos muchachos estupendos y una escritora independiente con cuentos cortos publicados en *The Star, True Love* y *True Story. The Staten Island Advance* y *Staten Island Parent Magazine* han publicado sus artículos, y dos de sus cuentos fueron recitados por la S.I. Shakespearean Theater Company.

John Drescher nació y creció cerca de Lancaster, Pennsylvania. Se casó con Betty Keener y son padres de cinco hijos mayores. Es autor de veintiocho libros entre los cuales están *Seven Things Children Need, If I Were Starting My Family Again, Now Is the Time to Love, Spirit Fruit, When You Think You Are in Love, Meditations for the Newly Married, Why I Am a Conscientious Objector* y *If I Were Starting Our Marriage Again*. John ha escrito para más de cien revistas y diarios. Sus libros han aparecido en diez idiomas. Ha hablado en numerosas convenciones, retiros y seminarios, en particular en el área de la vida en familia.

Martine Ehrenclou tiene una hija de cuatro años y un hijastro de dieciocho años. Sobrevivió como nueva madre y ha vuelto a la universidad para concluir su maestría en psicología en la Universidad de Pepperdine, Los Ángeles. Es escritora independiente y está por concluir su primera novela.

Lori Elmore-Moon tiene cuarenta y dos años y está casada con Marcus Moon. Residen en Burleson, Texas, con sus dos hijos de un matrimonio anterior, David Joshua Elmore y Nicholas Wayne Elmore. Lori trabaja en la actualidad como periodista/redactora, fotógrafa y artista independiente. La han empleado previamente como redactora en la industria periodística.

Jackie Fleming es californiana y su edad está entre los cuarenta y la muerte. Tiene tres hijos mayores y, según la última cuenta, diez nietos. Su pasatiempo es viajar por el mundo en carguero. Los créditos de publicación de Jackie están sobre todo en periódicos, pues escribió una columna para dos publicaciones semanales durante seis años.

Patricia Franklin es una muy feliz madre casada, con cinco hijos; tres muchachos y dos chicas. Reside en Virginia Occidental con su marido y tres niños más jóvenes. Está muy orgullosa de compartir la historia del valor de su marido mientras se preparaban para el nacimiento de su tercer niño.

Allison Yates Gaskins es coautora con su madre, Susan Yates, de *Thanks, Mom, for Everything,* del que se tomó este extracto. También es coautora de *Thanks, Dad, for Everything y Tightening the Knot.* Vive actualmente en Springfield, Virginia, con su marido y sus dos niños pequeños.

Dianne Gill es escritora independiente para *Womans World* y *First Magazine for Women.* Tiene dos hijos mayores y reside en Long Island, Nueva York, con su marido, Steve. Sus pasatiempos son la lectura, la jardinería y la fotografía.

Randy Glasbergen es uno de los dibujantes estadounidenses publicados de manera más extensa y frecuente. Más de 25 000 de sus historietas han sido publicadas por *Funny Times, Glamour,* Hallmark Cards, *Womans World,* America Online, *Good Housekeeping* y muchos otros. Su historieta diaria *The Better Half* es distribuida en todo el mundo por King Feature Syndicate. Randy es también autor de muchos libros de historietas, incluyendo *Oh Baby!,* colección de las historietas para nuevos padres. Puede encontrar más de las historietas de Randy en línea en www.glasbergen.com.

Gilbert Goodman nació como Gilbert Jay Goodman en Lansing, Michigan, el 12 de mayo de 1935. Creció en Michigan y en 1954 se unió al cuerpo de marina y se fue a California. Se casó con Joan Crass en 1957, y ha hecho carrera en Pacific Telephone e IBM. Se retiró en 1996 y ahora pasa su tiempo viajando y gozando de sus cuatro nietos.

Debbie Graziano vive en el área de Chicago con su marido y dos maravillosos niños. Nació y creció allí pero pasó muchos años en la Costa Oeste. Es maestra de segundo grado y en su tiempo libre ama divertirse con sus hijos.

Stephen Harrigan es redactor colaborador del *Texas Monthly* y colaborador frecuente de muchas otras revistas. Es autor de seis libros, el más reciente de cuales es *The Gates of the Alamo* (Alfred A. Knopf).

Judith Hayes nació en Culver City, California, en 1949 y se casó con Michael en 1970. Judith y Michael tienen dos hijas, Sarah, enfermera certificada, y Annabelle, artista profesional del maquillaje. Judith fue instructora de parto de Bradley por dieciocho años y dio clases de parto en el hospital Northridge por trece años. También fue directora del programa de hogares para madres solteras. Judith es coautora de *Create in Me a Clean Heart,* publicado por Thomas Nelson Books en 1995. Judith pasa su tiempo escribiendo de manera independiente.

Caroline Castle Hicks es una ex colaboradora cuyo trabajo también aparece en *Una segunda sopa de pollo para el alma de la mujer.* Ex maestra de inglés y humanidades en la preparatoria, es ahora una mamá hogareña, escritora independiente, poetisa y comentarista de radio frecuente. Vive a las afueras de Charlotte, Carolina del Norte, con su marido, Dana, y sus dos niños, Mariclaire e Ian. Su dirección de e-mail es *dhicksl@compuserve.com*.

Barbara Hoffman nunca olvidó "Harriet the Spy" y se convirtió en reportera. Actualmente, ella deambula por la ciudad de Nueva York con pluma y papel. De vez en cuando, su hijo Sam se le une. Felizmente, él se ha vuelto mucho más discreto.

Bunny Hoest es una de las dibujantes más ampliamente leídas en la actualidad, alcanzando a casi 200 millones de lectores cada semana. Ha producido *The Lockhorns, Agatha Crum, What a Guy!* y *Hunny Bunny›s Short Tale*, distribuida internacionalmente por King Features; *Laugh Parade* presentando a *Howard Huge* en Parade, vista por más de 80 millones de personas cada domingo; y *Bumper Snickers* para el National Enquirer, con una circulación de más de siete millones. Este talento dinámico y versátil tiene veinticinco antologías de éxito editorial y muchos nuevos proyectos emocionantes en sus trabajos, incluyendo un piloto de *Lockhorns* TV y un *Howard Huge* animado en desarrollo con Mery Griffin Entertainment.

Melanie L. Huber nació en la costa de Oregon. Su familia se mudó a las faldas de las Montañas Rocallosas en Idaho donde ella pasó la mayor parte de su niñez. Melanie se fue a la universidad en Kentucky después de la preparatoria. Conoció a su marido en el restaurante Denny›s donde era camarera y él cocinero. Cuando su marido acabó la universidad, se mudaron a Virginia del Oeste. Tienen cuatro niños: Halee, Ashley, Benjamin y Analee. Melanie es una mamá que educa a sus hijos en casa y cuya inspiración para la escritura proviene de sus niños.

Patsy Hughes es hija de Eugene G. y Deborah L. Gilliam, y es ávida lectora de la serie de libros *Sopa de pollo para el alma*. Su vida transcurre entre ser madre soltera de dos adolescentes, Daniel y Jeremy, y asistente legal de tiempo completo del fiscal Robert G. Robinson. Patricia ha sido miembro activo de su comunidad.

Cynthia Hummel es una escritora profesional independiente que vive en Strasburg, Pennsylvania, con su esposo, Kirk, y su hijo adoptado, Joshua. Escribe para periódicos y revistas sobre diversos temas, incluyendo la adopción. Las historias de Cynthia se centran en educar a otros sobre los desafíos y las recompensas de la adopción.

Francoise Inman nació en Madagascar y se crió en Francia, Bélgica y Estados Unidos. Es madre de cuatro niños, de edades de siete, cuatro y medio, dos años y un recién nacido. Puede ser contactada en *Inmancorp@n2mail.com*.

Antionette Ishmael es profesora de sexto grado en la Visitation School en Kansas City, Missouri. Ganó en 1997 el premio de la excelencia en la enseñanza. Disfruta escribir y capacitar, pero sobre todo, ama ser la esposa de Phil y la mamá de Patrick, Anthony y Dominic. Puedes entrar en contacto con Antionette por el correo electrónico en *aishmael@school.visitation.org.*

Kelly S. Jones es escritora independiente, redactora y esposa de un pastor que vive en Atlanta, Georgia. Comparte su hogar con su marido Jeff y sus hijos, Matt y Dan. Su proyecto más reciente se titula: "Everything You Always Wanted to Know About Your Pastor But Couldn›t Dig Up". Envíale un correo electrónico a *paragonedit@mindspring.com.*

Kyle Louise Jossi es enfermera en una atareada sala de urgencias en un suburbio en Maryland. También hace recreaciones de eventos traumáticos para estudiantes de preparatoria a fin de ilustrar los peligros de beber y conducir. Tiene dos maravillosas hijas, Kiersten y Meredith, que son prueba que criar adolescentes puede ser divertido. Disfruta montar a caballo, escribir y pasar el tiempo con su marido, David.

Anna Maria Junus es ama de casa y escritora que reside con su marido y siete hijos en Alberta, Canadá. Es autora de varios libros inéditos para niños y tiene un rincón poético en el sitio de la Web family.com. Está trabajando en el principio de una novela y tiene actualmente planes para varias más, no obstante no tiene ningún plan para más niños. Después de que escribió *Is That a Baby...* Dio a luz a su último hijo, una nena sana, que al momento de publicarse, felizmente estaba destrozando la casa. Puedes entrar en contacto con Anna en *rewight@telusplanetnet.*

T. Brian Kelly es un caricaturista editorial independiente de periódico y de la Web, humorista y un sabelotodo. Él es el cuidador primario de sus tres niños, de cuatro y medio años, dos y medio años, y nueve meses. Está esperando con mucha expectación el final de los años de pañal. Vive y trabaja en Oakland, California.

Crystal Kirgiss, escritora y música, vive en el norte de Minnesota con su marido, tres hijos, un perro labrador de 55 kilos y un gato gris de tres kilos.

Elisa Kayser Klein es consultora de medios y mamá que permanece en casa. Después de su dramático primer embarazo con Mariel, su querido amigo y obstetra, el doctor Sidney Prescott, continuó ayudándole a dar a luz a dos nenas sanas más, Isabel y Genevieve. Como sobreviviente de un cáncer de ovario, Elisa ahora preside un grupo de agencias de ayuda del cáncer que trabajan para construir un Cancer Survivors Park en su nativa Portland, Oregon. Su marido Steven adora ser padre de tres pequeñas niñas.

Susan M. Lang ama aprender. Lo cual es bueno, pues sus dos hijas le han demostrado que la paternidad es un curso acelerado de descubrimiento. Ella es escritora independiente y pastora ordenada en el ELCA. Agradecida por la sociedad hecha con su marido para toda la vida.

Jeanne Marie Laskas es columnista para el *The Washington Post Magazine*, donde sus ensayos de "Otros significativos" aparecen semanalmente. Colaboradora de *Esquire, Good Housekeeping* y *Health*, escribe para numerosas revistas nacionales. Es autora de *The Balloon Lady and Other People I Know, We Remember*, y su último libro, *Fifty Acres and a Poodle*, es una remembranza sobre su vida con su marido e hija, junto con sus perros, mulas, ovejas y otros animales en una granja en Pennsylvania.

Claire Simon Lasser es madre de tres y vive con su marido y sus niños, Catlyne, Chloe y Kyle en Wheaton, Illinois. Posee su propio negocio en Chicago, Illinois, donde es directora de reparto para televisión, películas y anuncios comerciales.

Audrie LaVigne es esposa, madre y directora auxiliar de una agencia que trabaja con adultos discapacitados. Ella y su marido, Sean, adoptaron a su hija hace dos años en Guatemala. Escribió "A nuestra nena" mientras vivía en Guatemala con su nueva hija, esperando que concluyera la adopción. Ahora vive con su marido y con ella en California del norte.

Sharon Linnéa es productora del Inspiration Channel en Beliefnet.com (¡donde encontrarás muchas más historias inspiradoras!). Ella y su marido, Roberto Owens Scott, tienen dos estupendos, aunque un poco chiflados, hijos, Johnathan y Linnéa. Sharon ha gozado siendo redactora independiente para varios libros de *Sopa de pollo para el alma*, así como siendo escritora de planta de *Guideposts* y otras cuatro revistas nacionales. Sus libros más recientes son *Princess Kaiulani: Hope of a Nation, Heart of a People;* y *Raoul Wallenberg: The Man Who Stopped Death*, así como del inminente *Great American Tree Book* con Jeffrey G. Meyer. Sharon participa a menudo en conferencias de escritores y también habla en las escuelas sobre la necesidad de los niños de tener héroes. Puede ser localizada en *Slinnea@warwick.net.*

Barbara Mackey es escritora profesional para corporaciones internacionales, así como para revistas nacionales de mujeres como *Woman's World*. Sus asuntos preferidos son las mujeres que se describen como comunes pero actúan de manera extraordinaria cuando la vida las desafía. Barbara vive en Dayton, Ohio, y Bellaire, Michigan y trabaja por todo el mundo. (¡Vivan los módems!)

Ann Mainse es hija de un oficial del ejército y nació en Fort Sam Houston, Texas, el 21 de septiembre de 1963. Vivió en varias bases del ejército durante su infancia y eventualmente asistió a la Universidad Evangel, en Springfield, Missouri, en donde conoció y se casó con Ron Mainse en julio de 1984. Ahora es madre de tiempo completo en el hogar y participa como voluntaria en varios proyectos orientados al ministerio cristiano, y conduce un estudio semanal de la Biblia para damas. Ahora reside cerca de Toronto, Canadá, con su marido y sus tres niños, una hija y dos hijos, de trece, diez y siete años.

Bonnie J. Mansell vive con su marido y cinco niños en Downey, California, donde imparte clases de redacción de memorias para ayudar a que la gente retenga sus recuerdos para compartir sus historias con sus niños y nietos. Ha enseñado en preparatoria, secundaria y en la escuela para adultos.

Michelle Mariotti posee un diploma en dramaturgia de la Universidad del Sur de California. Es una esposa devota y madre de tiempo completo de dos hijos pequeños. Su máximo sueño sería volver a actuar, escribir un guión y publicar sus cuentos para niños. Michelle se puede localizar en *JNRYS-MOM@JUNO.COM*

Ami McKay vive en Nueva Escocia, Canadá, con su marido e hijo. Ella es un bardo contemporáneo que ama escribir, cantar y tocar el arpa. A través de su arte espera ayudar a otros a reconocer su propia importancia profunda en la vida. Para aprender más sobre sus proyectos actuales, visite: *http://www.hopes.com* o envíe un mensaje electrónico a: *hope@passport.ca.*

Brenda Ford Miller, originaria del oeste de Nueva York, ahora vive en Seminole, Florida. Es, ante todo una cristiana; casada con Jim Miller. Comparten seis hijos fabulosos, cuatro nietos y un gato querido que se llama Abe. Recientemente jubilados, están viajando y disfrutando de otros intereses. Brenda disfruta escribir y la cestería. Está agradecida con Dios por una vida llena de bendiciones.

David Mittman es un cofundador de Clinicians Publishing Group, compañía de comunicaciones médicas en Clifton, Nueva Jersey. Es un padre muy orgulloso y, junto con su esposa, Bonnie, celebró recientemente su vigésimo quinto aniversario de bodas.

Lynn Noelle Mossburg vive en Pittsburgh, Pennsylvania, con sus hijos, Kate, Bethany y Joshua. Se siente bendecida por enseñar preparación para el parto, salud del recién nacido, paternidad, parto vaginal después de la cesárea, e hipnoparto en el Hospital General de Allegheny, entre otros. Adora abrazar a los bebés, leer y administrar la banda Heartwood de su hija. Ella está agradecida con sus padres y amigos.

Lynne Murphy es enfermera registrada de Des Moines, Iowa. Ella y su marido, Morris, son padres de tres niños, Taryn, Daniel y Laurel.

Sherrie Page Najarian recibió su título universitario en enfermería por la Universidad de Carolina del Norte y su maestría en enfermería la realizó en la Universidad de Yale. Se siente bendecida por estar casada con su fabuloso y solidario marido, Ed. Actualmente, Sherrie es una mamá que permanece en casa criando a sus dos maravillosos niños, Alexandra y Jonathan.

James A. Nelson tiene sesenta y siete años y una maestría en economía de la Eastern Washington University. Divorciado con siete nietos y cuatro hijos. Recientemente publicó un libro titulado *The Way It Was and The Way It Is—Forty-Nine Nostalgic Short Stories*. Ha publicado varias veces en su localidad, su país y en el extranjero.

Mary Ostyn y su marido viven en Idaho con sus seis niños, incluyendo dos hijos coreanos que recibieron en casa en julio de 1998 y enero de 2000. Maria disfruta sus días como madre de tiempo completo. Tarde en la noche cuando la casa está tranquila, también goza escribiendo.

Lynn Plourde es autora de libros para niños. Sus libros ilustrados incluyen *Pigs in the Mud in the Middle of the Rud, Wild Child, y Moose, Of Course!* Lynn vive en Winthrop, Maine, con su marido, dos hijastros, y su hija, Kylee, inspiración de "Parece que fue ayer".

Ray Recchi era columnista de estilos de vida para *The Sun-Sentinel* en Florida. Influyó en muchas vidas con sus columnas humorísticas y conmovedoras sobre la vida diaria, muchas de las cuales se inspiraron en sus propias experiencias con su esposa y niños. Muchos lo echan de menos.

Jennifer Reed tiene dos hijos, Eric y Emma, un perro, un gato, algunos peces dorados y un cangrejo ermitaño. Jennifer es una mamá que siempre está casa y que disfruta escribir, en especial para los niños. Ha escrito para las principales revistas infantiles y desea publicar sus libros para niños.

Carol McAdoo Rehme es una cuentista profesional, locutora y escritora que cree en que madres y padres deben serlo de una manera tradicional. Desafortunadamente, todavía está esperando el libro adecuado que se ha de escribir. Sobresaltada por saber que los niños dejan el nido al mismo ritmo con el que llegaron, observa a sus propios cuatro hijos extendiendo sus alas antes de que ella esté lista para soltarlos. Entra en contacto con Carol en 2503 Logan Dr., Loveland, CO 80538; teléfono 970-669-5791 o envíale un mensaje a *crehme@verinet.com*.

Kate Rowinski escribe tan a menudo como puede cuando no está en su empleo regular en la industria del catálogo. Kate y su marido, Jim, tienen cuatro niños. Ha escrito varios libros para niños así como para adultos. Kate y su familia viven en Charlottesville, Virginia.

Judy Ryan es esposa de un militar con dos hermosos hijos de tres y seis años. Tiene maestría en educación y considera una bendición que la llamen "mi maestra" Su palabra preferida, no obstante, todavía es "mamá". Ella ama trotar, escribir y pasar tiempo con su familia.

Elisabeth Sartorius es y será siempre "Mamá" para sus nueve niños con edades que van de los veintitrés a los nueve años. Además, disfruta ser abuela de los gemelos de casi dos años, Sara y Benjamin. Elisabeth es técnica certificada en farmacia y trabaja medio tiempo. En sus ratos libres, disfruta viendo a sus hijos participar en diversos deportes, trabajando en su jardín y coleccionando plantas raras.

Deborah Shouse es capacitadora en creatividad, oradora, coordinadora y escritora. Su trabajo ha aparecido en *Readers Digest, Womans Day y Family Circle*. Deborah es coautora de *Working Womans Communications Survival Guide y Antiquing for Dummies* (IDG, Spring, 1999). Ama Praire Village, Kansas, donde celebra su aniversario de ser mamá.

Robin L. Silverman es autora de *The Ten Gifts*, una ruta a la paz interior, y del libro de próxima aparición *Something Wonderful is About to Happen*. Su trabajo aparece en *Chicken Soup for the Unsinkable Soul, Heartwarmers* y muchas revistas nacionales. Vive en Grand Forks, Dakota del Norte con su marido Steve, sus hijas Amanda y Erica, y su collie, Lady. Para más información sobre artículos, libros y cintas, ve el sitio de la Web de Robin en *www.robins ilverman.com*.

Joanna Slan es autora de cinco historias que aparecen en los libros de *Sopa de pollo para el alma*, haciendo de ella una de nuestras colaboradoras más populares. La revista *Sharing Ideas* la nombró una de las principales conferencistas de motivación en el mundo. Es autora de *Scrapbook Storytelling* y *Im Too Blessed to Be Depressed*. Para información, llama a 1-888-BLESSED.

Nicole Smith es la orgullosa madre de Nicholas, de cinco años, y de Elisa, de dos. Ella y sus hijos tienen su hogar en Franklin, Indiana. Nicole está actualmente trabajando en su primera novela y se puede localizar por correo electrónico en *sheesh51@hotmail.com*.

Meiji Stewart es el creador de varios textos ABC incluyendo *Children Need, Loving Families, Great Teachers, Success Is, Friends Are, Dare To*. Muchos de éstos están disponibles en el portal de publicaciones en tu tienda preferida de carteles o directamente en www.hazelden.org en una variedad de productos de regalo. La PuddleDancer Press de Meiji se honra en publicar el libro de Rosenberg *Nonviolent Communication* del cual Jack Canfield dice, "Puede literalmente cambiar el mundo". Meiji está casado con Claudia. Es padre de Malia y padrastro de Tommy. Para más información sobre los textos o los proyectos de Meiji, visite por favor *www.puddledancer.com* o llama a 858-759-6963.

Cynthia Stewart-Copier (alias Cindy Barksdale) es una oradora nacional y autora de varios libros incluyendo *Dream Big! A Woman's Book of Network Marketing* así como *Dreams of My Own, y Keys to Success,* y el próximo por publicarse *Creating Wealth on the Web.* Cynthia ha sido colaboradora de libros como *Sopa de pollo para el alma del universitario, Christmas Miracles* y *The Gift of Miracles,* así como de numerosas revistas. Ha estado en numerosos programas en radio y televisión incluyendo *The View* con Barbara Walters. Por los muchos desafíos que ha superado, Cynthia sabe de primera mano cómo soñar en grande y dedica su vida a facultar a otras mujeres para que se levanten, aceleren el paso y alcancen sus sueños. Puede ser localizada en *www.DaretoDreamBig.com.*

Colleen Story es de profesión redactora publicitaria, pero disfruta escribir sus propias historias siempre que sea posible. Su trabajo ha aparecido en *Country Extra, Nostalgia* y *Once Upon a Time,* entre otros. Quisiera dedicar este poema a su madre, que constantemente la inspira con su amor y estímulo.

Gayle Sorensen Stringer es madre de tres niños y encuentra catártico escribir para adultos y niños. Ostenta una maestría en educación para niños dotados y trabaja medio tiempo como instructora. Aprecia mucho el espíritu creativo y el corazón de madre y se esfuerza en utilizar ambos para cambiar vidas.

Mary Jane Strong ha estado casada por treinta y un años con su marido, David. Tienen tres niños excepcionalmente talentosos y un gato antiguo, listo y cariñoso pero manipulador, Patches. Ella se ha retirado recientemente después de veintiocho años de enseñanza, por lo que tiene tiempo para su primer amor, la escritura. Puede localizarse en *mjdstrong@hotmail.com* o P.O. Box 383, Woodbury, CT 06789.

Nancy Surella y su marido, Ron, viven en Mt. Gilead, Ohio, con sus cuatro hijos. Han recurrido a la adopción en su país y en el extranjero y siguen abogando por ella. Susie ha restablecido su relación con la familia Surella. Está casada, es madre de un niño de un año y vive en Alemania.

Ken Swarner escribe la columna humorística, "Hombre de familia", para periódicos en Estados Unidos y Canadá. Vive en el noroeste del Pacífico con su esposa y dos niños. Puede ser localizado en *noifs@aol.com.*

LeAnn Thieman es una oradora y autora aclamada en todo el país. Miembro de la National Speakers Association, LeAnn inspira a auditorios para que equilibren sus vidas, que realmente vivan sus prioridades y traten de cambiar el mundo. Ella ha escrito textos para siete libros de *Sopa de pollo para el alma* y es coautora de *Sopa de pollo para el alma de la enfermera.* Puedes entrar en contacto con LeAnn en 6600 Thompson Drive, Fort Collins, CO 80526; *www.LeAnnThieman.com* o llama gratis al 877-THIEMAN.

Jim Warda escribe y presenta talleres sobre cómo encontrar el significado en momentos especiales. También escribe para la sección dominical "Family" del *Chicago Tribune.* Tiene una esposa, Gina, y dos hijos, Jeremy y Matthew. Entra en contacto con él en el 847-642-5108 o suscríbete a su columna semanal por correo electrónico en *Wordwind5@aol.com.*

Barbara Warner vive con su marido, Brian y tres niños en las afueras de Dallas, Texas. Ex profesora de inglés en la preparatoria, es actualmente una madre hogareña y escritora independiente. También tiene una hermana, Laura, que no mencionó en esta historia, pero a la que quiere mucho. Su dirección de correo electrónico es brian.*warner2@gte.net.*

Marion Bond West ha escrito para *Guideposts* durante veintiocho años y es editora colaboradora. Ha sido autora de seis libros y es una oradora inspiradora. Su primer libro, *Out of My Bondage,* publicado en 1976, se subtitulaba "Required Reading for Every Wife/Mother Who Has Felt Like Screaming". Es madre de cuatro niños crecidos, incluyendo hijos gemelos, y abuela de seis. Marion se puede localizar en el 706 353-6523 o escribiendo a 1330 DaAndra Dr., Watkinsville, Georgia 30677.

Susan Alexander Yates es escritora de éxitos de librería y oradora. Sus libros incluyen *And Then I Had Kids: Encouragement for Mothers of Young Children, What Really Matters at Home: Eight Crucial Elements for Building Character in Your Family* y *How to Like the Ones You Love: Building Family Friendships for Life.* Es la columnista de Padres-Hijos para la revista *Todays Christian Woman.* Ella y su marido, John, tienen cinco niños y dos nietos. Hablan en conferencias sobre la vida en familia por todo el país.

Permisos *(continúa de página legal)*

La jornada comienza (The Journey Begins) y *Amor en el espejo retrovisor (Love in the Rearview Mirror)*. Reproducido con el permiso de Jim Warda. ©2000 Jim Warda.

Mirada al interior (Inner Sight). Reproducido con el permiso de Ami McKay. ©2000 Ami McKay.

Satisfacción diferida (Delayed Gratification). Reproducido con el permiso de Patricia K. Cameransi. ©1998 Patricia K. Cameransi. *Disfruta a tu bebé (Enjoy Your Baby)*, *Nene milagroso (Miracle Baby)*, y *Decisión de vida o muerte (A Life or Death Decisión)*. Reproducido con el permiso de Bill Holton. ©2000 Bill Holton.

Dar a conocer la noticia (Breaking the News). Reproducido con el permiso de Helen Colella. ©2000 Helen Colella.

Grandes esperanzas (Great Expectations). Reproducido con el permiso de Liane Kupferberg Carter. ©1999 Liane Kupferberg Carter.

¿Acabas de comer una sandía? (Did You Just Eat a Watermelon?). Reproducido con el permiso de Anna Wight. ©1999 Anna Wight.

Volando (Flying). Reproducido con el permiso de Nicole Smith. ©1998 Nicole Smith.

Mi hermano bebé (My Baby Brother). Reproducido con el permiso de John Conklin. ©2000 John Conklin.

La undécima hora (The Eleventh Hour). Reproducido con el permiso de Melanie L. Huber. ©1999 Melanie L. Huber.

Día de la basura (Garbage Day). Reproducido con el permiso de Gilbert J. Goodwin. ©1987 Gilbert J. Goodwin.

Notas de un padre en espera (Notes of an Expectant Father). Reproducido con el permiso de Scott Cramer. ©1989 Scott Cramer.

Respiración (Breathe). Reproducido con el permiso de Lynn Noelle Mossburg. ©2000 Lynn Noelle Mossburg.

Mi vida anterior (My Previous Life). Reproducido con el permiso de Gayle Sorensen Stringer. ©2000 Gayle Sorensen Stringer.

Es bueno estar en casa (Good to Be Home). Reproducido con el permiso de Jackie Fleming. ©2000 Jackie Fleming.

Todo lo viejo es nuevo otra vez (Everything Old Is New Again). Reproducido con el permiso de Francoise Inman. ©1999 Francoise Inman.

Estarán bien (They»ll Be Fine). Reproducido con el permiso de Patsy Hughes. ©1998 Patsy Hughes.

Rimas y razones (Rhymes and Reasons). Reproducido con el permiso de Antionette Ishmael. ©1998 Antionette Ishmael.

El abrazo (The Hug). Reproducido con el permiso de Martine Ehrenclou. ©1998 Martine Ehrenclou.

Tiempo para mamá (Alone Time for Mom). Reproducido con el permiso de Crystal Kirgiss. ©1996 Crystal Kirgiss.

Déjame (Let Me). Reproducido con el permiso de Michelle Mariotti. ©1997 Michelle Mariotti.

Feliz cumpleaños a mí (Happy Birthing Day to Me). Reproducido con el permiso de Deborah Shouse. ©2000 Deborah Shouse.

Parece que fue ayer (Seems Like Yesterday). Reproducido con el permiso de Lynn Plourde. ©2000 Lynn Plourde.

Un regalo perfecto para una madre no tan perfecta (A Perfect Gift for a Not So Perfect Mother). Reproducido con el permiso de Kyle Louise Jossi. ©1990 Kyle Louise Jossi.

Ese día (That Day). Reproducido con el permiso de Ann Mainse. ©2000 Ann Mainse.

Ahora me maravillo, qué momento... (I Wonder Now, What Moment...) Reproducido con el permiso de Lori Elmore-Moon. ©1997 Lori Elmore-Moon.

Printed in the United States by HCI Printing
Impreso en los Estados Unidos por HCI Printing